BREATH by BREATH

The Liberating Practice of Insight Meditation

実践ヴィパッサナー瞑想

呼吸による癒し

ラリー・ローゼンバーグ 著
井上ウィマラ 訳

春秋社

序文

本書は著者ラリー・ローゼンバーグが歩みつづけてきたスピリチュアルな探求の旅の産物です。幸いにも私は同じ道を歩む友、すなわち「ダルマ・ブラザーズ」——互いにそう呼びあってきました——として彼の旅路を見つめ、またときには旅の道連れともなりながら、三十年以上もの歳月を過ごしてきました。ラリーはいかなる困難にあっても決して当初の目標を見失うことなく、探求の旅を続ける男です。その目標とは、どの伝統に由来するものであれ、智慧を深めていく修行の核心を探り当て、その修行がもたらしてくれるものを深々と味わうこと、そして、理解したことを、あたりまえの生活の中に、妥協することなく活かしていくことでした。そうして今、本書は、人々の心の琴線に触れるまでの素晴らしい出来栄えとなりました。ここで彼は権威と情熱をもって、ブルックリン生まれのユダヤ人がもつ特有のユーモアを交えながら、瞑想修行の初歩から、最も精緻な部分まで語っています。

本書は「出息入息に関する気づきの経」（アーナーパーナサティ・スートラ）に基づいて教えるという形を取っています。この経典については、仏教史を通じて何度も注釈書が書かれてきました。それはちょうど、ユダヤ教の伝統において、トーラが何世代にも渡って解釈と洞察を生み出す母体となってきたのと同様です。この経典はブッダが瞑想法の基本を説いたもので、仏教の教えの核心を理解するための根本的な手引きにもなるものです。

あらゆる古典的テキストに関していえることですが、教える者がどのように解説するかは、それがもっぱら学術的なものであれ実践的なものであれ、その人独自の見解や論調によって色づけられています。解説者はそれぞれに基本的なメッセージの異なった側面を引き出してきます。

近年では『Mindfulness with Breathing』のブッダダーサ比丘や『Breathe, You Are Alive』のティク・ナット・ハンが、この経典に関する重要な解釈を提示してくれました。そして今度はラリーの出番です。彼は自らも認めているように、これら二人の師から学んだ経験に基づきながら、自らの才能を余すところなく発揮して、「出息入息に関する気づきの経」の教えを私たちが使いこなせるものにまで嚙み砕いてくれました。修行に取り組んでいる読者は、本書によって自らのヴィパッサナー(洞察)瞑想をより生きいきとしたものとすることができるでしょう。

この経典についての立派な解説書は山ほどありますが、本書はそれらとはちょっと違っています。ラリーは真に現代的な言葉づかいでこの経典のエッセンスと実践的有用性を明らかにしてくれています。手に取るようにわかりやすく、説得力がありますので、自分で瞑想をやってみようと真剣に考えている人にはまさにうってうけでしょう。

ここでは、全体が四部からなり、それぞれの部に四つの教えが含まれているという経典の構造そのものが織機の役目をしています。著者はその機《はた》を使って気づきの瞑想の修行という織物を、そのシンプルさと完全さと深さのすべてが明らかとなるように、読者の目の前で上手に織り上げてくれます。この織物ができあがったとき、経典という織機はその目的を達成したことになります。そのとき私たちはこの修行の完璧なまでのシンプルさ、正確に定義づけられた細部、そして変容を引き起こす力強さを理解します。さらには、私たちを探求へといざなうこの道に情熱と感謝を向けることによって、理解したことを新鮮で活力あるものに保つ方法も知ることになります。

話を通して、あるいは著作によって、このように強烈な印象を与えることができるということは、偉大な教師である証拠です。呼吸は気づき、慈悲、智慧を育むための完全な乗り物であるとするそのアプローチに、ラリーの理解力の深さがはっきりあらわれています。その明晰性を補っているのが、物事をシンプルに保ち、曖昧なままにしないという彼の誓約と、さらには気楽で明るいユーモア感覚です。それらのすべてが本書のどのページからも輝き出しています。

本書には単純でユーモラスなものに映る部分があるかもしれませんが、ラリーはたんに冗談を言っているのではありません。気づきを培っていくことは究極的には生死にかかわる大問題です。これは、脅しでそう言っているのではなく、人間は常に、いかなる瞬間においても、人生における最も深くて豊かなもの、すなわち人生というタペストリーの感触を見失ってしまう危険と背中合わせである、という意味で言っているのです。その心を駄洒落めかして言うならば、人生の豊かさは、いついかなる瞬間においても、私たちの眼と「鼻の先に」あるのだと言えるかもしれません。本書は日々内面を見つめることによってそのような豊かさを認識していこうという招待です。私たちは経典に導かれつつ、自分の心、身体、そして呼吸を妥協のない綿密さで見つめ、その綿密さがやがては覚醒と解放への扉となってくれるのです。

瞑想とは一生涯をかけて行なうものです。私たちの理解度が増すにつれて瞑想も深まっていきます。ある時点で、瞑想や人生のある側面について理解したと思っても、さらに修行を続けていくと、その理解がさらに包括的で深いものになったり、あるいは、以前のものとはまったく違った理解が生じるということも、けっして珍しいことではありません。このような瞑想修行のプロセスを示したこの「出息入息に関する気づきの経」は、真に計り知れない含蓄と重要性を持つものです。このような理由で本書は、修行に心を向けさせ、修行を導いてくれるものとして役立つことでしょう。全体を通して繰り返し読むのもいいし、また、必要な箇所を拾い読みしてもいいと思います。

よく言われることですが、北極に近い地域に住む人々は、私たちがたんに「雪」と呼ぶものをより詳細に言い表すための言葉をたくさん持っており、また、森に住む人々は緑の陰影に言及する何百もの語彙を持つといわれています。誰でも瞑想をしてみると、同じことが呼吸についてもいえるのがわかるでしょう。呼吸の各瞬間がそれ自体の宇宙なのです。瞑想することによって私たちはこの領域について何事かを理解するようになります。それは、扉が開かれるような、正気に立ち戻るような、心が洗われるような体験であり、またそれによって、人間であるとはどういうことなのか、全一であるとはどういうことなのか、いま・ここに存在するとはどういうことなのか、理解できるようになることでしょう。

ひとつとして同じ呼吸はありません。どれひとつとして同じ瞬間はありません。各瞬間が私たちの人生であり、無限に深く、それ自体で完全なものなのです。ここで私たちは挑戦を受けます。それは、この明晰な意識を生活の中で保ちながら生きること、人をロボットのようにし、本来そなわった才を抑圧してしまう自動的な心の習慣に取り組んでいくこと、自分自身の道を歩むこと、ラリーが繰り返し読者を激励しているように、一息一息の内に自分自身の道を見つけること、そして、どのような呼吸の中にも静寂を味わい、自由を見出すことができるかどうかということです。

本書は、正式な瞑想修行を始めようとしている人には非常に実用的なアドバイスを与え、中断していた修行を再開しようとしている人には自信を取り戻させ、また瞑想修行の深化と洗練を望んでいる人には、大いにインスピレーションを与えてくれることでしょう。そしてまた、ブッダにまでさかのぼる伝統に連なる素晴らしいベテラン教師の肉声を通して、法《ダルマ》が教える普遍的な智慧にもう一度耳を傾けようとしている者にとっても、極めて有意義な書であることでしょう。

ジョン・カバットージン

謝辞

感謝の気持ちを表現することは重要な修行のひとつです。人は誰も、自分一人で生きることはできません。食料、衣服、薬、住居が必要ですし、友人たちの助けも欠かせません。あらゆるものは自分以外のものに依存しています。本書も例外ではありません。非常に多くの方からご協力をいただきました。以下は、本書が世に出ることを助けてくださった方たちの短いリストです。

私の最初の精神的指導者はジッドゥ・クリシュナムルティ、ヴィマラ・タカール、そして禅師のセウン・サーンでした。彼らの教えは、本書に直接的な形で表現されているわけではありませんが、私の人生に非常に深い衝撃を与え、私のあらゆる行動に今も影響を与えています。クリシュナムルティは、亡くなった今もなお私にとってはインスピレーションの源ですし、ヴィマラ師はインドのアブー山から、セウン・サーンは世界中から私を鼓舞し導きつづけてくれています。

ヴィマロー・クルバーズは、無類の学究的かつユーモラスなやり方で、呼吸法に関するブッダの教えを私に手ほどきしてくれました。それが私をすっかり変えることになったのです。

本書を書くにあたって私は、アーチャン・ブッダダーサとティク・ナット・ハンの両師がダルマおよびアーナーパーナサティに対してなした素晴らしい貢献から恩恵を受けています。彼らのおかげで理解できたことが、本書全体を通して現れています。彼らが私に与えてくださったことに対して深く感謝します。

サンティカーロー比丘は寛大にも、アーナーパーナサティに関するアーチャン・ブッダダーサの多くのテープと草稿にあたってみる機会を作ってくださいました。この師からは長年にわたって、これらの教えの不明な点を明確にするために大変な力添えを賜っています。

タニッサロー比丘からは、その著作とご親切なお話を通して、呼吸瞑想のもうひとつの活発な流れであるタイのアーチャン・リーの伝統について教えていただきました。本書の原稿を鋭い眼で批評的に読んでいただいたことは、私にとって非常にかけがえのない貴重なことでした。いただいた示唆の多くは最終稿の中に活かされています。

バンテ・グナラタナ師には、本書として結実したもののエッセンスの口述を二時間にわたって聞いていただき、たいへん励まされました。その彼の情熱が私にとってどれほど重要なものであったか、おそらく彼にはわからないかもしれませんが。

片桐大忍老師とジョージ・ブラウン禅師のお二人とは多くの議論をかわし、そのおかげで、禅の立場から見た姿勢、呼吸、そしてアーナーパーナサティと多くの共通点を持つ〝只管打坐〟についての理解を深めることができました。

ジョン・カバット‐ジン、ナラヤン・リーベンソン・グラディ、そしてコラドー・ペンサからは原稿全体にわたって、非常に有益なコメントをいただき、内容を実質的に高めてくださいました。マサチューセッツ州ケンブリッジのケンブリッジ・インサイト・メディテーション・センター（ＣＩＭＣ）やマサチューセッツ州バリーのインサイト・メディテーション・ソサエティ（ＩＭＳ）で同僚であるナラヤン、コラドー、サラ・ドーリン、マイケル・リーベンソン・グラディたちも、私にとって長年にわたる素晴らしき学びの源です。私のヴィパッサナー瞑想に関する理解やその理解を人々に伝えるプロセスは、法《ダルマ》を篤く敬う彼らとの交友関係の中で洗練されつづけています。また、アーナーパーナサティを教え始めた当初の二、三年、私はだいぶ熱狂的でしたが、そんな私に付き合ってくれた彼らの辛抱強さもありがたいものでした。ちょっと度を過ぎて強迫的になっていた私を、彼らは寛大な心で耐え忍んでくれたのです。

ＣＩＭＣとＩＭＳで瞑想していた多くのヨーギたちは手ごわい質問を投げかけ、さらには「アーナーパーナサティ・スートラ」を実践したときの経験を包み隠さずに報告してくれました。このような交流から学んだことの多くが、本書の中に取り入れられています。

本書は、三年以上にわたってＣＩＭＣ、ＩＭＳ、それからバリー仏教研究所（ＢＣＢＳ）で行なった四十数回のレクチャーの、テープ起こし原稿に基づいています。その山積みの原稿に私はときどき目を向けるのですが、なかなか手をつけることができず、いつも何か他のことをしてしまうありさまでした。多くの人たちが私をこの窮状から救出するために助け舟を出してくれました。莫大な時間と努力と編集技術を費やして素晴らしい出来の初校を作ってくれたのは、ドラシア・ボーエン、ルース・ネルソン、トム・ジャクソンの三人です。

この原稿の山に脳外科医の正確さで手を加えることができたのはデイヴィッド・ガイです。彼は自分自身の執筆活動を後回しにして、もともとのレクチャーの精神と香りを保存するために手助けしてくれたのです。またＣＩＭＣの多くの瞑想者たちは、テープに録音されたレクチャーを正確に文字に起こす仕事のために、気前よく時間を割いてくれました。

シャンバラ出版のデイヴ・オニールは非常に有能な編集者ですが、多くの言葉をまとめて一冊の本を作り上げるそのアプローチは、気取りのないリラックスしたもので、彼と一緒に仕事することはたとえようのない喜びでした。

ジャカリン・ベネットからは長年にわたって、変わることのない暖かい励ましをいただきました。また、このプロジェクトを実現するのに必要な経済的支援もしていただきました。

アンドルー・ハイアーは、ちょうど私が必要としていたときに、パソコンを贈り物としてくださいました。

ＣＩＭＣ所長のコレット・ボウラッサと副所長のパッシュ・ヴォイノウは、本書が刊行にこぎつけるまで、多くの面で手助けしてくれました。

本書の題名について考えあぐね、煮詰まっていたちょうどそのとき、シャロン・サルズバーグが電話をくれました。彼女とエリック・マッコードは、過去二、三年の間私がアーナーパーナサティを教えるときに何千回となく使っていた表現、「Breath by breath」（一息、一息）ではどうかと提案してくれたのです。

それから、妻ガリーナにも感謝します。彼女は私をいつコンピュータの前に向かわせ、いつコンピュータを切って休ませたらいいのかを、見事なまでに知りぬいていました。私が著述のために緊張して彼女をてこずらせても、いつも優しく援助し、理解してくれました。

本書から得られるどのような功徳もネイザン・ローゼンバーグとマリー・ベネットに回向され、彼らがスピリチュアルな旅を歩みつづけるための助けとなりますように。彼らは本書が完成する前にこの世を去りました。

私はタイのアーチャン・ブッダダーサの僧院を離れる直前、西洋でダルマを教えることに関して何かアドバイスがありますかと尋ねました。彼は非常に保守的でありかつ革新的であることが重要であると答えてくれました。ブッダの教えの核心は貴重であるから保存されなければならないが、この新しい文化の中でその教えを伝えるためにはどうしても革新的でなければならないというのです。それはブッダが心に抱いていたエッセンスを歪曲することなしに、西洋人にふさわしい方法でこれらの教えと実践を説明することができるかという挑戦なのです。本書を書くにあたってアーチャン・ブッダダーサのアドバイスが私の羅針盤となりインスピレーションの源となってくれました。こんな知的な指導に対する私の応答がふさわしいものとなっていることを心から望んでいます。

用語に関する覚え書き

アーナーパーナサティの教えはパーリ語で説かれており、本書中のパーリ語はそれが使用された個所および巻末の用語解説に、その定義を記しておきました。大乗仏教に関するいくつかのサンスクリットの用語については、仏教書の読者にとってそちらのほうがパーリ語よりもなじみがあるということを考えて、サンスクリットを用いました。したがってスッタよりもスートラ、ダンマの替わりにダルマ、そしてニッバーナではなくてニルヴァーナを使っています。

実際の「アーナーパーナサティ・スートラ」のテキストにはパーリ語のビク（比丘）という言葉が頻繁に出てきます。通常は「僧（monk）」と訳されていますが、これは男女を問わず、出家在家にかかわらず、熱心に瞑想する人すべてに当てはまる言葉であると考えられています。本書を読む人のほとんどはおそらく在家の人でしょう。ですから、このスートラを学ぶ者に言及するときには瞑想者、修行者という言葉を使いました。

「アーナーパーナサティ・スートラ」の訳は主としてタニッサロー比丘による翻訳から引いてきました。彼の用語法を私なりに修正したところがいくつもあります。それらの変更に関しては私の責任において行ないました。

——呼吸による癒し◎目次

呼吸による癒し——実践ヴィパッサナー瞑想

序　章　アーナーパーナサティ・スートラ

自分の道を見つける

　誰にとっても修行はその人独自のものであり、それなりにまとまってくるものです。私は長年にわたって修行してきましたが、現在はブッダの説いたある特定の教えに焦点を合わせています。とはいえ、その教えの真の価値がわかるまでにはかなりの時間がかかりました。

　私の最初の師はインド出身のジッドゥ・クリシュナムルティとヴィマラ・タカールでした。彼らはどの宗派にも属さず、常に明晰な意識を保つことを非常に強調していました。一九七〇年代の初めになるまで、私はヴェーダーンタの師であるスワミ・チンマヤンダについて学んだ四年間を含めて、もう何年間も瞑想を学んでいました。韓国の禅匠であるセウン・サーンについて五年間修行し、かの地には一年間住み込みました。その後、日本禅の師匠である片桐老師について曹洞禅を学びました。そうこうするうちにヴィパッサナー瞑想を伝えるテーラワーダの伝統が私にはよりピッタリとくるものであることがわかってきました。もちろんこれらすべての修行は密接に関連しており、互いをより豊かにし合えるものです。

マサチューセッツ州バリーにあるインサイト・メディテーション・ソサエティ（ＩＭＳ）は、米国の主要なヴィパッサナー瞑想センターのひとつですが、私がそこで修行していたとき、比丘ヴィマローという名の僧侶に出会いました。ドイツ国籍を持ちビルマやタイ、インドで二十年間学んできた人でした。

その時点で私が修行していたのはサマタ／ヴィパッサナーでした。それは心を静めるためにまず呼吸に集中し、それから呼吸を対象からはずして、何であれ最も明瞭に現れてきている身体あるいは心の側面の生起と消滅に気づきながら、注意と関心をさらに広い範囲に開いていくというものでした。比丘ヴィマローは私の取り組み方があまりにも呼吸に制限されすぎている点を指摘して、実はその呼吸が最も深い悟りにまで連れて行ってくれるものであることを教えてくれました。

彼は私にブッダが説いたある特別な経「アーナーパーナサティ・スートラ」（「出息入息に関する気づきの経」）のことを話してくれました。この経は、サマタとヴィパッサナーの両方を包括するために呼吸に関する意識をどのように使えばよいか、そのアウトラインを示したものです。私は比丘ヴィマローの言葉に感銘を受けて、やがては彼と一緒に何回かのリトリートを指導するまでになりました。それでも呼吸を明晰に意識する教えの重要性について、それが完璧な修行であると充分に確信するまでにはさらに何年かを要しました。

私の回心体験は、タイの偉大なアーチャン・ブッダダーサ先生と二時間におよぶ張りつめた会見をしている最中にやってきました。その出会いは私の修行に深く大きな衝撃を与え、永久に私の教えを変えてしまいました。私がお目にかかったとき、ブッダダーサは八〇歳に近く、もうそれほど元気なわけではありませんでしたが、それでもなお教えるときには疲れ知らずでした。森の中にある小屋の前で、野生の鶏や犬たちも入り混じって、集まってきた学生たちと一緒に坐り、格式ばらずに教えてくださることがよくありました。彼は「アーナーパーナサティ・スートラ」が修行の鍵をにぎるテキストであり、理想的なアプローチであることを確信していました。彼はこの経典全体を一歩一歩踏みしめるように、労を惜しまず詳細にわたって、講義あり瞑想の指導ありといった仕方で案内してくれました。説明が終わったころには、私はぐったり疲れきり、汗びっしょりでした。それは私が経験した最も強烈な学びのひとつでした。

手短にいうと、この「アーナーパーナサティ・スートラ」は十六の考察から構成され、それらがきっちりと四組の四考察に分かれています。最初の四つの考察は、呼吸が身体に現れてくる際にその呼吸を明晰に意識することについてです。次の四つは感受に焦点を当てます。感受とは、私たちが感覚器官で感知することができるあらゆるものを言います。第三組目の四考察は心、すなわち私たちが感受に概念を付加しながら作り上げている諸々の心理的構成作用と感情に焦点を当てます。そして最後の四つは純粋なヴィパッサナー、すなわちすべての現象の背後に存在する法則性を見抜くことに移っていきます。これらすべての考察の土台となっているのが呼吸です。そこでは呼吸が、修行者を現在の瞬間につなぎとめておくための錨として、今を思い出させてくれるものとして使われています。

ブッダダーサのアプローチは合理的かつ体系的なものでしたが、それと同時に、見事なタイミングで私の心を開いてくれました。彼は私の個人史についていくばくかのことを知っていました。私は彼に、禅における空の概念について特別な関心を持っていることをすでに話していたのです。私たちが十三番目の考察にたどりついたとき――それは無常に関するものであり、本当のヴィパッサナーが始まるところなのですが――彼は「アーナーパーナサティは空を理解するための最もシンプルで効果的な方法のひとつである」と言いました。私たちはこの十三番目の見晴らしのきく地点からそれ以前の十二の考察をずっとさかのぼって、それらすべてのなかに無常と空とを見ることができました。

私たちが最初の考察、つまり呼吸そのものに焦点を合わせたその瞬間のことを特によく覚えています。彼の指導を私は坐って瞑想的に聞いていました。彼はこう言いました。「呼吸が起こっていることには疑問の余地がないだろう！　どこを探してみても呼吸する人などいないことがわかるかね？身体は空だ、呼吸は空だ、そしてあなたは空だ」

彼の言いたかったことは、これらすべての現象には自我とか自我に属するものは存在しない、つまりそれらは無常であるということです。それらは所与の条件によって生起し、その諸条件が変化するときには消え去ります。この考察における無常という概念には、実は、智慧によって知ることのできる他の法則――すべての現象は不満足・不充分なものであって、そこには不変の自我などないという法則――をも含んでいます。修行者はこの呼吸というシンプルな乗り物に乗って、心を静めるところから出発して最も深い智慧にまで、すなわち涅槃に至るまで連れて行ってもらえるのです。

ここであまり話しすぎてもいけませんが、その日の私に起こったことについてちょっと触れておくことは必要かと思います。アーチャン・ブッダダーサが言った内容だけでなく、核心をもって断言する彼の言い方もまた重要でした。彼が私に理解させてくれたのは、呼吸が実にさりげないものであるため、私がずっと過小評価してきたということでした。こんなにシンプルな道が目の前にあるにもかかわらず、私はわざわざ悟りに至る複雑な道を探していたのです。

彼は、この呼吸が西洋で仏教を教えるための理想的な手段であると主張しました。呼吸は、マントラや公案その他の方法とは違って、文化というお荷物を運びこむことがないからです。また、この経典が「サティパッターナ・スートラ」(「気づきの確立に関する経」)に直接的に関連しているものであるとも言いました。この経典は、テーラワーダの伝統においてブッダの瞑想に関する教えの核心とみなされているものです。彼が言うには、「アーナーパーナサティ・スートラ」では同じテーマがより一貫した方法で取り扱われており、自覚的呼吸に助けられながらその要素が吟味されていくのだ、と。こうして私は、修行に対するこれまでにないクリアーな見方ができるようになったのです。

人生の中でバラバラだった多くのことがひとつにまとまり始める瞬間がありますが、タイで経験したことは、そうした瞬間のひとつでした。私は長年にわたって熱狂的な自然食の愛好家でしたし、呼吸に大いなる注意と関心を向ける古代の訓練法であるヨーガは依然として実践していました。それまでもティク・ナット・ハンの教えに心を惹かれていたのですが、それは呼吸のもつ特別な性質を彼が認識していたからだということがわかってきました。のちに私は彼と共に三回の長いリトリートを過ごしましたが、その経験は、呼吸の自覚に関するブッダの教えの深い含蓄を把握できるようにしてくれたという点で、タイでの経験と同じくらい重要なものでした。

ティク・ナット・ハンの系統はテーラワーダと大乗の両方を拠り所としており、彼はこの修行に対して静かで優しい情熱の炎を燃やしています。彼は、ほかの誰よりも、呼吸に対する明晰な意識を日常生活に持ち込むこと、すなわちいかなる行為をしていても常に目覚めていることの重要さを身をもって示しています。彼の教えには容赦ないところがありますが、私のようなものに理解させるためにはそれほどまでに強烈なメッセージが必要だったのです。

呼吸へのこうした集中は曹洞禅につながり、片桐老師の下での修行につながり、彼を通して、『初心禅心』という名著を書いた鈴木俊隆老師につながっていました。曹洞禅は呼吸と姿勢に充分な注意を払うことを強調します。そのように完全に在りきるところから、必要とするすべての智慧が自然に生まれ出てくるのです。この「アーナーパーナサティ・スートラ」は体系的考察の方法でもありますが、その智慧が生まれ出てくる道筋の青写真でもあります。

私はダルマを学ぶことに常に関心がありました。つり合いのとれた見方さえすれば、学究と修行はひとつになると信じています。そして私はいつも仏教の古典的なテキストを愛してきました。二五〇〇年以上前の経典、しかも初めて語られたときと同じくらい活力に満ち溢れ、生きいきとして重要な経典を使って教えることは、私にこよなき満足を与えてくれます。もうかれこれ十年近く、この経典は私自身の修行と教育の土台となり、ブッダのメッセージを吟味するための手段として汲めども尽きせぬものであることが証明されてきました。

しかし内容に入る前に、このテキストについて二、三のことを言っておく必要があります。見方によれば、この経典は従うべきプログラムであり、瞑想者を出息入息という身体におけるシンプルなプロセスの観察から始めて完全な目覚めと悟りにまで連れて行ってくれるものです。導師たちの中にはそのようにこの経典を用いる人もおり、私の経験の中でそれが最も顕著なのは、アーチャン・ブッダダーサです。

しかし、ただ坐って呼吸を見守り、そのようにして何ヶ月、何年としっかり修行を続けていくなら、この経典に記されていることの多くが自然に現れ出てくるということもまた真実なのです。自然にあなたの意識は全身を包括するまで深まり、そのプロセスが身体を次第に静めてくれるのです。意識が身体の中に向けられるなら、感覚および感覚に対する心の反応に気がつくようになり、そのようにしてあなたは探索すべき広大なる領域としての心へと導かれていくのです。最終的に、もしあなたが意識を鋭敏に保ちつづけていれば、観察しているすべての現象が生起しては消え去っていくこと、それらは無常であり、そこには核となる本質のないことに気づかずにはいられません。

「アーナーパーナサティ・スートラ」の十六の考察は、この自然のプロセスを叙述しています。そのプロセスは順番どおりに展開しないかもしれませんし、ある部分が他の部分より目立つことがあるかもしれません。しかし、一定の時間をかけて坐って自分自身を見つめるならば、これら心身の諸側面の多くはやがてごく自然に姿を現してくるものなのです。

この経典の各々の考察においては、他に何が起きてこようともひたすら考察の対象に意識を戻し、それに注意をしっかり向ける訓練をしますが、自然のプロセスはそれと同じようなものではありません。ですからこの経典をトレーニング・プログラムとして使うこともできますし、あるいはまたプロセスを記述したものとしても使えるのですが、どのようにして用いるにせよ、これらのステップを強制することはできません。各ステップはそれぞれにふさわしいときに起こってくるのであり、あなたが引き起こすことはできません。もちろん、地ならしをして誠実な努力をすることはできますが、究極的にはあなたの心身がしたいようにするのであって、それについてあなたがあれこれ言うことはできないのです。

この経典をどのように使うにしても、修行を始めたりあるいは続けていくに際しては、最初に全体像を知っておくこと、すなわち解説全体を読んでおくことがベストでしょう。初めのうちに坐る瞑想と歩く瞑想の仕方を紹介しておきますが、それは皆さんが読み進めながらそれらの修行を行なうことができるようにするためです。修行を始める前に本書全体を読む必要はありません。また、ある考察をマスターしてからでなければ次の考察について読んではならないというわけでもありません。

最初のうちに——たぶん瞑想に関する指導を読んだ直後に——修行を日常生活に導き入れることを述べている第6章を読むようにお勧めしたいと思います。この章は本書を読み進めるにあたって数回は読み返してみる値打ちのあるものでしょう。ケンブリッジにあるわれわれのセンターで教えるときには、私は真っ先に日常生活を強調します。これからあなたが手ほどきを受けるのは、ふだんの生活からかけ離れた秘教的な修行ではなく、あらゆる瞬間において意識が最高度に鋭敏であるような新しい生き方なのだということを理解しておくことが非常に大切です。このようなわけで、本書の中では飛ばし読みをしてもいいし、第6章を何回読んでもかまいません。

最初の四つの章は経典に書かれている十六の考察について取り扱います。前にも言いましたが、それ自体が四つずつの四組に分かれています。第5章は十六ステップを二つにまとめた簡略な修行法について説明しています。あなたが簡略なやり方で修行しようと決めるのももっともなことですが、そうするにしたとしても、最初に十六のすべてについて読んでおくことは非常に役立つでしょう。第6

章は、いまさっき述べたように、修行を日常生活に導き入れることについて議論し、第7章では静寂という主題が手短に紹介されています。静寂とは修行全体の向かうところであるばかりではなく、すべての修行が始まるところでもあるのです。この章が終わりに置かれているのにはそれなりの理由があるのですが、第6章と同様、本書を読み進める中で何回読んでもよい章です。

仏教は何世紀にもわたってさまざまな国へ伝わり、色々な文化の色彩をおびてきました。アメリカに仏教が伝わったのは近年になってからですが、仏教は私たちの文化に影響を与えるとともに、また私たちの文化に影響されることでしょう。しかし私たちが類まれな機会を得ているということは事実です。なぜなら、現在のアメリカには仏教のすべての伝統が存在しており、私たちはそれらすべてから学ぶことができるからです。人々はさまざまな形式に執着してセクト主義的な線引きをするものですが、結局のところ、さまざまに異なる伝統があっても、それらは本質的に異なったものではありません。

私はヴィパッサナー瞑想をテーラワーダの伝統の下で教えていますが、「アーナーパーナサティ・スートラ」は他の伝統の下で修行する人たちにとっても価値のあるものだと信じています。結局この経典はブッダの教えであり、すべての弟子に向けて説かれたものなのです。ヴィパッサナー瞑想をする人はこの経典をトレーニング・マニュアルとして、あるいは参照テキストとして使うことができます。禅の伝統ではこれほどまでに詳細な指導は行なわれていないので、禅の修行者は自らの修行の中で起こるであろうことに関するアウトラインとして読むことができます。チベット仏教の修行者も同じように利用することができます。「アーナーパーナサティ・スートラ」は意識の対象としての呼吸に心を惹かれている人なら誰にとっても役に立つものです。

古代のテキストの多くがそうであるように、この経典も繰り返しや不明瞭で難解な文句が含まれています。それ自体が全体的な学びなのです。本書は学問的な解説としてではなく、修行のための手引きとして書かれたものですから、この時点では、私が教えることに関連した小さなセクションだけを入れておきます。完全なテキストは付録に収めてあります。そのうちのいくつかの部分は、これから出てくる教えの中で触れていきます。

ともあれ、ブッダの言葉を読んでみましょう。


アーナーパーナサティ・スートラ（出息入息に関する気づきの経）

瞑想修行者は、森に行き、木陰に行き、あるいは空き家に行って足を組んで坐り、身体を真っ直ぐにして、気づきを前面に向けて確立する。常に気をつけて、瞑想修行者は息を吸い、気をつけて瞑想修行者は息を吐く。
——十六の考察
最初の四考察（身体に関する組）
1．息を長く吸っているときには、「息を長く吸う」と知り、息を長く吐いているときには、「息を長く吐く」と知る。
2. 息を短く吸っているときには、「息を短く吸う」と知り、息を短く吐いているときには、「息を短く吐く」と知る。
3. 「全身を感じながら息を吸おう。全身を感じながら息を吐こう」と訓練する。
4. 「全身を静めながら息を吸おう。全身を静めながら息を吐こう」と訓練する。

第二の四考察（感受に関する組）

5. 「喜悦を感じながら息を吸おう。喜悦を感じながら息を吐こう」と訓練する。
6. 「楽を感じながら息を吸おう。楽を感じながら息を吐こう」と訓練する。
7. 「心のプロセスを感じながら息を吸おう。心のプロセスを感じながら息を吐こう」と訓練する。
8. 「心のプロセスを静めながら息を吸おう。心のプロセスを静めながら息を吐こう」と訓練する。

第三の四考察（心に関する組）

9. 「心を感じながら息を吸おう。心を感じながら息を吐こう」と訓練する。
10. 「心を喜ばせながら息を吸おう。心を喜ばせながら息を吐こう」と訓練する。
11. 「心を安定させながら息を吸おう。心を安定させながら息を吐こう」と訓練する。
12. 「心を解き放ちながら息を吸おう。心を解き放ちながら息を吐こう」と訓練する。

第四の四考察（智慧に関する組）

13．「無常であることに意識を集中させながら息を吸おう。無常であることに意識を集中させながら息を吐こう」と訓練する。

14．「色あせていくことに意識を集中させながら息を吸おう。色あせていくことに意識を集中させながら息を吐こう」と訓練する。

15．「消滅に意識を集中させながら息を吸おう。消滅に意識を集中させながら息を吐こう」と訓練する。

16．「手放すことに意識を集中させながら息を吸おう。手放すことに意識を集中させながら息を吐こう」と訓練する。

第1章　身体と共に呼吸する

教えの証言

ブッダの教えを原典から学んだことのある人ならよく知っておられることでしょうが、「アーナーパーナサティ・スートラ」は「私が聞いたところによると」（しばしば「如是我聞」と訳されています）という言葉で始まります。ブッダの従兄弟で、最も身近な弟子の一人であったアーナンダの言葉です。彼はこう言うことで、「これを話したのは私ではない」、すなわちこの教えは彼個人が説いたものではないということと伝えているだけでなく、「これはブッダから直接聞いたことなのだ」というニュアンスで教えの正当性を宣言して権威づけています。

ブッダは最初の二十年間いろいろな侍者を使いながら教えていましたが、最後には一人に落ち着こうと決心しました。ブッダの随行者たちといえども人間であり、聖人ではありませんから、その地位に対するある程度の競争や駆け引きといったものがありました。アーナンダはそれに加わりませんでしたので、ブッダのほうが彼を指名しました。

アーナンダは興味深い条件を提示しました。彼はブッダがどこに行っても歓迎されるであろうこと、すなわち最上流の家々に招かれて最高の食べ物や衣を与えられるであろうことを知っており、そのような誘惑が自分の修行を危うくすることを心配していましたので、それらのすべてから外してもらえるように要求しました。彼はまた、もしも法話に関して不明瞭なところを感じたならば、それが何を意味しているのか確認できるまでブッダは彼に答え続けなければならないということを条件としました。もし彼が聞き逃した法話があれば、ブッダは彼のためにそれを繰り返さなければならないというわけです。

これは口伝の時代のことですから、古代人の多くがそうであったように、アーナンダは途方もない記憶力を持っていました。ブッダが入滅した三ヶ月後に、悟りを開いた瞑想修行者たちがブッダの教えの精髄をまとめるために集まりました。アーナンダは教えに関してあらゆることを聞いて理解していたのでその中心となりました。参加した瞑想修行者全員の合意が得られて初めて、そのスートラが教えとして認められました。こうして「私はこのように聞いた（如是我聞）」という言葉は、承認されたことを示す印となったのです。

ビク（比丘）とはブッダが聴衆に対して用いた言葉であり、通常は「僧」と訳されています。しかし実際は、この教えは在家者のために説かれたものでもあります。この術語それ自体は真面目な修行者のことを指しているのです。この教えが説かれた修行の期間中には、年長の僧たちが十人、二十人、三十人、四十人とグループになった初心者たちを指導しました。サンガと呼ばれる共同体が形成されました。人間の営みとして、私たちの心が苦しみを作り出す現実に対処しようと取り組んでいる人間の集いです。ここに出てくるように、理想的なサンガにはある程度の目覚めを体験しているメンバーが含まれていました。

今日でも仏教センターでは一般的に三ヶ月間のリトリートが予定に組み込まれています。この伝統は、インドの雨季がおよそ三ヶ月続いたことに由来しています。雨が降ってばかりいるので、農夫は一所懸命に働きますが、旅人はどこにも行けません。ですから集中的に修行するにはもってこいの時期でした。三ヶ月の終わりにはパヴァーラナ（自恣《じし》）という儀式がありましたが、それは修行僧たちにとって、皆から教示を受けて自分の振るまいと修行について反省してみるための機会になりました。

特に今回のパヴァーラナ式にあたっては、修行者たちが非常に精進して修行がとてもうまくいっていたので、ブッダはさらに一ヶ月余分に過ごそうと言いました。その言葉が広がると、国中から僧たちがブッダと共に修行するためにやってきました。そしてそのひと月が終わる満月の日に、ブッダはもうひとつの法話をしました。悟りのさまざまな段階と僧たちが取り組んでいる色々な修行についての話から始まりました。それらを列挙した後で、ブッダはこの経典の主題として修行全般の基礎について「この僧たちの共同体において、出息入息に関する気づきに専心しつづけている者たちがいる」と述べました。

ブッダはどんな修行について話すときでも、それをテーマにどこまでも細かく嚙み砕いて解説することができました。彼は極めて巧みな教師で、どんなグループに話しかけているかによって異なった方法論を用いました。けれどもそこには基本的に「四つの真理」というただひとつの教えがあるだけです。すなわち――苦しみがある、その苦しみには原因がある、その苦しみには終わりがある、その苦しみを終わりに導く方便がある、という四つの真理です。それ以外の教えはすべてこの枠組に当てはめることができるのです。それ以前にも呼吸への取り組みについて話したことはありましたが、ブッダはこの機会に呼吸に関する教えの本質的部分すべてをひとつにまとめました。明らかに彼はこの教えが大きな可能性を持っていること、究極的には「明知と解放」をもたらすことを信じていました。

ブッダは導入部の終わりで「瞑想修行者は、森に行き、木陰に行き、あるいは空き家に行って足を組んで坐り、身体を真っ直ぐにして、気づきを前面に向けて確立する。常に気をつけて、瞑想修行者は息を吸い、気をつけて瞑想修行者は息を吐く」と、呼吸瞑想の基本を簡単に指導します。もちろんさらに細かく言うべきことはたくさんありますが、しかし同時にこれ以上言うべきことは何もないとも言えます。もし私たちがこの教えに従うことができたならば、後の修行は自然についてくるからです。

ブッダが森や木陰のことに触れているのは、私たちが慣れ親しんだ環境から身を引くこと、つまり食料がいっぱい詰まった冷蔵庫とか、テレビ、ステレオ、本棚などが置かれている欲望と執着のための場所から離れるべきであるということを言いたいのです。ここにいる私たちのほとんどは、一定の期間、集中的に修行できる瞑想センターや僧院などの「空き家」を選びました。その「空き家」は、あなたが自分の家やアパートの中に特別に用意した場所、いつもの気を散らされてしまうものが何もない所でもかまいません。

注意を散らすものが何もない場所をもつことは、特に瞑想を始めたばかりの人には助けとなります。子供用自転車の補助輪や泳ぎを習い始めたばかりの人にとっての浮き輪のようなものです。正しい修行は場所を選ばず気をつけていること、すなわち日常生活のあらゆる場面で修行をすることではありますが、そうはいっても、瞑想のために用意された安全な場所があることは、どんな場合にも助けになります。

ブッダは足を組んだ姿勢のことについて触れています。これは東洋の伝統的な坐り方です。両方の膝とお尻の三点によって、三脚の椅子のように体重が安定して支えられるので、瞑想という目的のためには理想的なのです。西洋人はクッションやベンチを用いて膝やお尻を支えたり、あるいは椅子に坐って同じことをしています。大切なのは安定性と心地よさです。これが坐り方を身につける道のりのはじまりですが、学ぶべきことはまだまだあります。そのプロセスの第一歩は、自分にふさわしい安定した坐法を見つけることです。

「足を組んだ姿勢」というのは結跏趺坐（両足が反対側のももの上にのっている坐法）あるいは半跏趺坐（片方の足が反対側のももの上にのる）のことを指しているのだろうかと迷う人がいます。おそらくブッダは結跏趺坐のことを言っていたのでしょうし、それが大変に安定した姿勢であることは疑う余地がありません。たぶん理想的なものでしょう。結跏趺坐が非常に重要であると考えて、私にそれをマスターするように求めた先生がいました。私には十年かかりました。最初の年にはまったくできませんでした。次の年には五分ほどできるようになりました。また彼は私があまりにも本の虫であると感じたので、結跏趺坐をしていられる時間だけしか勉強させてくれませんでした。たしかに読書時間を切り詰めるのにはいい方法でしたが。

今では私にとって結跏趺坐はとても心地よく、最も快適な坐法となりました。しかし、普通始めたばかりの人がそんなにまでして習う価値はないと思います（ただ、もしあなたが最初から結跏趺坐が組めるのであれば、そのように坐り、後は自然に姿勢が成熟するに任せるのがいいと思います）。もし現実的に結跏趺坐が無理ならば、それは単に苦しいだけで、ダルマを修行する真の目的から心をそらすだけの結果になりかねません。というのも、いとも簡単に我を張るきっかけになるからです。私が結跏趺坐をマスターして数年後のことですが、別な先生が私の坐っている傍らを通り過ぎたとき、肩をポンと叩いて私の結跏趺坐のほうを「それがお前の問題のすべてだよ」とジェスチャーで示しました。結跏趺坐も執着すれば問題です。

　安定した真っ直ぐな姿勢で静けさと威厳を保って坐っている、という単純な行為それ自体が重要なことなのです。まったく動かないということはダンスや武術と同じくらいに表現的な行為です。ブッダのように坐ることができたならば、自らの内にある仏性を見つけることができるでしょう。そういった威厳というものは自己イメージと何の関係もありませんし、決して見せかけなどではありません。

　強風と大雨を伴った激しい嵐の中に立っている一本の木を思い描いてみてください。その木は風に揺さぶられ、今にも倒れそうですが、しっかりと深く根を張っているので倒れることはありません。私たちの修行の中では、不安や寂しさ、あるいは怒りといった強烈な感情が嵐だとすれば、安定して坐る姿勢が深く根を張ることに当たります。落ち着きと安定性を培っていくことが坐所を得ることのすべてです。

　感情は心の中にあると考えられますが、分けることはできるにしても身体と心は相関していますから、安定して坐る姿勢を培っていくためには心も重要な要素です。しっかりと坐れるようになれば、どんな嵐が来ても大丈夫です。自分の感情を本当に経験することができます。感情を実際に経験することが感情から自由になるための鍵となるのです。

坐る姿勢は修行の付随的な要素にすぎないのではなく、とても大切な部分です。気づきの働きを支えるための堅固な身体的土台を持っているかどうかは、修行の成熟に決定的に関わっています。もちろん究極的には、この経典をさらに深く吟味していくとわかるように、深い意味において結跏趺坐しなくてはならないのは心なのですが。

目は閉じるべきか開けるべきかという質問もよくあります。テーラワーダのヴィパッサナーの伝統では目を閉じて坐ります。禅やチベット仏教などのその他の伝統では目を開けて、あるいは半眼にして坐ります。閉眼学派の主張者たちは、目を開けておくと気が散りやすいと言います。開眼学派は目を閉じておくと幻想が現れたり眠くなると言います。私にとってはこれらのいずれも真実ではありませんでした。一番大事なことは、こんなことから問題を起こさないということ、そのことに気を取られすぎないということです。自分にあった方法を見つけて、それを修行してください。

真っ直ぐに心地よく、リラックスしてバランスがとれているようにしなさい。やみくもに頑なでいると、背骨の基底部が硬直して、姿勢について他の考え方ができなくなってしまいますが、そうではなく、リラックスした意識的なまっすぐさ、内部から生じる直立性が大切です。直立した姿勢は呼吸を容易にし、呼吸の通りがよくなれば身体はリラックスします。これら二つの要因は相互に支え合っているのです。

安定した姿勢を確立させたならば、気づきを高めていきなさい、とブッダは説いています。

親しみとしての修行

「気づき」は「アーナーパーナサティ・スートラ」の中で頻繁に使われる用語ですが、それが何であるのか先に進む前によく理解しておいた方がよいでしょう。私たち人間には、あらためて関心を向けてみるまではあたりまえだと思いこんでしまっているような、とてつもない才能があります。すなわち、この世界でそれぞれの命を生きているほかの生き物たちとは違って、私たち人間には何かをしながらそのプロセスを意識することができるという能力があるのです。

気づきはしばしば鏡に喩えられます。鏡はそこにあるものをただ映し出すだけです。それは考えるプロセスではなく、概念以前、思考以前のものです。思考について気づいていることができます。考えることと、思考が起こってくるのを知ることとの間には大きな違いがあります。前者は思考が心の中で追いかけっこをしている状態であり、後者はそうしたプロセスが私たちに映し返されている状態です。

気づきは現在の一瞬にのみ生じることができます。過去のことを考えているならば、それは記憶です。もちろん記憶について気づいていることはできますが、そのような気づきは現在にのみ可能なのです。

気づきには偏見がありません。映し出したものを裁くことのない鏡のように、どんなものに対しても賛成も反対もしません。気づきにはそのもの自体を見ること以外には何の目的もありません。何とかして向上させようとして、起こっていることに何かを付け加えようとしたり、あるいはそこから何かを差し引いたりするようなことはありません。

気づきは、経験から遥か彼方に隔たったところに立って双眼鏡で眺めている人のように、孤立したものではありません。気づきは、充分に深く生きながらそのまっただなかで目覚めているような、人生への参加形態のひとつです。さらに、気づきは瞑想道場の中に限られたものではありません。呼吸のような単純なプロセスにも使えますし、恐怖や寂しさのような張りつめた不快な感情にも気づきを向けることができます。私たちのふだんの生活の中でも気づきは可能です。やがてそれはテクニックというよりはひとつの生き方になってきます。

私が個人的に「気づきある生き方」から連想するようになった言葉に「親密さ」があります。十三世紀の偉大なる日本の道元禅師は、「悟った心とは何か？」と問われたときに「すべてのものと親密な心である」と答えました。簡単なたとえをあげるならば、森の中を歩いていて美しい樹か花に気を引かれたとしましょう。通常の人間の反応は心を働かして、「何と美しい樹だろう、樹齢は何年くらいだろう？　この樹に気がつく人はそういないかもしれない。ひとつ詩でも書いてみようか……」などと考えることでしょう。

気づきの態度はその樹をただ見るだけです。後で検討するように、樹を見たなら、しばらく呼吸に集中して、思考が静まるのを待ちます。それからその樹を見つめるのです。あなたと樹との間には何もありません。分離されていません。あなたは樹とひとつになっています。

これは、ときにそう思い込む人がいるように、考えることをおとしめているのではありません。考えることは人間の素晴らしい活動です。ブッダの教えそれ自体も、その他多くの人間の驚くべきことの中にあって、考えること抜きでは不可能であったに違いありません。しかし、考えることはしばしば私たちと経験との間に入りこんできます。入りこんでくるほどに、私たちはその瞬間の経験と疎遠になります。気づいていないのです。

気づきは自然の中の感動的な瞬間にのみ向けられるべきものではありません。リトリートで強調されることですが、便所掃除やゴミ出しなどといった最も日常的な仕事の中で気づきを向ける訓練をします。私の人生経験からの例でいうと、近年になって、私は皿を洗うときに口笛を吹いていることに気づくようになりました。そればかりではなく、口笛で吹く歌は古いものになりがちで、一九五〇年代のものが多いのです。

それからだんだんとわかってきたのですが、私は十代の頃、姉と皿洗いを分担していました。今は皿洗いなんてなんでもないことですが、当時の私にとってはひどく面倒なことでした。多分、いやな皿洗いをやりぬくために口笛を吹いたのでしょう。そして、あれから何十年たった今でも、私は同じ曲を口笛で吹いています。

気づきの任務は、「私の修行は失敗してしまった。大人としての残りの人生ではもう二度と口笛を吹くまい」というように、自分自身を腕ずくで頑なな態度に押し込めてしまうことではありません。口笛を吹くこと、歌うこと、あるいは考えることがあなたを経験から分離させているのを見つめるだけのことです。いったんそれを見つめたならば、べつに口笛を吹いてもかまいません。もはや口笛は、私が皿洗いという経験とじかに触れ合うことを妨げるものではなくなっているからです。口笛と皿洗いはもうお互いに衝突し合ってはいません。二つのことがひとつになったのです。

私が教えるときによく使う何世紀も前の公案があります。公案とは禅の伝統から来たもので、弟子たちが修行を進めるために瞑想する問題です。古い禅院では寒暑はけっこう重要な問題でした。人々は一年中修行していて、もちろんセントラルヒーティングもエアコンもありません。それで、「極端に暑かったり寒かったりしたときには、どのように修行するか？」という問題が生じました。

幾星霜にわたって相当な数の答えが出されました。「暑さも寒さもないところに行け」と答えると弟子は、「そんなところはどこにあるのだろう？」と考えます。するとその先生は謎めかして、「暑いブッダ、寒いブッダ」と答えます。さらに輪をかけて、「暑さが殺す。寒さが殺す。暑くするな、寒くするな」となります。

ここでの教えは、経験に概念を付加してそのもの以外のものを作り上げるという、すでに述べた私たちが持っているのと同じ傾向に関するものです。事実はそこにある温度があるということです。あなたは顔から汗を滴らせながら、あるいは歯をガチガチ震わせながら坐っています。そうした特定の感覚が、あなたにとってのその瞬間なのです。その不快に対して概念を付加したとたんに、苦しみが始まります。「脱水状態になったらどうしよう？」「熱バテしたらどうしよう？」「霜焼けになったりしないだろうか？」「暑さ寒さのせいで死んでしまったらどうしよう？」「まだ九月なのになんでこんなに寒いんだ？」「何で家にいなかったのだろうか？　そうすればこんな問題はまったく生じなかったのに」などなど。

確かに何らかの方策を講じなければならない極端な状況があり、気をつけていれば最初にそのことを察知するでしょう。しかしたいていの場合、私たちは通常の気温の範囲内におり、そこでは実際に顔から滴る汗を感じたり、あるいは身体が震えているのを感じて、その経験と親しむことが気づきの任務となります。ブッダは暑いときには汗を流すでしょうし、寒いときには震えるのです。

私たちはときどき真に悟った人はそのような条件に影響されないのではないかという誤解を抱くことがあります。ブッダは暑さ寒さを感知しないのではないかと。実際には、真実はほぼその反対です。ブッダならばその暑さ寒さを大変事細かに意識しているでしょう。そしてその微妙な変わり具合をすべて感じているでしょう。しかし彼はそのことでじたばたすることはありません。暑さ寒さはただそのままなのです。

もちろん親密さという主題はしばしば関係性の観点から話題にされますし、現代社会にとりついた強迫観念となっています。人々はときとして親密さを経験したくてたまらなくなります。しかし、自分自身と親しくなるまでは誰か他の人と親しくなるのは非常に難しいことですし、同種の思考プロセスが関係性に支障をきたし、その関係性は人生のあらゆる物事に支障をきたしてきます。私たちは自分や他人のイメージを築き上げてしまっていて、型にはまった交際においては生身の人間同士が出会うことはまったくありません。修行はそのすべてを打ち破り、それらのイメージを突き破ってその瞬間に現実に起こっていることに到達します。本当の親密さというのは何か特別な経験を求めたりするのではなく、物事をあるがままに見ることなのです。

最後に、悟りとは宇宙全体との親密さを経験することです。分け隔てられているものは何もありません。あなたは、今この一瞬の生の中身と合一するプロセスの中にまったく消え去ってしまいます。

合一するがゆえに、それ以上生きいきとすることはありません。有名なチベット人の師、カル・リンポチェはこの真実を美しく言い表しています。

われわれは幻想の中に生きている。
そして物事の見せかけの中に。
現実というものが存在する。
われわれがその現実である。

おまえがこのことを理解するとき、
おまえはおまえが何物でもないことがわかるだろう。
そして何物でもないことが、
おまえが万物であることなのだ。
これがすべてである。

人生の源

ただ経験と共にあるというこの気づきの特質は、しっかりと坐った姿勢をとったときに瞑想者の中に現れてくるものです。まず最初に、瞑想者は大変に単純なプロセスに意識を向けます。

「常に気をつけて瞑想者は息を吸い、気をつけて息を吐く」

これは簡単そうに聞こえますが、試したことのある人なら誰でもご承知のとおり、奥が深くて難しい修行です。息に集中するということは、実は生命力に集中していることになるのです。人生は最初の一息から始まり、最後の一息で終わります。呼吸を考察するということは、人生そのものを考察することになるのです。

この真実をついているインド古来の教えがあります。人間のすべての器官、すべての感覚、インドの伝統では五感に心を加えた六つに分類されますが、それらが会議を開いたそうです。どの会議でも、まず最初に誰が世話人をするのか決めなければなりません。視覚がいきなり飛び出して、全員をうっとりさせる美しいイメージを作り出し、切り札を出します。嗅覚が立ちあがって、強烈でこびりつくような芳香を作り出し、誰もが期待でぞくぞくしてきます。でも味覚は世界各地の料理から集めた美味珍味でその上をいきます。聴覚は素晴らしいハーモニーを創り出して全員の涙を誘い、身体は全員にエクスタシーを感じさせる身体感覚を引き起こし、心は真理の美しさに彩られた知的な理論を展開しました。

それらにまじって、感覚のひとつにも数えられていない息が顔を出して世話人になりたいと言います。息が見せることのできるものといえばただ出入りする息だけ、他のものたちの面前ではそれほど印象的だとはいえません。息に気づくものは誰もいないくらいでした。他の感覚たちは誰が選ばれるべきかについてすさまじい言い合いを始めました。息はがっかりして出て行きはじめました。するとイメージはかすれはじめ、味覚は味を失い、音は消えてしまいました。「待ってください」感覚たちが叫びました。「戻ってきてください。あなたがリードしてください。私たちにはあなたが必要なんです」。そして息が戻ってきてふさわしい席につきました。

ときとして、修行を始めたばかりの人は特にそうですが、息を見つめるのが退屈に感じることがあります。私は彼らの興味を目覚めさせるためにこの物語を話して聞かせようとするのですが、たまにはもっと極端な方策を講じなければならないこともあります。ある新しい瞑想者は面接にやってくるたびに、「息はとっても退屈です」と慢性的な嘆きを漏らしていました。とうとう私はブルックリン・ヨーガを知っているかと彼に聞きました。彼は知らないといいました。そこで私は彼に口をピッタリと閉めて指で両方の鼻の穴をふさぐように言いました。私たちはそうやって、とうとう彼が手を鼻から離してあえぎだすまで、しばらく坐っていました。そして私は彼に言いました。「息って退屈なものかい？」

古代インドの人々は息に対して非常に敬意を払っており、息が持つ心身への強い影響力を深く理解していました。事実、インドのすべての精神科学が何らかのかたちでの「プラーナーヤーマ」を持っていました。プラーナーヤーマは「呼吸のコントロール」と訳されますが、この訳語はその本質をつかんでいるとはいえません。私たちの学ぶ経典の中で、パーリ語の「アーナーパーナサティ」というのは、生命エネルギーが入ってくるときの「アーナ」と、いらなくなったものが出て行くときの「アパーナ」という二つの部分から構成されています。「アーナ」と「アパーナ」が結びついて「アーナーパーナ」となります。ですから、この経典は出入息のプロセス全体に対する意識に関するものなのです。

ヨーガ的呼吸法としてのプラーナーヤーマは、ほとんどが息をコントロールする形態を取ります。それに対して呼吸に関する一種の仏教科学であるアーナーパーナサティは、呼吸のプロセスに委ねて息をありのままにしておくことによって、いくつかの同様の成果をあげていきます。ある一定の期間や年月にわたってこの修行を続けるならば、心理的身体的な経過につれて呼吸がより充分に、深く、静かになり、呼吸の質が向上していくことに疑問の余地はありません。

人は皆呼吸しています。呼吸していることを知れという教えは、決して理知的な意味ではなく、出る息と入る息の感覚そのものを意識していなさいということです。この最初の指導の中にさえ、呼吸がそれ自身の自然に従っていくに任せること、そのままの息をすることという非常に重要な学びがあるのです。息を深く保ったり、浅くしておこうとするのではありません。息がどうなっているのかをただ見つめるのです。

こうした修行は、すべての物事をコントロールし、方向づけ、指揮しようとする生涯にわたる傾向とは正反対のものです。私たちは混沌を恐怖し、物事をそれぞれの場所に保っておかなくてはバラバラになってしまうのではないかと恐れています。私たちのほとんどがコントロールすることが上手で、本当はもっとうまくなりたいものだと思っています。私たちには、呼吸にまたがって、押したり引いたり手助けしたりする傾向があります。そのうえ呼吸がこの素晴らしい経典の一部であることや生命力そのものであって悟りにまで導いてくれるものであることを聞くと、特にその傾向が強くなります。そのすべてがエゴを呼び起こす高らかなラッパの響きのようなもので、エゴはすぐに息がどのようであるべきか命令し始めるのです。私たちは深い呼吸が身体をリラックスさせるという話を聞くと、完成された瞑想者はいつも深い呼吸をしているにちがいないと考え、ときには大変微妙な仕方で呼吸を少しだけ長くしようとしてしまいます。

しかしそのような教えはありません。この教典の教えは、息をありのままに、呼吸に委ねることです。この最も初歩の教えの中にも、ダルマの修行の中心となる委ねの技術が含まれているのです。

もし呼吸に干渉することなく、息を自然のままに任せられるようになれば、やがて呼吸以外の他の経験においてもそうできるようになるでしょう。感受をありのままに、心をありのままに任せられるようになるかもしれません。私たちは何が起こるかを恐れるあまり、心を必要以上にコントロールしてしまいます。しかし心をありのままにすることを通してのみ、やがてはどのようにして自由の中にリラックスして入って行くのかを学ぶことができるのです。その自由のことを仏教はときに私たちの本性といい、禅は「両親が生まれる前の自分の顔」といいます。ある有名な禅の公案では、禅匠は修行者に対してその顔を見せてみろと要求します。アーナーパーナサティでは呼吸を意識することによって同じことをするのです。

たとえ二、三分でも息を意識しながら坐ってみると、この修行は自分の中にあるすべてのものに対して、その顔を見せるように公開招待状を出しているようなものであることがおわかりでしょう。自分の野蛮な心が見えてきます。誰にでもあるものですが、最初のうちは圧倒されてしまいそうです。もちろんそれはずっとそこにあったものなのですが、こうして集中してみることによってはっきりと浮かび上がってきたのです。

究極的な目標――それは簡単にできることではなく時間もかかります――は何かというと、たとえば怒り、寂しさ、絶望といったあらゆる経験がそのエネルギーと共に浮上してくるままにすることです。これらのものが沸き起こってくるのを受け入れ、意識の光のもとで変容させるのです。こうした意識状態には莫大なエネルギーが存在しており、私たちは多くの時間そのエネルギーを抑圧していま す。そのため、そのエネルギーを失なってしまうばかりか、抑圧のためにまた大量のエネルギーを使っているのです。私たちが徐々に学んでいくのは、怒り、寂しさ、絶望といったものの出現を許し、それらがおのずから変容し、そのエネルギーが解放されていくようにすることです。この修行においてあなたは問題を解くのではなく、問題を溶かしてしまうのです。

しかし、出発の時点で誰もが直面するこの野蛮な心は多くの修行者を落胆させます。仏教の伝統ではこれを称して「猿心」と読んでいます。酔っぱらった猿がもっともっと大きなバナナを求めてジャングルの中を枝から枝へととめどもなく移り歩いているようなわけです。ときには猿でいっぱいの半狂乱の檻のような気がすることもあります。とはいえ、ある単純な経験をしてからというもの、この数年の間、私はこれとは違った比喩を使っております。

犬的心理

かつて友人を訪ねたおり、彼は犬にプラスチックの骨を投げて取りに行かせながら犬と遊びつづけていました。それは本物の骨でないばかりか、骨とそっくりに似せた物でさえなく、プラスチックの上にいくつかの肉片が描かれているだけのものでした。にもかかわらず、友人が何回その骨を投げても、その犬は非常に興奮しながら追っかけるのです。何の栄養もないプラスチックの骨を、あたかも何か自分を満足させてくれるものであるかのように、追いかけつづけるのです。突然私は、それは思考を追っかけている自分の心のことだと悟りました。もちろん心は、いくつかの肉片が描かれただけのプラスチックの骨を追いかけているとは思っていません。人生に重大な影響を及ぼす何かを追求しているのだと思っているのです。しかし、心が追いかけている対象をもっと詳しく見てみると、同じように何の栄養分もないことがわかります。

犬と比べて、ライオンのことを考えてみてください。あの威風堂々とした風格で坐っているライオンにあなたが骨を、こともあろうにプラスチックの骨を投げたら、どのような反応するか想像できますか？　一顧だにせず、あなたの方をじっとにらみつけることでしょう。ライオンは本源に集中するのです。目の前に飛んでくる骨をあれもこれもと追いかけるのではなく、ライオンのようにしっかりと目的を見据えて深い静けさをもって坐っている、そのような態度を身につけなくてはなりません。獅子心を育てなくてはならないのです。

数年前のこと、後から思い出すと恥ずかしさで身もちぢむ思いがしますが、このような心の習慣的な傾向がどれほど強いものであるかをただただ教えられたことがありました。私はインサイト・メディテーション・ソサエティで個人リトリートに入っていて、朝十一時三十分に自分の部屋で瞑想していました。リトリートもほぼ半ばに差しかかって、特にその坐禅の中では心が大変に静まっており、喜びと至福と安らぎに満たされていました。「これだ！　本で読んで以来、長年心の底から獲得したいと願ってきたものだ。完全円満な悟り。もう少しでそれが手に……」

ちょうどそのとき、ランチのベルが鳴りました。センターにはゴングのようなものがあって、ベル係の人が鐘を鳴らしながらホールを歩いて行くと、美しい音色が響きます。すると私はためらうこともなく足を解き、立ちあがって、ご飯と野菜をもらいに歩いて行ってしまいました。「おい、ちょっと待てよ」と自分自身に呟いたときにはもう後の祭でした。この物語をどのように見たとしても、ひとつの事実は明らかです。悟りよりも美味しいご飯の方が欲しかったのです。

このことを考えていて、以前話に聞いたことのある日本の見世物のことを思い出しました。猿に衣装を着せて、さしずめ私たちにとってはシェークスピアにあたるような、古典劇の中の役を教えて演じさせるということでした。大した茶化しものです。よく知られた劇の、日本のあらゆる演劇の中でも最も有名な場面のひとつで、舞台に上った二匹の猿が一匹は天皇にもう一匹は将軍に扮して、たいそう劇的な対決を演じていていました。そのとき観客の中の誰かが舞台にバナナを投げました。芝居の盛り上がりもそこまで。

私たちの心の動きというのはそんなものです。宇宙の究極的な真理を考察しながら極めて崇高なムードになっていたとしても、夕食のベルを鳴らしてごらんなさい、バナナを投げられたみたいなもので、そんなものは雲散霧消です。「もし好まざるもの、あるいは嫌いなものが現れてくると、心は混乱に陥ってしまう」と道元が言っているとおりです。

ですから私たちは修行において、犬的心理からどっしりと安定したライオンの心のようなものになっていかなければなりません。タイの伝統では、枝の小屋から始まって、竹の小屋、そして石あるいは煉瓦の小屋へと移っていくという色々な種類の小屋の比喩を使います。嵐が吹き荒れて、条件が悪いときには避難する堅固な家があるということです。始めたばかりで、まだ心の静けさを得ていないときには、家なしのようなものです。避難するところがないということです。

多くの初心者が呼吸は体のどこで見つめるべきなのかという質問をします。私はブッダの教えを幅広く読み、多くの学者たちに尋ねましたが、ブッダがこの質問に対して正確にここだと答えているところはありません。それにもかかわらず、多くの伝統的な先生たちは大変に特定的な答え方をしています。呼吸を見つめる場所は腹部だという人もいれば、鼻腔あるいは胸のあたりだという人もいます。私としては、どこでもかまいません。それは個人的な好みの問題にすぎません。

長年の間にかなり多くの瞑想を学ぶ人たちと接してきましたが、その人にとって最も鮮明に心地よく見つめられるところ、注意を保ちつづけられそうなところで呼吸を追っていくべきだと思います。そうした場所も、坐るたびにいつも最も鮮明であるということはありません。しかし、次から次へと焦点を変えないことが重要です。それでなくても落ち着かない心を助長してしまうことになりますから。注意を鼻腔、胸あるいはお腹に置いて、ある程度の一貫性をもってそこにとどまりなさい。修行が熟してきたら、注意をそれほど厳密に固定する必要はなくなるかもしれません。呼吸が体全体を通って現れては消えて行くのについていけるでしょうから。

何世紀にもわたって補助的なテクニックが開発されてきました。心は次々とさまざまなことに飛びついては気が散ることになるので、心に何かすべきことを与えておくのが役に立つ場合もあります。簡単なテクニックのひとつが、心の中で数えることです。吸う息吐く息のどちらかを一から始めて十まで数えます。吸う吐くのどちらかがより鮮明で追いやすいという人もいます。もしあなたもそうだったら、どちらでもいいですから一貫して追いやすい方から始めてください。息を十まで数えたら、また一に戻って始めます。もし心がさ迷ってしまっていつのまにか数えるのを忘れてしまったなら、一に戻って始めます。そのとき自分を責めてはいけません。いつも失敗してばかりで、自分が嫌になってしまいますから。子供がゲームに興じるように、遊び心を持ってやりなさい。

十まで十セットできるようになったら、絶対そうしなければいけないというわけではありませんが、今度は鮮明でなかった方の息に替えてみます。双方を十まで十セットできたら数えるのはやめて、ただの息と取り組みます。どうしても十息までたどり着けない人は、五から始めて十まで進んでください。これにはルールは何もありません。何があなたの助けとなるかだけが問題なのです。

数えることを取り上げたのは、それがとても単純な心の作業だからであることは火を見るより明らかです。いくつを数えているかとか、どれくらい多く数えられたかは重要なことではありません。心にとって、数と息とがひとつになることが大切なのです。もうひとつの可能性としては、「パリカンマ（準備作業）」と呼ばれる瞑想のテーマとして用いられる言葉を使うこともできます。タイ国では、ブッダ（覚者、知者）の呼び名のひとつである「ブッドー」（名詞の主格形）を入る息と出る息にわけて、「ブッ・ドー」として使うことがよくあります。西洋人には外国語なので心地よく感じない人もいます。その場合には「入る（in）」「出る（out）」という言葉が同様の効果を持ちます。

ティク・ナット・ハンは、多くの美しい「ガーター」と呼ばれるダルマ・ポエム（教えの詩）を紹介しています。ガーターを息に合わせて唱えると注意を安定化させる方便となります。私としては、瞑想者をできるだけ早く概念的な補助道具から乳離れさせて、何物も仲介しない呼吸に対する注意そのものへと仕向けたいと思います。しかし、各人の修行はそれぞれに特有な仕方で展開していく必要があるのです。

人によっては、呼吸はあまり快いプロセスではありません。しばしば感情的ブロックを伴う不自然な呼吸をずっと続けていると、息が魅力的な注意の対象ではなくなってしまい、そのため多くの空想やその他のかたちの注意散漫をもたらします。アーチャン・ブッダダーサは毎朝瞑想を始める前に鼻腔を洗うように示唆しています。茶さじ四分の一くらいの塩を入れたコップ一杯のぬるま湯で、片方ずつ鼻腔から吸い込んで、鼻腔の粘膜をより敏感にしようというのです。ハタ・ヨーガや太極拳、あるいはその他の呼吸に集中する身体的な訓練をするのもよいでしょう。呼吸しやすくなる助けとなるものなら何であっても、息をさらに魅力的な注意の対象としてくれるでしょう。

最終的には、瞑想の対象に対するある程度の献身的な態度を養う必要があります。誰でも始めるときは懐疑的なものですが、もしこの修行があなたに合ったものならば、自分自身をひたすらその対象に捧げるときが来るはずです。ブッダはしばしば呼吸を瞑想の対象としていました。ブッダは悟りを開くための助けとして呼吸を使ったのです。彼は悟ってブッダとなった後も呼吸を用いて修行を続けました。これから私たちは、呼吸が全宇宙であることを、次第に発見していくでしょう。それは一生涯をかけて学ぶ価値が充分あるものなのです。

呼吸はまた、現在の瞬間にとどまることを手助けしてくれる素晴らしい支えです。タイのアーチャン・チャー師は何が起こったときにも、「複雑にするな、そして現在の瞬間にしっかりとつかまっていろ」と、あたかもマントラのように同じアドバイスを繰り返したものでした。この言葉は修行を始めたばかりの初心者にも、この本を読んでいる上級の瞑想者にも等しく価値あるものです。今でも私にとって価値があります。もしあなたが初めて瞑想を学んでいるのならば、今すぐ十分くらい坐ってみようと決心するかもしれません。いいでしょう。でもそれを十分間と考えてはいけません。ただこの瞬間を坐ってください。それから次の瞬間。そしてその次という風に。

私が韓国で一年間過ごしていたとき、現在の瞬間にとどまることの重要性を大変ドラマチックに教えられたことがありました。そこには二ヶ月ほど滞在しており、先生が私と二、三人のアメリカ人の僧侶を田舎の僧院への徒歩旅行に連れて行ってくれました。私は前大学教授の居士として、アメリカの禅について、在家人の禅修行についてソウルでいくつかの講義をしました。先生は在家の修行を奨励しようとしていて、韓国人たちによい印象を与えようと私のために仕立てた三つぞろいのスーツをもって来てくれました。

二ヶ月が過ぎた頃、先生はス・ドゥッ・サー僧院で九十日の接心をする特別な許可を取ってくれました。私が一緒に旅行した二人のアメリカ人僧侶を含めて六十人の僧侶が参加することになっていました。私は唯一の在家居士です。先生は接心を担当する人たちに私がその接心を何とかやりきることができるであろうことと、規則に従うことを請け合ってしまったのです。特に私が三つぞろいのスーツで姿を現したときには、韓国僧たちの間にはだいぶ懐疑的な雰囲気がありました。彼らは私をからかい半分に、「紳士的なスタイルで修行なさるんですね。今度は私たちのやり方で修行しなくてはなりませんよ」と言いました。

事実、スケジュールはとても厳しく、十日もしないうちに十四人を残して全員が落伍してしまいました。毎朝三時に起床して、五十分坐って十分間きびきびと足早に歩くのを繰り返しながら、時計にしたがって夜の十一時まで坐るのでした。実際に寝るのは坐ったのと同じ場所で、坐るための布団を広げて寝る布団にするのです。食べるのもまたそこで、毎日ご飯と野菜の食事を二回、夜には味噌汁をいただきました。私は以前に七日間の接心をしたことがありましたが、これはそれまでにやった接心のうちでも最も長く最もつらいものでした。

四十五日の中日に差しかかった頃、その僧院では九十日の真中で一週間眠らずに坐るのが古来の伝統であるということを聞かされました。他のアメリカ人たちと私はそのことを聞いて、少しヒステリックになり、腹が立ってきて、そして怯えてしまいました。そんな伝統のことなど誰からも聞いていませんでした。私たちには馬鹿げたことのように思えましたし、よく見ても非人間的でした。私たちは逃げ出すことを考えました。しかし、先生が私たちに対するあれほどの信頼を表明したのを知っていましたので、逃げられないこともわかっていました。私たちはただそれをやらなくてはならないと決めました。

眠らずに過ごす一週間の最初の日はひどいものでした。一人の僧が慈愛の棒と呼ばれるものを持って歩き回り、その棒で私たちを目覚めさせておくために肩をひどく打ちます。横になってちょっと眠ろうとする誘惑は耐えがたいものなので、休み時間にふらりと外に出て行くことは許されませんでした。いつもなら二、三時間の睡眠をとっていた早朝の時間になると、私はひどく惨めでした。

二日目に、私は禅師と面接をさせてくれるようにお願いしました。その人はハエ・アン・ス・ニムという名前の九十四歳になる老人で、とても衰弱していたので座布団の上への乗り降りも人に担いでもらわなければなりませんでした。彼は今回の接心に参加していたのではありませんが、過去に何回もやったことがありました。私は自分がどんなに苦しい思いをしているかを彼に打ち明けました。彼は必ずや眠らずの一週間をやり遂げることができるといいました。これまでに何人もの人がやり遂げている。何が問題なのかというと、疲労に加えて、私が「一週間眠らずに過ごす」という余計な重荷を背負ってしまっているということでした。彼が言ったことは、「もし私がその重荷を下ろして、何事にも充分な注意を払いながら、一瞬一瞬、一息一息、すべてのことをすることができれば、一週間をやり通すことができる。坐禅の時間のすべて、歩く時間のすべて、休み時間のすべて、食事の時間のすべて、ただその瞬間にとどまっていなさい、そうすれば大丈夫」ということでした。

彼の言うとおりでした。それでもまだその一週間は苦しいもので、私は幻想を見るところまでいってしまいましたが、それでもなんとかやり遂げることができました。私の集中力は劇的に高まりましたし、坐ることに対する自信も深まりました。瞑想の中でより深く存在することができるようになれば、実際に少ない睡眠時間ですむようになります。

私としては、教えるときにそのような修行はさせません。身体に酷ですし、私は生徒の能力がもっとゆるやかに育っていくほうがいいと思いますから。しかし、あの日あの僧侶がしてくれたアドバイスは、あれ以来ずっと私の中にあって、数え切れないくらいの苦境から私を救ってくれました。坐禅のクッションの上であろうとそれ以外のところであろうと、どのような事態に直面していようとも、このアドバイスがあなたを助けてくれるでしょう。

アーチャン・チャーがこのことを一番うまく言い得ています。「複雑にするな、現在の瞬間にしっかりとつかまっていろ」と。

呼吸を歩行に持ちこむこと

私は自分が教えるすべてのクラスで、坐り方についての指導に加えて、いつも歩行瞑想を教えています。クラスにせよリトリートにせよ、歩行瞑想は坐る瞑想からの休憩となり、立ちあがって血液の循環を回復する機会となります。しかしその一方で、特にテーラワーダの伝統では、僧たちはしばしば歩行瞑想に何時間も費やしていて、これも修行に不可欠な重要な部分なのです。

ブッダは、坐る、立つ、歩く、そして横になるという四つの姿勢のすべてに気づきを養っていくことが重要であると述べています。この修行では気づきを歩くことに持ちこみます。私たちはしばしばゆっくりとした様式化された形の歩行瞑想をしますが、そこで培った気づきは、家の周りや外を歩くとき、それから運動のためにもっと長い距離の散歩やランニングをするときにも応用できます。修行を日常生活に応用する際に歩行瞑想が極めて重要となる理由は、それが動きの中での瞑想ということだけではなく、私たちが人生の多くの時間を歩くことに費やしているからでもあります。

私は二通りの正式な歩き方を教えていますが、そのうちの簡単な方から検討してみましょう。まず歩く場所を選ぶことから始めます。小さな歩幅で十五歩から二十歩くらい歩くことができる、邪魔物のない径がよいでしょう。バランスのとれた姿勢で立ち、坐る瞑想のときのように呼吸をしていることに注意を向けなさい。もしそれが心地よいのならば、両手を前に組んでもかまいません。背中で組む人もいますし、からだの側面に両腕をぶら下げておく人もいます。

身体はまっすぐに、どちらにも傾いておらず、リラックスしているとやりやすいでしょう。もし身体のどこかに緊張を感じたならば、そこに気づきを向けてあげると、たいていはそれだけで緩んでいきます。目は開いていますが、何かをじっと見つめることはありません。優しい眼差しを保つようにします。

まず最初に、吸う息を待ちます。吸う息が始まるにつれて、右足を上げます。踵が先に、次に足の裏、それからつま先が上がります。その息が続いているうちにその足を前に進めます。息を吐き始めるにつれて、その足を地面に下ろし、一歩を踏み終わります。踏み下ろす足の踵は、もう一方の足のつま先よりほんの少し先に来ます。それから次の吸気を待って、左足で同じような歩みをします。

呼吸が歩くペースを設定します。坐った後ではそうなるものですが、あなたがもしもゆっくりと呼吸しているのならば、とてもゆっくりと歩くことになるでしょう。呼吸にリードさせて、足の動きを呼吸に同調させるのがちょっと難しいところです。これには細心の注意が必要で、気が散る余裕などありません。これは呼吸をコントロールしないための素晴らしい修行であり、坐る修行のためにも価値のある技です。

径の端まで来たら、そこに立ち止まってちょっとのあいだ気をつけて呼吸します。それから向きを変えて反対の方向に向かって同じように歩いて行きます。歩いているうちに、もしも何かの考えに夢中になって、何回も注意が歩くことから引き離され、心を奪われてしまうのであれば、立ち止まって、心がはっきりとしてくるまで、夢中になっていた考えごと自体に加えて、呼吸に注意を向けるようにします。

足が地面を離れ、移動し、再び地面につくときに、注意は主として足に向けておきます。息は背景となっていて、足が動いて行くペースを指令しています。脚部全体といったもっと広い範囲に焦点を当てたいと思うかもしれませんが、歩くという行為に注意を向けておきます。

もうひとつの歩行瞑想の方法はもう少し複雑で、信じられないかもしれませんが、さらにゆっくりです。吸う息が始まるとき、右足の踵を上げるだけで、まだつま先は軽く地面についたままにしておきます。息を吐いている間はその足をその位置に保っておきます。それから次の吸う息に合わせてその足を上げて、前に動かし、地面の上に置きます。吐く息に合わせて体重をその足に乗せて、歩みが完結します。

この方法は前のものよりもわずかに複雑ですから、呼吸の微妙な側面によりよく注意する必要があり、そのために瞑想者によってはさらに集中力を高めることになります。

このようにゆっくりと歩いている間に気がつく感覚はごくあたりまえのものです。人々はしばしば瞑想の中でハリウッド映画のような特殊効果が起こるのを待ち望んでいて、最初はこのような微妙な感覚を取り上げません。取り上げたとしても、何でわざわざこんなものに気を回さなければならないのかと思いがちなものです。問題は、ゆっくり歩くときの微妙な感覚をそのまま感じることができるか、そして一回に一歩を進めることができるかです。

やがては脚部とか足であるといった感覚が消えて、動きそのものに気がつくようになるでしょう。

それぞれの歩みを、径を進んで行く一部としてではなく、それ自体に目的があるのだと思ってみることが大変役に立ちます。結局のところ、移動という観点から見たら、私たちの進歩はそれほど大したものではありませんから。実際、私たちはどこかへ行こうとしているわけではないのです。

もうひとつのテクニックは、普通のペースで歩いて、呼吸のプロセスに合わせて歩数を数えます。はじめは吸う息に合わせて「いち、に、さん」、次に吐く息に合わせます。呼吸にペースを押しつけようとせずに、自然に呼吸が流れるようにします。この方法は機械的になりがちですが、歩いているときに肺が必要とする空気の量は変化しますから、注意を怠ってはなりません。始めのうちは、歩くペースが呼吸に影響するかもしれませんが、時間がたつうちに呼吸が歩みに影響を及ぼし始めるでしょう。その二つが統合されて、ひとつのプロセスをつくっていきます。

歩きながら呼吸と共に修行することもできます。どんなペースで動いていても、呼吸を第一の対象として注意を向けるのです。もちろんいくらかは歩くことを意識して、繰り返し呼吸に帰ってくるようにします。しばらくのあいだ呼吸を意識する修行をした後で、呼吸と身体感覚が分離できないものとなっていることに気づくかもしれません。そこに存在するのは歩きながら呼吸している身体と、それについての気づきだけです。

私はいつも瞑想のひとつの形として自然の中の散歩を楽しんできました。呼吸と身体とは統一された場であり、家の周囲を歩き回ったり外に出る際にこの歩きながら呼吸している身体に注意を向けるのです。これは無理やりそういう感じにするのではなく、気づきを培っていると、やがて自然とそうなってくるものです。そのとき、歩くことはあなたの人生の中でひと味ちがった活動になることでしょう。
アメリカ文化においてはかつて、ソローが偉大なる歩行者であり、彼は歩行中の気づきの重要さを次のように話しています。

もちろん森に向かって歩を進めたとしても、それが私たちをかの地に連れて行ってくれないとしたら何にもならない。身体は森に入ってすでに一マイル歩いているのに精神がそれに伴っていないことに気づくとき、私は不安を感じる。午後の散歩で私は午前中の仕事や社会に対する自分の義務などをさっぱりと忘れるが、それでも村のことがなかなか頭から離れない場合がときどきある。何らかの仕事についての思いが頭の中を駆け巡り、私は自分の身体が存在するところにいない。正気を失っているのだ。何か森の外側のことを考えているのならば、森の中にいるのは何のためだ？

アッシジの聖フランシスはもっと簡単な言い方をしています。「歩くこと自体が説教にならないかぎり、どこへ説教しに歩いて行っても何にもならない」
ブッダも歩くことの利点を述べています。

歩行瞑想をする人には五つの報酬がある。徒歩での旅行に耐えられる。骨の折れる仕事に耐えられる。病気をしなくなる。飲食したもの、噛んで味わったものがよく消化される。歩いているときに得られた集中力が長続きする。

おそらくこの集中力と、そのような集中力を保って歩いているときに感じられる喜びとが、いちばんの報酬なのだと思います。

さまざまな呼吸

さあこの経典の最初の考察です。中国の伝統では、これらの考察が違った順番で並べられています。呼吸に対する単純な意識が第一となり、それから第二と第三が結合されています。私はテーラワーダの順序の方が好きですが、一般的に最初の二つの考察をいっしょにして教えます。

1．息を長く吸っているときには、「息を長く吸う」と知り、息を長く吐いているときには、「息を長く吐く」と知る。

2．息を短く吸っているときには、「息を短く吸う」と知り、息を短く吐いているときには、「息を短く吐く」と知る。

最初の二つの考察は、呼吸しているという単純な意識から呼吸の性質へと向かうものです。この焦点の変化は極めて自然に起こるものです。ブッダはここで、呼吸の長短だけではなく、他のあらゆる属性についても認識するよう語っているのだ、ということでほとんどの注釈者の意見は一致しています。呼吸に精通してくると、その微妙な差異が知覚できるようになります。

ときに呼吸は絹やサテンのようにきめ細かで、自由に出入りします。ただ呼吸しているだけというのは何と素晴らしいことでしょう！　またあるときには麻のように粗く、出入りするために苦労して進路を開きます。息がとても深くスムーズで、全身に影響を与え、とてもリラックスさせてくれるときもあります。そうかと思うと息が大変に短くて締めつけられるようで、あわただしく動揺しているので、心身ともに落ち着きなく居心地悪いときもあります。

問題が呼吸にあるのか、身体なのか、心なのか、一体何が最初に来るのかを知るのは容易ではありません。各々が他のものを左右しあいます。修行を長く続けていると、いずれにしてもこのように区分することが誤りであることがわかってきます。自分はこれらの部分からできていると思っていたのが、実はひとつのものだったのだ、と。それにしても呼吸はとても敏感な精神的バロメーターです。

呼吸を出会いの場として心と身体が結合するという、この全体的なプロセスについて学んでいくとわかるのは、気づきが非常に大きな影響をもたらしているということです。影響といっても、呼吸をコントロールするとか、変えるといった問題ではありません。そうしなくても注意をはらえば呼吸の質が変わるのです。それはおそらく思考が少なくなっているためでしょう。息はより深く、微細に、きめ細かく、より楽しめるものになってきますし、身体はその効果を受けてさらにリラックスしてきます。

それは何かを得ようとすることではありません。得ようとするとかえって妨げとなります。その変化は気づきの力を反映しているだけです。たとえばあなたが怒ったり心配しているとします。心臓の鼓動が激しくなり、身体が緊張してきます。けれどもしばらくのあいだ息と共に在ることができれば、つまりその感情を抑圧することなく、感情を感じつつ呼吸していれば、すべてが変化していきます。心は静まります。呼吸と身体は行動を共にしています。気づきが呼吸に触れたとき何かが起こるのです。息の質は良い方に変わっていきます。

これは最初の二つの考察から学ぶことの一部です。単に息が長いか短いかだけではなくて、呼吸のもつその他すべての効力に気をつけます。このように呼吸に注意することで驚異的な結果が引き起こされるのです。

修行を続けていくうちに瞑想はひとつの技芸《アート》になっていきます。しかし瞑想の技について議論する際、何かを獲得しようという考えで始めてはならないということはぜひとも強調しておくべきでしょう。これはあらゆる瞑想がもつ最大のパラドックスです。私たちはどこか目的地に着きたいと思っている――そう思わなければそもそも修行など始めたりはしなかったでしょう――のですが、しかしそこに行きつく方法はただここにしっかりと存在することだというのです。A地点からB地点へ行く方法は、真にA地点にいることだというのです。何かを改善したいという希望を抱いて呼吸を見つめているとき、現在とのつながりがいい加減になってしまいます。現在こそ私たちが手にしているものすべてなのに。もしも呼吸が浅く、あなたの心身に落ち着きがないなら、きっとそうである必要があるのです。ですから、そのあいだはそうさせておきなさい。ただそれを見ているのです。

仏教の第一法則は、すべてのものは常に変化しつづけているということです。呼吸はいつもある特定なあり方をしていなければならないなどと誰も言ってはいません。自分の瞑想にがっかりしたとしたら、そこには何かを獲得しようという考えが潜んでいる可能性が高いでしょう。それを見つめて、手放してください。修行がどのように自分の目に映ろうと、ただありのままを大切に育てていきなさい。あなたはそれを変えたいと思うかもしれませんが、受容という行為そのものが大きな変化なのです。受容には心を安定させて清澄にするダイナミックな力があり、それが最初の四考察の中核となっています。

的を射る

修行にとりつかれて、何かを獲得しようという考えが潜入してくる典型的な場面のひとつは、呼吸と共にとどまることを仕事にしてしまうときです。私たちはシンプルな指導を受けると、呼吸と共にあるときは成功でそうでないときは失敗なのだと、すぐに成功や失敗のドラマを作り上げてしまいます。実際には、呼吸と共にあること、心がさ迷い出してしまうこと、さ迷ったことを知ること、穏やかに戻ってくること、そのすべてのプロセスが瞑想なのです。戻ってくるときに、自分を責めたり、裁いたり、失敗したという感じを抱かずに戻ってくることがとても大事です。五分間坐っていて、千回戻ってこなければならないのならば、ただそうしなさい。それを自分で大問題にしない限り、問題はないのです。

呼吸から離れたことを知るその瞬間は、つまるところ気づきの瞬間であり、将来そのように気づく瞬間を増やすための種でもあるのです。最もよい点は、成功や失敗にこだわる心を超越して、人生というのはさまざまな状態が入れ替わり立ち替わりして、変化しつづけていくものであると理解することです。もしもあなたがすでにレーザーのように揺るぎない注意力を持っていたのであれば、瞑想など始める必要もなかったことでしょう。この最初の二考察の目的は呼吸をパーフェクトにすることではありません。自分の呼吸が本当はどうなっているのかを知ることなのです。

何年か前のある夏の朝、禅弓道の師範がサンガのために模範演技してくれたのを見たことがあります。大きな野原に百五十人ほどの人々が集まっていました。師範は標的を設置し、袴や手甲その他あらゆる道具一式で日本風な装束に身を包んでいました。矢が放たれる前には細々《こまごま》とした儀式が執り行なわれ、私たちの誰もが矢が中心を射抜く瞬間を待ち望んでいました。あらゆる唱えごとや儀礼的な仕草の後で、とうとうその瞬間がやってきて、緊張感がピリピリと伝わってきました。師範は矢をつがえて弓の弦を引きました。私たちは息をひそめます。師範は弦を引いたまま永遠にそこに立っているかのようでした。次の瞬間彼は突然向きを変えて空中に矢を放ちました。群集からは大きなどよめきがあがりました。弓道士は大声で笑い出しました。

師範は標的にこだわることが大切なのではないということを教えてくれたのです。西洋人には非常に強力な「……のために」精神、すなわち目的意識があります。私たちはAからBへ、BからCへ行きたくてしかたありません。理想はAから直接Zに、中間のステップをすべて飛ばして、最初の日から博士号を取りたいのです。簡単なレッスンをひとつ受けただけで悟りたいのです。私たちの心はすべての時間を計算に費やしています。すべてが目的のための手段と化しています。

しかしそれでは大切なものを見失ってしまいます。ひとつひとつの息の瞬間が手段であり目的であります。悟るために呼吸を見ているのではありません。ただ呼吸を見ている、呼吸に根をおろしている、ライオンのように呼吸と共に坐っているだけなのです。突き詰めて見れば、悟りというものもまたひとつの骨にすぎません。私たちが心の中に持っている概念なのです。

この教えは、先入見、心配、プラン、恐怖といった心を埋め尽くしているすべてのもの、すべての骨を手放し、それらを後にして呼吸の中に消えて行くようにと指導しているのです。手放したものに再び捕まえられてしまったら、また穏やかに呼吸に戻ります。特に、だれもが多様性や複雑性に魅せられて、面白がらせてもらいたくてしかたない現代社会では、この単純で反復的な行為の中に腰を落ち着けることは一服の息抜きになります。呼吸と共にいる、常に呼吸に戻ってくるということによって、私たちはひとつのシンプルな当たり前のことを丁寧にすること、大きな気使いと敬意をもってそれをする機会を得ているのです。

この反復の精神を身につけることは、単純さについての素晴らしいレッスンにもなり得ます。単純さもまた現代世界にとって非常に必要なものです。多くの人たちが超常的な体験を得るための複雑な修行を期待して瞑想にやってきます。彼らにはただそこに坐って呼吸を見てくださいということが信じられません。しかし、ひとつの単純な対象に委ねることを学んだとき、この技が人生の他の面においてどれくらい役に立つものであるかがわかり始めます。私たちは何回歯を磨き、トイレに行き、服を着て、ベッドを直すでしょう？　私たちの毎日はそのようなありきたりの反復的な行為で占められており、私たちは自動操縦回路に入ることでこなしていきます。それは私たちが人生の多くを損失してしまっていることを意味します。この修行が教えてくれることは、すべてのお決まりになってしまっている活動の中にあって新鮮でいること、本当の意味で人生を生きることなのです。

タイのアーチャン・マハーブーワのところで修行したときのこと、反復精神についての劇的なトレーニングを受けたことがありました。各瞑想者には森の中にクティと呼ばれる小さな小屋が与えられていました。小屋と小屋の間はすべて歩道でつながっており、一日中ひっきりなしに葉っぱが木から落ちてきます。私たちは朝と晩と日に二回箒を持って歩道を掃きます。仕事を済ませた途端、それが元の木阿弥になってしまうのを見る。しかしそれでもその仕事に喜びを見出すことは可能です。そのためのチャンスを私たちは与えられたのでした。考えてみると、人生の多くも同様ではないでしょうか。

私は数えられないほど瞑想を指導してきました。いつもはなんとか新鮮な気分で教えられるようにしますが、時として物憂げで単調な声になってしまっているのに気づき、ハッとして目が覚めることがあります。私は呼吸に返ってくるのと同じようにして、その現場に戻ります。よく注意してみると、同じ古い指導にも新しい息吹が吹きこまれます。

このように、常に繰り返し呼吸に戻ってくることには現実的な価値があります。いつも的を射ぬこうとか、いつも正しくやろうという願いは障害となります。私たちはすぐに「こんなこと、どうやればいいのかわからない。私は瞑想が下手なんだ。私以外の全員が集中できている。この心さえさ迷い出さなければ、修行できるのになあ」と自分を責め始めます。でも、そのさ迷ってしまった心を見るのが修行なのです。何年も修行を続けているうちには、何百万回も戻ってこなければならないかもしれません。ですから優雅に戻ってくることを学ぶのがとても大切になります。格闘するのではなくて、舞うように。

この修行のもうひとつの側面は、私たちが追いかけまわしている骨の本質が何であるかわかりかけてくることです（もっともこれは今取り扱っている考察を幾分越えていますが、しかし、ただ息を見つめているだけでも自然にそうわかってしまうことがあるのです）。ある程度の集中力がついてくると、この骨をじっくり見ることが修行の中心になってきます。ある特定のことが何回も何回も心の中に現れてきます。「彼がああ言って、彼女がこう言って、それから私が言って、そして私たちは……」、あるいは「もしもそれがうまくいったら私は……、でもその一方でこんなことも……」。こうしたことが現れつづけるという事実からも明らかなように、とりつかれたように考えていても物事は解決しません。それらはたいていの場合、人生の中の最重要事項というわけでもありません。このことがわかれば、もうそんなに追いかけまわしたりはしなくなるでしょう。それらすべてがなんと不毛なことであるか、理解できるでしょう。

イディッシュ語に「イェンタ」という言葉があって、この現象のことをよく言い表しています。イェンタは隣近所で誰が何をしているか、いつも何が起こっているかを知っていて、何にでも鼻を突っ込んで掻きまわそうとするおしゃべり屋さんのことです。心というものはたいそうなイェンタであること、他人のことを喋りまくり、自分のことをがみがみ叱りつけ、昔の自分はどんなに良かったかを指摘し、これからどんなに良くなるかをわかっているつもりのイェンタであることが見えてきます。その一方で、人生はただそのままでありつづけます。物事がどうあるべきかを考えてばかりいて、あまりに多くの貴重な呼吸の瞬間が失われてしまっていることがわかってきます。私たちに必要なのは、人生をありのままに見、ありのままに受け入れていくことなのです。

各瞬間を敬う

ユダヤ教神秘主義の中で、ハシディズムを信じる人たちは、一人ひとりにそれぞれが世話すべき宇宙の一角が与えられていると信じています。あなたは合衆国の大統領かもしれませんし、街角の飴屋さんの店員かもしれないし、十人の子を持つお母さん、小さなアパートに住む一人ぼっちの工員かもしれません。しかし、誰もが世界を持っていて、その一瞬の人生の中であなたに何が与えられていたとしても、それがあなたの世界なのです。私にとっては、今この瞬間、こういう言葉をはっきりと提示しようとすることです。あなたにとっては、その言葉の意味を理解しようとすることです。私たちの世界はいつも現在です。これが、今、私たちの世界なのです。

したがっていつも、「自分はどんな状況の中にいるのか？　今ここで、私は何をしていることになっているのか？」と自問してみるといいのです。車の中にいるときは、運転することが仕事です。子供が問題をかかえてやってきたら、あなたの任務は聞くことです。それぞれの瞬間にそれなりの知があります。呼吸にピッタリとついて行くように、自分をその任務に仕向けていきます。外に漂い出してしまったら、戻ってきます。何回も、何回も。

修行を始めるとはっきりわかってきますが、心は常に——坐っているときだけでなく——骨を追いかけています。あなたのやっていることが極めて単純なものであるときには、「私を引き離しつづけているのは何だろう？」と詳しく吟味してみる機会があるかもしれません。何か他にしなくてはならないこと、元どおりにしなければならないことがあるのかもしれません。あるいはまた、あなたの関わっていることが極めて重大で込み入ったことであるならば、あなたの任務はそのことに戻りつづけることです。自分のしている活動に敬意を持つことが重要です。最終的には、その敬意は人生そのものへと拡がっていくでしょう。

ある意味ではこの修行全体、すなわちブッダの言ったことすべてが、人生に対して敬意を抱くこと、限りない尊敬を持つことに関わっています。結局のところ、それこそが生きたダルマの何たるかなのです。それはマザー・テレサが私たちに示してくれたことのひとつでもあります。貧困の中にあって最も貧しいものが、その人生の最後の瞬間にあって、全身全霊をこめて見守られるに値するということです。私たちの人生の中で最もありきたりの出来事も同じことです。

私たちのほとんどは、あるものを尊敬して他のものは尊敬しません。重要なビジネスミーティングには注意を払いますが、自分の子供たちが話しかけてきたときには振り向きもしません。最新の超大型ハリウッド映画は見ますが、木々にさえずる小鳥の歌には耳を傾けません。良いムードには大喜びしますが、悪いムードは一顧だにしようとしません。テニスのゲームにはくぎづけになりますが、ゴミ出しに行くときの足音には気をとめません。

私たちの修行は、すべてのものが注意するに値するものであることを常に思い起こさせてくれます。床を横断しているアリ、怒り。あなたが食べているひと切れの果物、怒り。そして一回ごとの息。これらのものが、一瞬一瞬、私たちの人生なのです。もしもそれらに注意しなければ、人生の生きいきとした感じと充分に触れ合えないでしょう。

修行はただ坐ることだけだと思うのは大きな——しかし非常に多い——間違いです。もし坐ることで落ち着くのならば、確実に心を静められる場所を持っていることは素晴らしいことです。しかし、そのこととそれ以外の人生との間に、坐る方が重要でそれ以外は重要でないと思ってしまうような分裂を生じさせない方が良いでしょう。心をこめて生きるためには、私たちの修行は二元論的であってはなりません。仏法は世法であり、世法は仏法です。心をこめて生きるためには、その瞬間あなたの人生に何が起こってこようとも、そこにしっかりと気をつけて在るということ抜きにはできません。

心をこめるということの最も有名な例のひとつで、拈華微笑という禅の物語があります。あるときブッダは多くの瞑想者たちの前に姿を現して花を掲げました。ブッダは偉大なる師として知られていましたし、深い教えを持っていると思われていましたので、ヨーギ全員がそんな仕草でブッダは何を言おうとしているのだろうかと迷ってしまいました。しかし、マハーカッサパはその花を体験しながら、考えに邪魔されることなく、ただ微笑みました。そのときブッダは微笑み返します。これが注目すべき偉大なる教えの伝達でした。なぜならば、この修行僧はそこにあったものにしっかりと気づいていたからです。

中国の昔の禅師たちは、私たちの存在がおろそかになっているとき、すなわち、いま生起していることから思考によって分離してしまっているときのことを指して、命を殺していると言いました。ときには仏教徒の不殺生戒がそのような意味に解釈される場合もあります。人生の一瞬一瞬をしっかりと生きていないとき、しっかりと体験していないとき、私たちはその瞬間を殺してしまっているのです。しっかりと気をつけているとき、私たちは人生に命を与えているのです。

これが、あの禅の弓道士が的のことを気にかけなかった本当の理由です。的はどこにでもあるのです。道元は調理当番に教えを示したとき、この点に関して明確に意識していました。しぼんだ菜っ葉の汁を作るときにも、とびきりのクリームスープを作るときと同様の注意を払います。普通の食事を作るときにも来客のお偉いさんに食事を作るときと同じように注意を払います。そして、もし仕事を邪魔されるようなことがあれば、それがたとえ文殊菩薩であっても、台所から追い出します。目の前にあるものに注意を集中しているのです。

ですから、このシンプルな教えは一見、息のことだけを言っているように見えますが、実のところもっと多くのことについて語っているのです。あること――それが何であっても――に気を配っていることは寛大さの実践になります。気を配ることによって、あなたはそれが自分の世界に入ってくることを許しているのであり、そのことによってあなたはそれに命を吹き込んでいるのです。しかし最大の受益者はあなた自身です。なぜなら、あなたはあなた自身の人生に敬意を表しているのですから。弓道士の本当の標的は弓道士自身なのです。

身体の中に入る

最初の二つの考察で私たちが主に学ぶことは、自然の基本的な現象です。息をお腹のずっと下の方で感じるとき、おそらくは背中やわき腹、足やつま先、手といった身体のほかの部分でも息の微妙な感覚を感じるようなとき、深い息の何たるかがわかります。息が胸以外にはあまり広がっていかないように感じられるとき、浅い息の何たるかを理解します。その中間にはあらゆる息の微妙な陰影があります。何を変えようとするのではなく、ちがった風に呼吸しようとするのでもなく、ただ息がどうなっているのかを見つめているうちに、深く呼吸するとき身体の他の部分はどうなっているか、そうでないときはどうか気がつくようになってきます。そうなったとき、私たちは極めて自然に第三の考察へと移行して行きます。

3.「全身を感じながら息を吸おう。全身を感じながら息を吐こう」と訓練する。

この第三の考察も明確な変わり目です。呼吸はもはや唯一の対象ではありません。呼吸は背景へと後退して、常にはっきりと気づいてあることの支えとなって残ります。ある意味では、「呼吸の身体」がどのようにして「血と肉の身体」に影響を与えているかを見ながら、二つの身体をくわしく見ていくのです。呼吸には大変な効果があります。呼吸という行為は私たちが子宮から出てきたときに始まり、最後の瞬間に息を引き取ると私たちの人生も終わります。ですからこの二つの瞬間に挟まれたすべての瞬間に呼吸が甚大なる影響を及ぼさないわけがありません。

注意力が持続してくると自然に息が深く微細になり、少しなめらかになってきます。すると身体がさらにリラックスして、身体的な痛みや痺れといった問題も少なく、容易に長い時間坐れるようになってくるかもしれません。呼吸は快いものとなります。ただ坐って息をすることは快適なことです。散乱して、骨を追いかけまわしていた心は自分自身に落ち着いてきます。身体と、心と、呼吸とが合体しはじめます。それらは互いを分かち合い、別々に区別するのが難しくなります。

これはトランスではなく、単なる安らぎであり、安定した素晴らしい感覚です。それはヒマラヤに住む人たちだけ、あるいは千年前の人たちだけに生じるものではありません。このプロセスが法則にしたがっていつでもどこでも生じるものであることを、現代人の多くもすでに経験しています。この安定した感覚を経験すると、本当のヴィパッサナーの修行を始めることができるようになります。

これはこれから進んで行く方向の予告編になりますが、純粋なヴィパッサナーの修行は十三番目の考察から始まります。そこでは対象の性質を洞察してすべての物事が無常であることを理解します。その見晴らしのきく地点から戻っていき、たとえば呼吸そのものが現れては消えて行くことを見つめながら、その他の考察を使って無常を学ぶようにしてもいいでしょう。

「そのことはもう知っている」と言われるかもしれません。そうですね、知っているのです。そして同時に知ってはいません。物事を知るにもさまざまなレベルがあります。最終的にその知識が内面化されるまで、認識はどんどん深まっていきます。物事と非常に深く触れ合うようになったとき、私たちはダルマそのものです。もちろんそれは大いなる放棄を伴ったものであり、たいていは終わりなき修行の結果として得られるものです。私たちは二十億回執着したあと、ようやく二十億と一回目に執着から離れます。執着は苦しみを作り上げるばかりで物事を変えることはないことを理解したからです。そうやって私たちはあるがままの物事とひとつになるのです。

修行を始めたばかりの段階でも、注意すれば呼吸が深くなり深い呼吸が身体をリラックスさせるというくつかの真実を認め始めると、これまでになかった信が育ってきます。修行を始めても、努力の結果を実際に体験するまで修行を続けるには、ある程度の信じる心がなければなりません。これらすべての教えの中でブッダが要求しているのは、教えが真実であるかどうか、自分の目で修行の成果を吟味してみなさい、ということです。仏教は信仰するものではありません。それは直接体験による知識なのです。

自然の対象としての身体

この第三番目の考察が開示するのは非常に奥の深い主題であり、そのため何世紀にもわたって厖大な量の解釈が生まれました。「アーナーパーナサティ・スートラ」はいわばダルマを伝える電報のようなもので、極度に簡略化されているため、多くの解説者が諸説を展開してきました。先にも述べましたが、「アーナーパーナサティ・スートラ」は気づきの四つの基礎の概略を示す「サティパッターナ・スートラ」と手を取り合って進んで行くものであり、その最初は身体に関する考察になっています。究極的には、この第三番目の考察が身体の本質に焦点を当てます。

私たちの多くは、自分とはこの身体であると信じて、身体とまったく同一化しています。この態度が私たちの文化の中で極めて強い勢力を持っていることは、ヘルスケア商品、健康食品店、エクササイズ・スタジオ、トレーニング・サロンなどにはっきりと現れています。私たちの文化は、若くて、ほっそりとして、健康で美しい身体を崇拝しています。私たちの多くがそんな理想を追いかけて懸命になるのは、実はそんな身体を持っている人は稀であり、持っていたとしてもそれを永遠に保つことなどできないからなのです。

同じコインの反対側には身体に対する嫌悪があり、身体からの完全な疎外がありますが、人々はときにこれら二つの状態の間を行ったり来たりします。身体のあちこちがでっぷりとしてきて、皺ができ、こめかみのあたりの髪がグレーになった頃に、心が揺れ始めます。しかし身体を嫌悪し疎外する態度は宗教の世界においても顕著に見られます。そういう態度は、身体に対する欲求や必要があるにもかかわらず、あたかも身体が存在しないかのように振るまい、身体を卑しめ否定するような修行の中に反映されています。

ある意味では仏教はこの二つの見解の中間にあります。言い方を変えれば、そのいずれをも超越しています。ブッダによれば、身体が存在することには疑問の余地がありません。しかし、便宜的な、そしておそらくは法律的な観点を除けば、身体が自分の物ではないということも真実です。深遠な見方をすれば、身体は私たちの所有物ではないのです。

ちょっとした観察をしてみるとわかることですが、身体はみずから欲することを勝手に行なっており、私たちはそれをコントロールすることはできません。身体は私たちにいつおなかが減っているのかを知らせ、いつ満腹で、もうそれ以上の食べ物はいらないのかを告げます（もっとも、これに関して私たちは、身体の言うことをよく聞いているとはいえませんが）。それから、いつトイレに行かなければならないか、いつ疲れて眠る必要があるのかを身体は告げてきます。もちろんそうした要求を無視することもできますが、そうするには生命の危険を賭けなければなりませんし、永久に無視しつづけるわけにもいきません。これらは身体が管理しているのです。そして私たちがどんなにビタミンをたくさん摂っても、体操をどんなにしても、完全なダイエットをしても、身体の反応を最終的に予知することはできません。その最も明白な例をひとつあげるならば、私たちは身体がいつ完全に力尽きてしまうのかわかりません。不思議なことに私たちの運命は、この壊れやすく予測不可能な身体という物体と絡み合っています。

ダルマにのっとった態度は身体をなおざりにしないことです。身体の健康を保ったり、見た目を良くしておくことは、そのプロセスに執着しない限り悪いことではありません。それはむしろ騎兵の馬に対する態度に似ています。もちろん彼は馬の世話をします。呼吸という手段を使ってなされる身体の探検は、自然の驚異的で入り組んだ側面を調査してみるよい機会です。身体の探検は自分がその中にいる分だけ、月や星、あるいは植物や動物の王国などよりも親しいものです。そして身体を覗き込んでその本性を見たとき、その見ることにおいて解放が起こるのです。

みなさんがすでに気づいていることを取り上げてみましょう。たとえば、呼吸に注意すれば身体をリラックスさせ調えることができますね。そのこと自体はこれまで見てきて明らかな事実であり、これによって身体の世話をする間接的な方法が見つかります。何回も何回も充分なまでにそれを見つめたなら、あなたはその知識をマスターしたことになります。そのとき、その知識は、口で言うだけよりもずっと深いものになっていることでしょう。

身体に落ち着く

呼吸への集中から、身体というより大きな場へと優雅に移行するためのテクニックにはさまざまなものがあります。そのひとつはすでに述べたように自然にそうなってくるものです。ひたすら呼吸に細かな注意を払っていると、次第に静まってきて、呼吸の感覚を身体全体で感じとることができるようになります。詰まった感じのところは時間がたつにつれて自然に解消していき、ここで「全身」と呼ばれているエネルギーの場に触れ合っていることを感じるでしょう。

正式の指示的な方法を使って、もっと体系的に身体に入って行くこともできます。坐禅の中で呼吸に意識を向けることから始めて、少し静かになってきたら、次から次へと焦点を当てながら、身体全体に注意をめぐらせていきます。息を吸いながら、息を吐きながら、頭蓋骨の感覚ないし無感覚を感じとります。息を吸いながら、息を吐きながら、額を、次に目を、鼻を、後頭部を、耳をというように感じとっていきます。

これはイメージ瞑想などのように視覚化するのではなく、思考を含みません。ただそれらの場所で感覚を経験するだけです。たとえば右目に行くとします、そしてそこで何を感じることができるかを見てみます。ひとつの場所に好きなだけとどまり、身体の下部へと移動して行くのですが、呼吸とのつながりを失ってしまわないように注意します。

これを二、三回やったら、補助的な修行として、身体各部に対する反省をします。たとえば目についてなら、それがどんなに貴重なものであるか、自分は見えるのに目が見えない人が大勢いるという事実を反省します。目から入ってくる素晴らしいものすべてについて振り返ってみてもよいでしょう。物事をあたりまえに受けとってしまわないための方法です。これをすべての器官、そして全身についてやってみます。この修行は特に瞑想者の気分が沈んでいるとき、何もかもがうまくいっていないように思われるときに役立ちます。全身をめぐって行くと、人生の中でうまくいっているすべてのことが見えてきて、修行に対する興味が再び湧き上がってきます。

前に述べたような身体に対するある種の執着を育ててしまうのではなく、生まれてこのかた私たちに預けられたこの身体に感謝して味わうことがポイントです。これは実り多い考察になります。身体について良く知るようになるというだけでなく、呼吸以外のものを知るために呼吸を使うのです。これはこの経典を学んでいく際に必要不可欠な能力となります。そうして私たちの集中力は高まり、執着は減り、しがみつくことなく真価を味わえるようになるのです。

最初の四つの考察は、禅定《ジャーナ》と呼ばれる状態に入るために私たちを整えてくれます。禅定とは八つの高度に集中した状態で、各段階は洗練の度合いによって定義されます。禅定においては、さらに身体に安らぐようになり、エネルギーの滞りを解消し、安定して心地よい仕方で坐ることを学ぶことによって、心はさらに深く没入していけるようになります。しばらく修行したことのある人ならば誰でも、静かに集中した心の重要性を深い敬意とともに認めることでしょう。ある程度の清澄さと安定性がなければ、ブッダの教えを学び取ることはできません。私たちは学ぶための心の準備を徐々にしていっているのです。

もう一つの指示的な瞑想では、たとえば骨盤とか下腹といった身体の領域を取り上げて、そこでどんな息の感覚が感じられるかを見てみます。もちろん下腹は呼吸を見つめるための最もありきたりな区域ですが、この種のガイド付きの瞑想では身体の右側、左側、背中などという特定な個所に注意を向けていきます。時間があれば、全身をくまなくめぐってもかまいません。部分によって、最初にそこに注意を移したときには、ブロックされたように、あるいは死んでしまっているように感じるかもしれませんが、心配することはありません。やがて生きいきとしてきます。ついには微妙な呼吸の感覚を身体中で感じられるようになるでしょう。

こうした訓練にはみな、心と身体と呼吸とをひとつにまとめる効果があります。そうやって三者を統一するのです。これが第三番目の考察の中心的な目的のひとつです。この修行を始めたときには、観察者と観察されるプロセスとがありました。しかし次第に、私たちの上に押しつけられたその境界が消えていきます。すべてのものはそれ以外のものの一部分です。そこには信じられないような静寂と安らぎがあります。

身体の究極的な運命

身体に注目するもうひとつの方法、「死の意識」は、ラディカルに響くかもしれませんが、これもまた「サティパッターナ・スートラ」から来ているものです。古代、ヨーギたちは誰かが死んだら、実際に死体置き場に行って身体が腐敗していくプロセスを観察しました。彼らはひとつの死体を観察するためにそこで長期間キャンプを張りましたが、周りには多くの死体もあったでしょうから、腐敗していくプロセスのさまざまな状態を観察しながら次から次へと見て回ったのかもしれません。

現代の私たちにはそういうことはできませんが、ブッダはそこで何が起こってくるかを詳しく描いた広範な一連のイメージを残してくれました。そのすべての考察が恐怖や嫌悪感といった激しい感情を引き起こすので、準備ができるまではやろうとしないほうがよいでしょう。しかし、自分の身体がいずれはたどることになるさまざまな段階を視覚化しながら感じ取る、そのプロセス自体は重要なものかもしれません。死体置き場には、ここに足の骨が、そこには肩甲骨が、というようにさまざまな骨が転がっています。これが考察すべき諸段階のひとつです。もちろん最終的に、その骨は溶けてしまい、塵だけになります。そして風がその塵を吹き飛ばしていきます。

それが私たちの究極的な運命なのです。疑いの余地はありません。

こうした考察のポイントは、死に関するぞっとする感覚を作り出すことではありません。私たちが身体を理想化してしまうことに対してバランスを取るだけのことです。なぜならば、身体を理想化する態度が多くの苦しみを生み出しているからです。私たちが何を期待してみても、身体は自然の法則に従っていきます。

私自身は死の意識の修行を何度もやってみて、大変素晴らしいものだと思いました。アーチャン・スワットのもとで、ほぼ一ヶ月間、起きている間はずっとこの修行をしたのです。最初は、吐き気、驚愕、苦々しさ、そして絶望といったあらゆるものが出てきました。自分はそれまで一生懸命に働き、人生で非常に多くのことを成し遂げてきたが、そのすべては結局こうなってしまうのだ、と思ったものです。悔恨、恐怖、深い悲しみなど、腐敗した状態にある身体を見ることでどんな感情が湧いてきても、呼吸に対してやってきたのと同じやり方で、その感情に注意を向けていきます。そうやって少しずつ、この自然の法則になじんでいきます。やがて醜いものだとは思わなくなり、ただ物事の在り様の一部として見るようになります。

私がよくやり生徒にも紹介したひとつの視覚化瞑想は、私たちがいずれはそうなる骸骨を思い描いて見ることです。どういうわけか、この瞑想は私にはとても簡単にできました。自分を骸骨だと思い描きながら、一回に何時間も歩く瞑想をやりました。そうしようと思わなくても自然にできてしまう境地にまで達したことがあります。イメージはとてもはっきりとしていました。坐る瞑想のときに、呼吸を友としながらこの視覚化瞑想をしたこともあります。すると次第に、修行が進むにつれて、事実が内面化されてきます。自分がいつかは骸骨になるということが意識の中に沈み込んでいきます。その知識によって身体との新しい関係が生まれてきます。

先生はとても巧みに導いてくれました。私が腐った身体を見ることに上達すると、先生は「よろしい。それではもう一度そのイメージを作りなおしなさい。今度は若くて丈夫で魅力的なのを作りなさい」と言います。私がそうすると彼は、「それではもう一度腐らせてください」と言うのでした。身体の中にも入っていって、尿、糞便、膿、血液といった色々な構成物をも見ていきます。それはたんに嫌悪を呼び起こすためだけではなく、身体を理想化してロマンチックに空想してしまうことに対する対抗作用をしているのです。結局のところ、身体はこうしたぞっとしない要素から成り立っているわけですから。

ですから、嫌悪感の段階でやめてしまわないでください。バランスの取れたところまで、自然で健康的な物事との関係性にまで戻ってきます。身体というのは奇跡的なプロセスであり、関係性やあらゆる人生の中で楽しまれるべきものです。そしてまた身体は死んでいくものでもあります。そういうわけで、自然の法則や物事の真実の在り方に対して、できるだけ忠実でありたいのです。

静けさの段階

ここまで来ると、この経典がどういうものかわかりかけてきた人もいるかもしれません。それは自分で体系的に進めて行くことのできる一連の考察であると同時に、呼吸に意識を集中する修行によって自然に生起するプロセスを記したものでもあります。各ステップは互いに絡み合っています。それはちょうど、呼吸が深くなると自然に身体に焦点が合ってくるのと同じように、第四のステップは第三ステップに従って出てくるものです。そうやってみようというのではなくて、ただ起こってくるに任せるといった感じです。振り返ってみると、各ステップは互いに重なり合っているにもかかわらず、最初の教えから実際かなり遠くまでやって来たことに気づくでしょう。

4. 「全身を静めながら息を吸おう。全身を静めながら息を吐こう」と訓練する。

ある意味では、これ以上説明する必要はありません。第四の考察は、集中した静けさの領域を探索する道へと私たちをいざないます。そこには多くのレベルがありますが、ブッダとその後の修行者たちは、私たちがそこで何が起こっているのかを理解できるように、いくつかの名称と境界を示すポイントなどを含めたガイドラインを残してくれました。すでに述べたように、そのひとつが禅定《ジャーナ》と呼ばれる、没入のレベルです。最初の禅定には、五つの要素が揃うことが条件として含まれます。それらがこれから先の修行に対してどのような価値をもつのか、みなさんに理解できるように話してみましょう。

最初の二つの要素は、もう知っている人もいることでしょう。ひとつはヴィタッカ（漢訳経典では「尋」と訳されている）で、注意を対象に向けることです。健康的な心がまず最初に備えているべき二つの性質であるエネルギーと気づきを結びつけるものという見方もできます。呼吸などの特定の対象に意志によって心を向けたりねらいを定めたりする能力を育てます。二つ目はヴィチャーラ（漢訳経典では「伺」と訳される）で、鑑定すること、心が対象への興味を持続させる能力です。まず最初に呼吸にたどり着かなければなりません。それから、足を滑らせることなく、たえずそこにとどまらなければなりません。これら二つの要素は共に働き、ほとんど溶け合ってしまうこともあります。ときには、人によって、一方が他方より強いこともあります。しかし、修行が進むと、両方が力強く成長していきます。

次の特質は極めて劇的なもので、ピーティ（漢訳では「喜」）、すなわち喜悦として知られています。強いエネルギーの活気ある感じです。一瞬の閃きのような場合もありますし、突然に現れては消え去ってしまうかもしれません。それから何ヶ月も再びそれを感じることがないかもしれません。その一方で、極めて定期的に感じられるようになることもあります。喜悦が身体全体に染み渡って、全身がほとんど透明に感じられることもあります。身体がなくなってしまったように感じられると同時に、身体がそれまで以上の何かにも感じられます。喜悦の中には安らぎのような感じもいくぶんありますが、真の安らぎではありません。それは興奮なのです。喜悦が強まるにしたがって、私たちはそれを好きになってしまう傾向があります。その状態にとどまりたいのです。しかし、やがて――信じられないかもしれませんが――その喜悦は悩みをもたらすようになることもあります。その状態の中にいても真の安らぎはないからです。リトリートをしていると、それが長期間にわたって続くことがあります。みな、なんとかしてそうした興奮状態に陥らないようにするものです。

喜悦を通りすぎるとスカ、すなわち楽（漢訳も「楽」）になります。これはさらに充足感の強いもので、それだけにいっそう危険でもあります。喜悦の刺激的な面、目がくらむようなエクスタシーなどは退いていきます。大いなる安らぎと静寂を感じるに至ります。

古代の瞑想家たちはこれら二つの状態を区別するためのあるイメージを紡ぎ出しました。人が砂漠を長い間水なしで旅していて、やっと水を見つけてひどい渇きが癒されると知ったときの喜びがピーティです。それに対して水を飲んで安堵して、満足する、それがスカです。

ピーティとスカはときに高次の幸せであるといわれます。それらは決して旅路の最終目的ではありませんが、極めて重要なものです。修行のこの段階で、あるいは他の段階でこれらが現れてきたら、何に対してもそうするように、ただそれに気づいています。指導としてはそれだけです。ピーティやスカは心が集中したとき自然に生み出されるもので、その微妙さや強烈さにはさまざまな程度があります。

この状態とのつながりは、修行へのさらなる動機づけを与えてくれます。スカの状態と親密になって、本物だと思えるようになれば、ずっと簡単にスカに戻って行けるようになります。ただ坐って、呼吸を二、三回意識しただけで、もうその状態にいます。これはすぐに培えるような能力ではありませんが、時間をかけて修行するうちに育っていきます。

この種の静けさや至福が第五の要因へとつながっていきます。エーカッガタ（漢訳では「一境性」）は一点に定まった状態で、集中《サマーディ》（漢訳では「三昧」）の同義語であり、散漫さがなく揺るぎないという特徴があります。心は、レーザー光線のように、あるいは太陽光線を結集させるレンズのように、極度に集中されてきます。安定すると同時にしなやかに柔軟になり、心自体を見つめるために、解放へと導いてくれる洞察を養うためにふさわしいものになっていきます。

こういった状態にはそのほかの利益もあります。ここで述べている安らぎや至福は内面から出てくるものであり、あなたが健康であるか病気であるか、若いか年老いているか、裕福か貧しいかには関係ありません。あなたはもう世界があなたをどのように取り扱うかに左右されたりはしません。私たちはたいてい自分は大丈夫だろうかと他人の目を気にするものですが、そんな乞食のような状態はすでに脱しています。

そうは言っても、こうした状態によって私たちが世界から切り離されてしまうというわけではありません。ただ外的要因に依存することが少なくなるというだけです。充足感の源が自らの内に得られるのです。ですから私たちにはまだ仕事も必要ですし、人間関係もありますし、人生で誰もが出会う問題にも直面します。しかしそこには絶望に陥ってしまうようなある性質がなくなっています。心が安定して集中できるという事実の中に、私たちは静かな盟友を得ているのです。そのような安定性を得ることで修行に対する信頼が強化され、さらに修行したい気持ちになります。

ただ残念ながら、この同じ能力が罠になることもあります。私は、スカを体験して執着しなかった人に出会ったことがありません。それがどんなに有利な状態であっても、執着すると問題になります。ひとつには、スカに執着すると世界から引きこもりがちになります。ただ世間から抜け出して坐りたいと思うようになります。否定的な状態を強めているわけではなく、ゴタゴタから離れて、偉大なる盟友である気づきを強めてはいるのですが、それ以外には何もしてはいません。

この時点で友達がいると助けになります。すでにその経験があって、「それは実に素晴らしいことだね。でも、そこには洞察がないよ」と言ってくれる先生がいるとよいでしょう。もちろんそれに対して私たちはまず、「こんな風に感じられているんだから、洞察なんていらないよ」と言い返すでしょうけれども。

問題はいつもそのように感じられるわけではないということです。この至福に打ちのめされた状態から乳離れするための最良の方法のひとつは、それもまた現れては消え去っていくものであると理解することです。スカはやがて消えてしまいますが、それを求めて私たちがもがきつづけるなら、それは真の苦しみを生み出します。どれほど価値のあるものであっても、そこには必ず限界というものがあります。静寂は修行の途上における重要なステップではありますが、修行は単に静寂のみを目指すものではありません。

最悪の場合、集中した心の喜びの中に閉じ込められてしまうと、瞑想は人をさらに充実した人生へと導く手段ではなく、厄介な物事から逃避するために落ち込んで行く聖域となってしまいます。人は自分の中の悪魔に取り組むことはまずしませんので、悪魔は強さを保ったままになります。そのような人たちはまだ幻惑されているのです。幻想の中でとても静かにしているだけです。物静かな愚か者たちです。

重要なのは、その静かな心、さらにはその静かな心から生まれてくる喜びを用いて、自分自身を深く見つめていくことです。それがヴィパッサナー修行の核心なのです。ヴィパッサナーの修行は、呼吸や身体などの対象を意識していることから始まって、その意識そのものになることへと高まっていきます。私たちは知ることへと常に向かっているのです。

第2章　感受と共に呼吸する

探求の始まり

「アーナーパーナサティ・スートラ」に出てくる最初の四つの考察は、坐を獲得すること、心を安定させること、身体と親しくなることという長いプロセスを含んでいます。呼吸に注意を向け始めるだけで、呼吸にはさまざまな性質のあることがすぐに明らかになってきます。まったく同じ呼吸などないことがわかります。時がたつにつれて、呼吸の性質はより深く細やかになってきます。呼吸はさらに明確になり、身体全体を通して容易に意識できるようになります。注意を持続させていくと呼吸が変わり、心と身体が呼吸に寄り添うようになってきます。呼吸は身体にとって不可欠な調整役なのです。

身体と心と呼吸がひとつになり、痛みや不快感なしに長時間坐れるようになります。強い嵐に耐えることのできる深い根を持った木のようになってくるのは、前に述べたとおりです。深い根というのは、どっしりと坐った姿勢がもたらす安定性のことです。生まれて始めて、困難な感情の嵐に直面することができるようになるかもしれません。

ここで、このプロセスは人それぞれ、さまざまな仕方で展開してくるということを強調しておかねばなりません。一般的には長期間にわたって起こることであり、たいていの場合それは相当量の坐禅修行をした結果としてもたらされるものです。

しかし、ある程度の清澄さが得られた後で、修行の焦点が静けさから探求へと転換する地点があります。私たちは目覚めて注意を怠らないようにしながら、強い興味をもって坐ります。身体の考察から感受の考察へと移行するときに、この視点の転換が起こっても不思議ではありません。前にも述べたように、仏教の心理学では心を感覚作用のひとつとみなしており、感受とは六つの感覚作用を通して経験する感覚のことです。

これまでも感受については見てきましたので、五、六番目の考察にはなじみがあるように感じるかもしれませんが、力点の置き所が微妙に変わってきています。以前にはこれらの心理的状態が未発達で弱い段階にあるのを見てきました。今度はそれらが明確に安定してきているため、特別な考察の対象として見つめていくのです。

5.「喜悦を感じながら息を吸おう。喜悦を感じながら息を吐こう」と訓練する。
6.「楽を感じながら息を吸おう。楽を感じながら息を吐こう」と訓練する。

ここでは、ブッダがこれらの状態を瞑想のプロセスから生まれてくる当然の結果であると考えていたことが見て取れます。二組目の四つの考察はすべてが感受に関するものとなっていますが、ブッダはまずこの二つについて触れています。

喜悦は極めて強烈になることもありますが、必ずしもそうとは限りません。重い場合も軽い場合も、粗いことも細やかなこともあります。喜悦は静かで清澄な呼吸から生まれ出てくるものであり、それ自体が呼吸をさらに静めていきます。しかし、喜悦が修行のこの時点で現れてきたときには考察の対象となります。身体と呼吸が背景へと後退するのに対して、喜悦が前面へと出てきます。呼吸と同じように、喜悦がひとつの全世界となるのです。

喜悦が修行に対する大きな励みとなることは前にも言いました。それは何かが起こっていることの確かな手応えのある証拠です。修行自体が報いとなってきますから、もはや先生や教えをそれほど頼りとする必要はありません。私たちはこれまでの人生で痛みや苦しみをいやというほど味わってきていますから、喜悦はそれに対する膏薬のように思えてきます。

大したことを成し遂げたようにも思えてきて、それが問題の種になります。私たちは学士、修士、博士と発展的に進んでいく達成の枠組にあまりにも縛りつけられているために、今度はそれを修行の中で構築するようになります。これくらいの喜悦が得られたので、次はあのくらい欲しい。もっと欲しい。食べ物、お金、セックス、権力などと同じようになります。現実的な苦しみにまでなりかねません。チョギャム・トゥルンパ・リンポチェは、ダルマの修行が自我意識を強めることに使われてしまうスピリチュアルな物質主義について語ったとき、それが何であるかを嗅ぎ分けていました。

喜悦から生まれてきて静寂で安らかな深い状態に入っていくスカ、すなわち楽についても同じことが起こりかねません。喜悦が生じているときにも楽がある場合があります。喜悦が支配的になりながらも、混ざり合っています。しかし心が安定してくると喜悦はそのエネルギーを失い始め、深い安らぎが現れてきます。洞察の作業をすることができるのは静けさの中であり、喜悦のダイナミックな強烈さの中ではかなり難しいものです。

スカはとても安らぎに満ちていますから、とりわけ魅惑的です。涅槃のようであり、少なくとも、涅槃とはそのようなものではないかと想像していたようなものです。私たちはその静寂さの中で残りの人生を生きてみたいと思います。しかし、それは涅槃ではありません。それは、その他すべてのものがそうであるように、やって来ては去って行くひとつの状態です。智慧が究極的に教えてくれることは、それは無常であり、不満をもたらし、実体のないものだということです。

こう言われると、ブッダはいつも私たちが手にしている幸せをすべて封印してしまおうとしているのではないか、私たちの行進に雨を降らせているのではないかと思えてくるときがあります。しかし本当は、ブッダは私たちが苦しみを終わらせることができるように、目覚めという見通しのよい地点から話しかけているのです。喜悦と至福は瞑想の中で養われた静寂という一定の与えられた条件から発生してきたものであることを、ブッダは見抜くことができるのです。

どんな瞑想者に聞いてもわかることですが、瞑想状態というものははかないもので、特にそれにしがみつこうとしているときには一段とはかないものです。喜悦と至福は、どんなに深いように見えても、究極的な満足を与えてくれるものではありません。それらの内にはある実存的な寂しさ、つまり「私」とか「私のもの」という痕跡があります。それらを生み出した諸条件が終息すれば、消え去っていきます。もし私たちがそこに執着するなら、消え去ったときに苦しむのは私たちです。

だからといって、喜悦や至福が現れたときに楽しむなと言っているのではありません。坐っていていくらかの静寂さや安らぎを見出したときには、それに身を浸してみなさい。それがあなたにどんな風に働きかけてくるか見てみなさい。自分の知らなかった内面的な強さを見つけることができるかもしれませんし、自分の外側に幸福を捜し求める強迫的な傾向が弱まるかもしれません。

花はしおれる

多くの仏教寺院、僧院や瞑想センターでは生け花が飾りの一部になっていて、たんに景色を美化するだけではなく、意味深い教えを物語っています。最初の日には花は新鮮で美しく、生きいきとして芳しく、心を打つほどに目を引きます。二日目には、おそらく、やや芳しさを失っているかもしれません。それからすぐにしおれてきて、花びらが落ち始め、どんなに私たちが賞賛しても、まもなく枯れて死んでしまいます。

私たちはその経験から、花はいつもしぼんで枯れてしまってがっかりさせられるので、もう二度と花は楽しむまいと決意するでしょうか？　それとも花がここに咲いている間は楽しみ、花と共にあるときには充分に味わい、枯れてしまったらひとときの悲しさを経験して先に進むでしょうか？　それは人間としてのあらゆる経験と同じです。喜悦や至福についても同じことです。

これらの状況を見つめ始めると、「ああそれはわかっている」といった知的な意味ではなく、もっと深い仕方でそれらが無常であることを理解します。そのうえで、そういう状況に対して自分がどのように反応しているかをも理解できます。私たちはそれらがもっと長くとどまっていて欲しいと熱望し、消えてしまったときにはもう一度それらを求めて追いかけまわし、それほど良いとは思えない状況に対しては不満を抱きます。私たちの人生の大半は、あるものを追いかけ他のものから逃れて、そんなふうに行ったり来たりしているうちに過ぎて行くのです。

それと同時に、これらの状態がどのようにして「私」とか「私のもの」といった感覚を生み出してしまうかということもわかってきます。「これは私の喜悦だ」「私はこの瞬間とても幸せだ」「私はこんなに素晴らしい修行をしている」「私は（喜悦を経験している限り）仏教徒であることを愛する」などと続いていきます。極めて魅力的な瞑想状態に対する新種の執着が現れてきます。それらの状態に対して、食べ物、セックス、お金、権力や名声に対するのと同じようにしがみつくならば、私たちはまったく同じような仕方で火傷することになります。

自我のために突き動かされるとてつもない重荷から、うんざりした感じが出てきます。これは実は健康的な徴です。このことを理解して初めて、私たちのほとんどがなぜそんなにも疲れ果てているのか、あるいはどれくらい疲れているのかを理解することができます。それでも私たちは自我を養い、自我から何をすべきかを命じられ、自我を保ち、自我を守り、自我の中で傷つけられながら丸一日を過ごしていきます。そして疲労困憊してしまうのです。

ブッダの教えのすべては、一つにまとめることができると言われています。「どのような状況の下でも、何物に対しても、〝私〟とか〝私のもの〟として執着してはならない」。それは喜悦とか至福を経験すべきでないということではなく、それらに執着することのないよう注意しなければならないということです。執着してしまったときには、気づきをもってその事実を見つめなければなりません。そのように見ることが私たちを守ってくれるのです。

ここでの試練は何かというと、私たちが喜悦や至福を充分に経験して、それらが終息したとき、はたして手放すことができるかということです。私たちは自然の法則が働くに任せることができるでしょうか？　私たちが任せようと任せまいと、いずれにしても自然の法則というのは働いていきます。しかし、呼吸に自らを委ねたのと同じようにそれに委ねることができるでしょうか？

明らかにこの時点で、私たちの修行はヴィパッサナー、すなわち智慧の要素である洞察の修行に切り替わります。私たちはただ心を静めて集中しているだけではありません。対象が静寂さそのものであったとしても、その対象の本質を見つめています。何か実体のないものに核となる本質を想定してしまっていること、それにしがみつくことができると思い込んでしまっていること、それが自分に属するものであると決めつけてしまっていることを私たちは理解します。さらに注意深く見つめていくなら、こうした思い込みがすべて幻想であることを理解します。私たちはこれらの無常の状態が行ったり来たりするままに任せなければなりません。

この無常、あるいは空というものこそ、すべての仏教文献への表玄関となるものです。よく誤解されるように、それは物事がここに存在しないということではありません。そうではなく、物事は私たちが思っているようなあり方で存在しているのではないということです。私たち自身が思っているほど堅固なものではありません。私たちは記憶やさまざまな理想から自分自身についての概念を創造し、そのイメージを保持しようとして疲れ果ててしまいます。最後にその理想のイメージを手放すことができたとき、それは大変な救いとなります。そして私たちはこれまでとは別なことをする豊かなエネルギーを得ます。

しかし、喜悦や楽という状態は、無常であるにもかかわらず、極めて価値あるものとなる場合があります。さらにそれらに慣れ親しむようになると、思いどおりにその状態に入ることができるようになります。私自身の人生に起こったことですが、近年私は年老いて死を迎えつつある両親の世話をしなければなりませんでした。代行権限について学ばなければならず、多種多様な老人ケアについて調べなければなりませんでした。みなさんの多くもよくご存知にちがいないまどろっこしい迷路の中で、私は何日も何時間も過ごしました。

私の友人に聞いてもらうとわかることですが、私は、書類に書きこむ類の活動はいっさい敬遠してきたような人間です。しかし、今度ばかりは何ダースという書類を埋めていかなければなりません。その作業にうんざりしてくると、私はほとんど注意を払うこともなく、早く手続きを終えようと急いでいました。しかしその最中にあっても、ちょっと手を休めてしばらくの間あの静かな意識状態に入ると――ヴィパッサナーの修行というほどのものではなく、呼吸を見つめることで生じる簡単なサマーディですが――気分が一新して、やる気が出なかった一連の仕事を続けることができました。私は静寂な状態をほとんど失いかけていたところで、その価値を理解したのです。

こんどは便所掃除

喜悦、至福、無常、自己の不在……こうした言葉はいずれも何か秘教的な感じがしますが、大切なのは、修行を頭の中に仕舞い込んだ言葉の山に終わらせてしまわないことです。自分のことを、いろいろなセンターに置かれている石仏のように、いつも蓮華坐で坐って素晴らしい智慧を見極めているといったイメージで思い描いたりしないようにしてください。本書のような本の要点、あるいはリトリートやクラス、それに瞑想修行の要点は、修行を日々の生活に応用できるようにすること、すなわち一瞬一瞬が修行であるようにすることです。私が教えたことのすべてを、あなたは便所掃除からでも学ぶことができるのです。

私はどのクラスを教えるときでも、必ずちょっと日常生活に関する話をして、それから生徒たちにも、ふだんの生活の中でどのように修行を応用しているか話してもらうようにしています。そういうことは、行なうのも話すのもなかなか容易ではありません。特に西洋で瞑想に魅力を感じている高等教育を受けた知的な人たちにとっては、仏教の精緻な理論について話す方がずっと簡単です。

インサイト・メディテーション・ソサエティのリトリートでは、毎日作務の時間があって、瞑想者全員が何らかの仕事をします。たしかに施設の保持のために役立つということもあるのですが、それだけではなくて修行に関する重要なつながりを作るという意味もあります。人生のほとんど毎日、私たちは多くの時間働き、瞑想で坐る時間はわずかです。リトリートではたくさん坐って少し働きます。

あなたがいかにして修行を作務の時間に応用していくかが、いかにして修行を自分の人生に持ち帰って行くかを大きく左右します。

作務の中にはあまり魅力的ではないものもあります。非常に多くのトイレがあり、きれいに掃除しなければなりません。できれば会社の偉いさんや、著名な大学教授に掃除してもらいたいと思います。からかってそう言っているわけではありません。もっとも、有能なベテラン主婦の中にも、トイレ掃除が大嫌いという人はいるものですが。

でも、修行は、ただそれをすることです。あなたは膝まづいて便器を洗いながら、スプレーのボトルと長い柄のブラシを持っているかもしれません。スプレーのシューシューいう音や、ブラシが便器をこする音が聞こえるでしょうし、洗い残したところや、落ちにくい汚れが目にとまります。そして昨夜の野球ゲームのこと、あるいは今度の休暇について考えていることに気づいたら、自分を責めることなく、便器に心を戻します。

「汚いなあ、ひどいにおいだなあ、誰でもいいから他にやってくれる人がいたらいいのになあ」とあなたは思います。そう思ったらその嫌悪感を見つめて、便器に戻ります。完璧な便所掃除人になろうとしないで、ありのままの自分になって、筋肉がちぢこまったり、胃が縮んだり、といった今起こっていることをそのまま感じながら便器に戻るのです。それがその瞬間のあなたの人生なのです。それは恐怖に直面するといったようなロマンチックなことではありません。汚くて臭い便所に向かい合っているのです。

そのときあなたは自分で作り上げた自己イメージと鉢合わせすることになるでしょう。「なぜこの私が便所掃除なんかしているのだろう？」あるいは「こんなに気をつけて便所掃除をしている私は、なんて素晴らしい仏教徒なんでしょう」とか。しかし、たとえわずかな瞬間であっても、その行為に完全に一体になることができたなら、そこにはある種の喜び、ある種の歓喜のあることがわかるでしょう。「私」とか「私のもの」という概念の力を弱めるすべがわかり始めるにつれて、喜びがやってきます。自我の栄光を支えるために背負わなくてはならない信じられないくらいの重圧を、以前のあの疲労感を、あなたはもう感じてはいません。

現在すべきことに常に心を向けつづけられる人などいませんが、それができるようになるほどに、その仕事は素晴らしいものとなっていきます。たとえ便所掃除であっても、それはダルマの修行です。なぜなら、「私」とか「私のもの」が存在しない自らの存在の本性に触れ始めているからです。あなたは現実のひとつのレベル、あなたによって楽しまれ生きられるのを待ち望んでいた現実のレベルを理解し始めているのです。

「悟りとは何か？」という問いに対する有名な答えは、「ご飯を食べ、お茶を飲む」という単純なものでした。簡単そうです。じゃあ、最寄りの中華料理屋に行きましょうか……というのは冗談です。じつはその答えは、対象と分離した意識をまったく持たずになされる行為について言及しているのです。その行為は、自分のことに関わろうとする根深く条件づけられた傾向をまったく離れたものです。悟りを開いた心は、行為の中にその性質を見せるのです。

悟りとは「私」とか「私のもの」との関連を超越しています。自己概念という幻想を超えたところにあるものです。世間では肯定的なセルフ・イメージを持つことはいいことだと考えられていますが、仏教の智慧はイメージをすべて手放してしまうことを教えています。セルフ・エスティーム（自尊心）の中には多くの苦しみがあります。自尊心が持てるときはよいのですが、それは出て来たり消えて行ったりするものであり、まったくコントロールできないものです。この修行は、あなたが自分自身について抱く思いをすべて手放していく方向に向かっています。次に、あなたが他の人はこうであると思うことについても、「ご飯を食べ、お茶を飲む」と同じようにしていきます。しかしそのときあなたは、自由であり明晰であること、心をこめることと努力する必要のないこととはどのようなものなのか味わい始めています。

ですから、ふだんの生活がとても大切なのです。結局のところ、私たちのほとんどは、僧院の中で瞑想のために捧げられた生活をしている僧侶や尼僧ではないのですから。私たちの人生のほとんどがありきたりの活動に費やされます。しかしあなたがそれを、僧院生活よりも劣っているとか優れているとか思わずに、修行の一部として受けとることができるならば、それはとても豊かなものとなり得ます。自分自身について抱いているイメージのために何かをするのを次第にやめていくにつれて、最終的にあなたは明晰さと真の慈悲に到着します。愛のある活動をすることによって外側から慈悲を育てていくことも可能ですが、この内面的な明晰性に到達するのが最良の道です。内面的な明晰さに到達したとき、欲するかぎりのすべての慈悲が手の届くものとなってきていることに気がつくでしょう。

感受のより大きな世界

感受すなわちヴェーダナーは仏教の教義・修行体系の中で非常に重要なものです。あるとき、ブッダはすべてのものが感受の上で合流すると言ったことがありました。ブッダは感受という言葉を感情という意味合いでは使っていません。仏教体系の中では感情は後から出てくるものです。この相違を理解することは、実際の修行の上で大きな意味を持ちます。感受という術語は、感覚とも呼ばれることがありますが、心を含めた感覚器官のドアを通って入ってくるものすべてを指しています。

私はケンブリッジ・インサイト・メディテーション・センターで初心者のクラスを教えていますが、生徒たちはしばしば音に対して極めて敏感です。瞑想するのは初めてで、彼らは安らぎと静寂に満ちた経験をしたいと期待しています。そして私たちのセンターは市街の中心部のやかましい通りに位置しています。誰もが窓から入ってくる音を耳にします。トラックが轟音を響かせ、クラクションが鳴ります。その一方で、小鳥のさえずりやリスたちの話し声が聞こえます。

センターの瞑想ホールはキッチンからそう遠くないところにあって、ときには坐っている最中に手の込んだ美味しい食事が準備されることがあります。ホールに匂いが漂ってきて、これから何が出てくるかの予告編をしてくれます。

こうした感覚対象のどれひとつを取ってみても、そこには快、不快、あるいは中性のいずれかにあたる、直接的かつ自発的な感受があります。通気口から流れてくる野菜カレーの香りや、朝の作業に勤しんでいるモッキングバードの鳴き声は快です。コンクリートミキサーが唸り声を立てながら通り過ぎるのは不快。夏の日を終日鳴きつづける虫の音は中性です。問題となるのは、感受は実際に一日中一瞬一瞬生起しているのに、私たちは必ずしもこれらの感受を意識するとは限らないということです。

感情は、この感受に気をつけていないために起こってきます。あなたは何か心地よい匂いを嗅いで、「ああ、野菜カレーだ。この坐禅はいつ終わるのかな？ 待ちきれないな。たくさん作ってくれてあるといいんだけど」と考えます。込み入った心の状態が迅速に組み上げられていきます。足にズキンとしたものを感じて、「おや、大変だ。もっと痛くなったらどうしよう？ 取り乱してここから走り出さなくてはならないようになったらどうしよう？ なんでこのリトリートに来てしまったんだろう？ 一体全体なんで私は瞑想なんか始めたんだろう？」と考えます。

その最初の瞬間、明瞭だった感受の直後を執着、嫌悪、あるいは退屈が追いかけてきます。第六感である心から出てくる思考にも、快、不快、中性といった味わいがあります。身体に気をつけていたときと同じ方法で、心を見つめる助けとして呼吸を使うことができます。それから思考に関していうと、もしも私たちが思考を見守っていないと、本当に手に負えなくなっていきます。驚愕、深い悲しみ、欲情、激怒、強い渇望といったあらゆる類の心理的状態に発達して、しばしばそこから生み出される破壊的な行動につながりかねません。

仏教が物事を見つめる体系の中では、感受が世界を展開させていきます。私たちは生涯のすべてを費やして良い感受を収集して悪いものを避けようとしています。中性の感受にあたっては思考や空想に耽ってぼんやりしてしまいがちです。おそらくあなたがこの本を開いたのさえも、何か良い感受を得ようと期待してのことでしょう。

問題なのは、私たちがこのプロセスの奴隷となってしまうことです。私たちはいろいろな反応を引き起こすこの感受を詳しく見つめようとしません。感受はムードとなり、感情となり、自分という感じに発展していき、ときにそこから良くない行動がもたらされます。気分良く感じさせてくれる人をつかまえて、気分を悪くさせる人を殺します。セックス、お金、権力、麻薬、民族問題、戦争といった人類に問題を生じさせるすべての領域が、感受にその根源を持っています。

ブッダは感受を、この連鎖における切れやすい連結点であると見ていました。もしも私たちが感受をその根源において捕まえて、巧みに感受を見つめることができたならば、私たちは不必要な苦しみから自分自身を解放することができます。あらゆる人間の惨めさにつながっていくプロセスを回避することができるのです。

生徒の準備ができたとき、先生は噛みつく

何年か前のことですが、私にとって最初の仏教の先生が、いつもは僧侶だけが行なう韓国でのリトリートに参加する許可を、私のために取ってくれました。そこでは私がただ一人の在家で、アメリカ人でした。私たちは坐禅中動かないという誓いを立てました（私たちのセンターでは、瞑想者は動きを最小限にとどめる、もし姿勢を変えると決めたならば気をつけて行なうということだけにしています。修行

するためにはそれが価値のあるやり方ですが、まったく動くなということもまた多くの教えを含んでいます)。そこには多くのエゴが巻き込まれていました。私はそこに旗を持って坐っているように感じていました。瞑想オリンピックにおけるアメリカの公認代表というわけです。

ある朝のこと、坐禅が始って一分くらいしか経っていない頃、私は蚊に刺されました。これはどちらかというとありきたりな出来事ですが、私の修行における大きな転換点となりました。実に私はあの韓国の蚊に深く感謝しています。もちろんその蚊は自分のすべきことをしただけです。その蚊はただ蚊として存在していただけです。それにしても、刺された跡があまりにも痒くなりだしたのです。我慢できるとは思えませんでした。私は残りの四十八分間、掻くかどうかの瀬戸際で坐りつづけました。

もちろん、正しい修行はただその感覚を感じるだけです。蚊のこと、虫刺されの本質、痒いという言葉を忘れて、ただその瞬間に肌の上で生じている感覚を正確に感じるのです。その点で呼吸は大変に役に立ちます。呼吸はあなたが対象と共にいることを助けてくれます。気づきを増進させ、不必要な考えを減らしてくれます。呼吸に没入して、掻きたいという強い衝動から心を離しておくこともできます。

蚊に刺されるということは、さまざまな側面を持っています。詳しく見ると、痒さはひとつの感受ではなくて、出て来ては消えて行く感受の大群です。それは固定的なものではなく、プロセスです。さらに強烈になったり、和らいだり、二、三秒の間まったく消えてしまったかと思うと、激しく戻ってきたりします。

自覚を保っているとこの真実を知ることができますが、自覚がないとそれはたんなる一枚岩の痒さにすぎません。自覚しているとその痒さが個人的なものではないこともわかります。それはどこから来るわけでも、どこに行くわけでもありません。あなたが痒さを所有しているわけでもなく、痒さがあなたでもありません。それは自然界の現象です。あなたは自然界の一部です。痒さが何であるかを理解するとき、痒さはその力を失っていきます。

しかしたとえ一秒でも気づきを失ってしまうと、あらゆる種類の思考が駆け込んできます。「動かないなんていう規則を誰が決めたんだ？　私に動くなという奴らはいったい何様なんだ？　こんな修行は大嫌いだ。こんな国も大嫌いだ。もう掻いてしまおう。それにどう対処するかは奴らが考えなくてはならないことだ……」

そういった思考が私に押し寄せ続けて、それはそれは難儀な朝でした。そしてある時点で私は大きな悟りを得ました。私は高等教育を受けていて、カレッジの教授をしていて、多くの本を読み、ダルマに関する本も読んできましたが、この痒さを人類史上最悪の惨事に仕立て上げていました。もしも誰かに「もっとつらいことだってあったかもしれないよ。スターリン時代に強制労働収容所に入れられたってこともあり得たじゃないか」と言われたとしたら、「何だって？　これはスターリンが科したどんな拷問よりもひどいものだよ」と言い放っていたことでしょう。私の心はそれほどまでに惑わされていました。控え目に言っても、些細な刺激からすべてをでっち上げていたのです。問題がもっと深刻なものであったならば、その心が何をしでかしたことか想像してみてください。

私が気をつけていたときにやってみたように、もとの感受に戻ってみると、それでもまだ快いものではありません。痒さを欲しがる人などいません。しかしあれこれ考えてさらなる苦しみを作り上げていくのではなく、実際にそこにある苦しみに集中することによって、莫大な量の苦しみを取り除くことができます。快適ではないということと苦悩することの相違点がそこにあります。

ほんの些細なことですが、それは嫌悪についての良い例でした。私には渇望に関してもっと恥ずかしくなるような体験があります。私はいつでもインドのものならば何でも愛好してきました。ブッダの教えもインドからですし、私はヨーガを通して内面的取り組みを始めましたが、それもインドに起源を持つものです。インド文化からは多くの利益を受けました。

私はインド料理の味覚も好きなのですが、不幸なことに、私の身体には合わないのです。何年も前のこと、インド料理を大いに楽しんだ後で、一時間くらいすると大変具合が悪くなるという繰り返しを経験したことがあります。「これだ、あのレストランにはもう行くまい」と思うのですが、一週間位して誰かに夕食に行かないかと誘われると、「インド料理？　いいとも。大好きなんだ」といった具合でした。

その料理を食べるとどうなるかはわかっているのですが、渇望の方は「もうどうなってもいいや。あの味なしではいられない」というところまで大きくなっていきます。結構でしょう。でも、それは人間が、過食、飲酒、麻薬、不倫といったあらゆる害のある行動をする際に行なう決心と同じことです。それらのリストを数え上げていったらきりがありません。

すべてのものが感受から始まります。人々が陥りがちな困難な心の状態もすべて感受からはじまります。その原初の感覚のより近くに行けば行くほど、より明瞭に見つめることができます。

小さなことから始めなさい。蚊に刺されたことから自分を解き放ち、どんなふうになりうるか見てみようではありませんか。

感受と心

私が七番目の考察を訳した中で、「心のプロセス」という術語は二つのことに言及しています。これまで議論してきた感受と、心がその感受の経験に対してラベルを貼っていく認知です。そのラベルの中に、特に「私」とか「私のもの」というのが含まれています。

7. 「心のプロセスを感じながら息を吸おう。心のプロセスを感じながら息を吐こう」と訓練する。

以前に、呼吸が身体を調整する道筋について話しました。ただ呼吸に注意を向けることによって呼吸はより深くなめらかになり、今度はその呼吸の質が身体をリラックスさせ、喜悦や安らぎの感受につながっていくのでした。同じようにして感受が心を調整していきます。たとえば喜悦は、あなたの思考を強く条件づけていきます。

この考察は確実で法則的な関係性について焦点を合わせています。感受が私たちの心のふるまい方を条件づけています。しかし気づきは、そのプロセスを出し抜くことによって、その結び付きを変えることができます。この結び付きがとりわけ活発になるのは、気づきがまったく働いていない、いわゆる無思慮な感受あるいは盲目的感受の場合です。

感受が快であるならば、私たちはそれにしがみつきたくなります。しかしその固執そのものが痛みをもたらします。私たちは快楽に対して固執し、それゆえに痛みを感じます。その感受が消え去ったときには、記憶によってしがみつきます。今感じているのが何であるかを意識するかわりに、先週経験した良い感じを夢見ています。

感受が不快であれば、私たちはそれを取り除きたくなります。坐っているときに足が痛くなると、姿勢を変えるのです。完全に快適な姿勢を捜し求めながら、何回も姿勢を変えつづけます（これが動かずに坐る修行が価値あるものとなる理由です。動かないことで私たちの通常の反応を取り除き、心の動きを観察することができるのです）。痛みが充分にひどくなると、私たちは部屋を出て、センターを出て、足が痛いということだけで瞑想をすっかりあきらめてしまいます。

また、感受が中性ならば、私たちは退屈して、何かを計画しだし、空想し始める傾向をもっています。このプロセスがどこに流れ着くかは誰にもわかりません。

これらの感受から多種多様な行動が発現してくるのは言うまでもありません。快い感受を追い求めながら、私たちは何かを食べ、何かを飲み、麻薬を使い、セックスをします。それから後始末をしなければならないはめに陥ります。この種の渇望の結果として盗みもしますし、強請《ゆす》ったり、詐欺を働いたりもします。そして達成感というよい感じを追い求めて、人々は一生を費やして自らを仕事に押し込め、周囲にある豊かで美しい世界には目もくれません。

暴力的な行為は、しばしば悪い感受を拒否しようとする結果として発生してきます。虐待的な言葉に始まって、身体的な虐待、レイプ、殺人、より大きなレベルでは戦争に至るまで、あらゆる暴力についてあてはまります。人間が互いに行なう悲惨な物事の多くが、嫌な感受を拒否しようとする結果です。そして中性の感受が退屈を生み出します。人が退屈したときに行なう珍奇な事柄のすべてを考えてみてください。

実際、これらの十六の考察は古代ギリシア人が使っていた「汝自身を知れ」という古い格言に関連しています。その考察は、哲学者がよくやるように人間という動物を漠然と理論化するようなことではなく、極めて地に足のついたやり方で、今この一瞬の自分を知ることなのです。呼吸はどうなっているか、身体はどうなっているか、感受は何か、究極的には心はどうなっているのか。大変に微妙なところまで次第に進んでいきます。ひとつのことが次のひとつへと導いてくれます。

われわれの問題の大部分は、私たちが感受やそこから生まれてくる心の状態に同一化してしまうところにあります。私は惨めな人である。怒った人。物静かな人。ここで感受にラベルを貼るということが起こっています。気をつけて一瞬一瞬自分自身を調べてみると、人間であるということは何と広大なることかがわかります。そしてそれらすべての状態が私ではなく、ただ過ぎ去って行く現象であることが理解されます。「私は不安な人である」というのは、「私は虫刺されである」ということ以上に何の意味もありません。結局のところ、刺されたことが不安を生み出したのです。一瞬一瞬自分の感受と共にあることができれば、より大きな見通しを持つことができます。

問題が極端に複雑な場合には、このように感受に焦点を合わせてみることが役に立ちます。それに関して私の心に浮かんでくる最も鮮やかな事例のひとつに、ケンブリッジのセンターに住んでいるカップルの十七歳になる男の子のことがあります。彼は学校で多くの問題を起こしていて、家族は彼に学習障害があるのではないかと疑っていました。ところが検査を受けさせてみると、何の問題もありません。とても知的な子であることは明らかです。それで家族はすっかり途方に暮れてしまいました。彼らは私にヴィパッサナーからの見立てが何か役に立たないだろうかと尋ねました。

私は学習障害の専門家などではありませんが、この若い男性と一緒に腰を下ろし、勉強するときのプロセスがどんなものなのか訊ねてみました。彼が言うには、数学の教科書を読んでいると、目の前にある記号が何を意味するのかまったくわからなくなってしまい、そのとき湧き上がってくる不安がひどいのだそうです。彼は学者系の家族の出身で、両親が彼にどんな期待をかけているかよくわかっていました。彼の思考は最初の不安からどんどん膨らみ、愚か者、失敗、家族の不名誉という烙印を彼自身に押してきました。彼はすっかり勉強をやめてしまい、また勉強を始めようと考えることすら恐しく感じるような有り様でした。

私が彼になんとアドバイスしたかは想像がつくでしょう。しばらくすると、修行の中の智慧が素晴らしい効果を発揮しはじめました。問題は彼がその記号を理解できなかったことではなく、その状況において彼の内部から湧き上がってきた感受であり、その感受に対して思考がどう働いたか、ということでした。彼がしなければならなかったことは、その感受をありのままに体験し、それが自分自身ではないことを確認することでした。感受に細かな注意を向けながら、それが変化してやがては消え去ることを見つめるのです。感受の対処法がわかると、やがて参考書の内容を理解することもできるようになりました。また、他のすべてのことも、いっそう容易にできるようになったのです。

気をつけていること、つまりシャープで、注意を怠らず、敏感であることがなぜそれほど役に立つかというと、早いうちにプロセス全体をつかまえるので、問題が大きくなるのを阻止するのがずっと容易になるからです。しかし、不快な感受は避けなければいけない、ということではありません。あのブッダ自身も不快な感受を体験しました。ブッダは人生最後の日に下痢をわずらったと言われていますが、それは快適なものではありえません。しかし、そのような感受であっても、ただありのままに経験するだけでいるなら、問題を含んだ心的状態に増殖していくことはありません。それが大きな違いをもたらすのです。

感受とひとつになる

ある見方をすれば、この修行は同じ教えの繰り返しであるとも言えます。別な見方をすれば、教えは変わり続けています。というのも、修行は次第に深まりますし、教えも違った風に見えてくるからです。そういうことでいえば、今こそが教えを――新たな方法を用いて――繰り返すのに良い時点なのかもしれません。最初、私は呼吸のことだけを話しました。現在は感受も注意を向ける対象に入っています。いま私が説明しているプロセスは繰り返し立ち返ってみる価値のあるものです。なぜかというと、そうすることで修行を本当に役立つものにできるからです。

あるがままのものに注意を向けること、あるがままのものに充分な注意を払うことを私たちは学んでいます。私はこれを書きながら、胃の上端に小さなしこりのようなものを感じています。私はその感受に集中します。胃の上端にある軽い圧力、深い感受。おそらく、あなたにも本書を読みながら集中することのできる、何らかの鮮明な感受が身体の中にあると思います。

胃に感じている圧迫感が私の注意の対象となります。私はそれに対する注意を引っ込めたりはしません。感覚はさらに強烈になってきますが、私はそれから離れたりはしません。むしろ近づいてそれに触れてみます。胃に不快なこの感受があり、それに振り向くことのできる気づきがあり、気づきを増進させ正しく働くように守っている意識的な呼吸があります。意識的な呼吸がそういう働きをするのは、そのとき不必要な思考が減っているからです。何かに完璧に注意を向けているときには、考えることはありません。この場合の注意とは、概念とは何の関係もありません。

もちろん完璧な注意状態をずっと続けられるわけではありません。ふと注意が途切れると、思考が押し寄せてきて、レッテル貼り、解釈、分析的結論が続きます。それからすべてが引いていき、再び集中した状態に戻ります。私たちは考えを追放しようとしているのではありません。何物とも戦ってはいません。しかし注意力が自然に強まるにつれて、注意力が思考の動きをとめるようになります。

そうして私たちは再び全身全霊で注意深くなります。あらゆることがその感覚に向かって一点集中しています。何かを付け加えたり、差し引いたり、あるいは良い感じにしようとしたり、何らかの方法で変えようなどとしているのではありません。何の隔てもなしにそれを感じようとしているのです。自覚的な観察者であることさえも分離となります。私たちは自己中心的かつ分け隔てられた状態で何年も過ごしてきました。私というものと私の胃の痛みとが別々に存在しているかのように感じられます。痛みは私を攻撃している異物のように感じられます。「それを取り除きたい」という奮闘が起こっています。大量のエネルギーがその奮闘に費やされます。

感受と戦うのではなく、あるいはそれに背を向けるのでもなく、私たちは修行を通して次第にそれに向かい合うことを学んでいるのです。観察の技術が成熟するにつれて、たしかに観察は起こっていても、誰が観察しているわけでもないようになります。「そんな馬鹿な。この私が観察しているじゃないか」と思う人もいるかもしれません。しかしその「私」というのは概念にすぎません。この「私」という感覚が距離を生み出し、望ましくないものから私たちを引き離します。けれども、望ましくないものを歓迎できるようになれるのです。理由は簡単。それはその瞬間における自らの人生として存在するものだからです。

本書で私たちは最初、呼吸に向かい合いました。今は胃の痛みです。やがてはもっと複雑で恐ろしいプロセス、孤独、怒り、恐怖といった実にいやな状態に向かい合うことになるかもしれません。恐怖や怒りがもつ莫大な不快なエネルギーに大きな価値のあることが理解できるようになります。こんな諺があります。「大きな煩悩、大きな悟り。小さな煩悩、小さな悟り」。この胃の痛みからの解放、すなわち痛みを十分に感じ、それを受け容れていられることは、小さな悟りなのかもしれません。恐怖とか怒りに対して同じようにできれば、それが大きな悟りなのだと思います。

強いて解脱（解放）を起こすことはできません。それは「我」にとらわれた行為であり、自意識過剰な修行者です。本当の瞑想は瞑想者が死んだときに始まります。どこかに行こうとしているとき、ブッダになろうとしているとき、涅槃を得ようとしているとき、瞑想者はまだ生きています。最初はそれが自然ではあります。もちろんあなたは目的を達したいのであり、そうでなければそもそも修行など始めたりはしません。しかし時を経るうちにおのずから、そのような目標も概念にすぎないのであり、かえってそれが苦しみの元となることを理解するようになります。修行が進むにつれて、観察以外には何もないといった、対象への明け渡しが生じてきます。

私たちは対象とひとつに〈なる〉のではありません。すでに対象とひとつなのです。私たちを対象と隔てているのは、胃の痛みなのではなく、もっぱら自意識なのです。そして、それがあらゆる問題をつくり出しているのです。自意識を手放すにつれて、私たちはありのままの自分になっていきます。私はこの瞬間胃の痛みであり、呼吸であり、遠くでガタガタいっている機械の音であり、窓の外でカーカーいう鳥の鳴き声であり、ページの上を走っているペンです。あなたはこの本に書かれた文字を読み取っている目であり、あなたに起こっているその他すべてのことです。次の瞬間には、また何か別なものになっています。そして何が起ころうと、つねにそれが私たちの在りようなのです。

「何を話しているのかさっぱりわからない」と感じても、気にしないでください。私が説明しているのは、修行が向かって行く方向についてです。三昧《サマーディ》が強くなるにしたがって、自分が何をしているかについての意識は弱まり、自分が瞑想者であるという意識も弱くなっていきます。瞑想しているあなたは存在しないのです。ただ瞑想があるだけです。

無為であれ

瞑想する主体が存在しない状態を私が初めて体験したのは、リトリートで苦しい思いをしていたときでした。私の心はあちこち飛び回り、ありとあらゆることを考えていました。私は集中して心を静めるべく格闘していました。そのとき鐘が鳴りました。坐禅の時間は終わりです。私は努力をやめました。そうしたら、それ――瞑想者がいない状態――が起こったのです。私はすべてのことをあるがままに、ただ感じていました。素晴らしい感覚でした。

その瞬間、私は何か極めて重要なことを学びました。無為であることの智慧を理解したのです。気づきというこのエネルギーには基本的な神秘があります。色も重さもなく、摑むこともできないのに、ただそれ自体で極めて力強いのです。気づきを痛みや不快な感受に向けると、変容が起こります。卑金属を金に変容させるといわれている古代の錬金術のようなものです。ここで卑金属にあたるのが私たちの中にある渇望、嫌悪、迷妄です。火にあたるのは気づきで、密閉された容器は集中です。できあがってくる金にあたるのが解放（解脱）。不快な感受が中性、あるいは快に変わることもときどきありますが、それが要点ではありません。あなたは何も変えようとはしていません。気づきそのものが変容の力をそなえた微妙なエネルギーなのです。

自覚のエネルギーには、それに触れてくるすべてのものを変容させてしまうところがあります。もしもあなたが故意に何かを変容させようとするなら、それは起こりません。なぜなら、そのときあなたは分断されているからです。あなたの一部は空想の未来に行ってしまっています。あなたには痛みを取り除くという目標があり、それは私たちが一生やってきたのと同じ古臭いものです。しかし、何かを付け加えたり差し引いたりしようとせず、分断されていない状態でその感受を充分に経験するならば、何かが起こるのです。

それは、日本の禅院で七ヶ月を過ごし、とうとう去る決意をしたある若い男性の話に似ています。臨済宗の僧院でしたから、彼が師と実際に接することができるのは公案に関する問答をするときだけでしたが、彼は一度も答えられませんでした。しかし彼が去ろうとしたとき、その先生は「何か聞きたいことはあるかね？」と言いました。その若い男性はしばらく考えて、こう尋ねました。「坐禅をするとき、いつも足が痛くなるのでしょうか？」先生はニッコリして、答えました。「そうだ。でもしばらくすると気にならなくなる」

修行を始めた最初は、不快な感受に集中するのはとても難しいことです。心はさ迷います。空想します。その苦痛を終わらせるためのさまざまな方法を考え抜きます。集中力がついてくると、心の動揺はなくなって、不快な感受と共にとどまっていることができるようになります。無理やり注意を向けることはできません。強制してもうまくいきません。それはどちらかというと、不快な感受の中に和らいでいくというような経験です。あなたが和らぐと注意が感受の上に落ち着くことができるのです。

心のプロセスを静める

他の考察と同様に、八番目の考察も七番目から自然に出てきます。そうしようとがんばらなくても、それはただ起こってきます。

8．「心のプロセスを静めながら息を吸おう。心のプロセスを静めながら息を吐こう」と訓練する。

この考察は大きな誤解につながりかねません。事実それは、「仏教徒はたいへん受動的な人々で暖かな笑みを浮かべていて何も感じないのだ」という一般的な誤解を反映しています。

この考察は以前と同じ強さで物事を感じなくなるということを意味するのか、と質問されることがあります。そうではありません。他の人たちが感じているように人生を強烈に感じないこと、誰がそんなことを望むでしょうか？　実のところ、気をつけている人は物事を充分に感じ、感覚のすべてをその詳細にわたって感じるのですが、感じたことによって支配されることがありません。そういう人は感覚と同一化してしまうことがありませんし、その感覚が自己概念に発展していくこともありません。物事を注意深く充分に感じるという行為は、心がそれらに左右されないように守っておくことなのです。

莫大な量の恐怖、不安、心配が思考によって作り出されます。あなたは今のところ大変うまくやっているかもしれません。比較的健康で、休養も食事も充分にとっている。しかし、例の記号が理解できなくて不快な感受を体験していた十七歳の男の子のように、何らかの感受がその状態を妨害して、「私は愚か者だ。失敗だ。両親は僕を愛してはくれないだろう」と思考が始まります。するとたちまち、以前と同様に健康で、食事も休息も充分であるにもかかわらず、人生のバランスが崩れてきます。自分がもうすでに拒否されてしまったかのような、すでに人生に失敗してしまったかのような感じです。

同じことが快い思考に関しても起こっているのですが、私たちはそれを苦しみだとは認知しません。たとえば、誰かがお世辞を言ってくれたりちょっとした関心を示してくれたりすると、晴れやかさ、あるいはぬくもりを感じたりします。そうすると頭の中ではすぐさまロマンスが展開し始めます。目も眩むような求愛に続いて、派手な結婚式、ハネムーンはアカプリコです。そこでベンチに並んで腰掛けてマルガリータをすすっている。しかし、自分がいるのは真冬のケンブリッジだという現実を思い出すと、やがてその感受は苦しみへと変わっていきます。

このようにすべての感受が苦しみへと続きます。しかし不快な感受のほうが厄介です。なぜなら、不快な感受の対処法は、直感とは正反対なものだからです。嫌な感じを避けるのは自然なことのように思えます。私たちはそうしながら一生を過ごします。それに、私たちを苦しませたくないと思う善意の両親たちは、こう言って励ましてくれました。「悲しんでなんかいないで。ほら、笑顔を見せて。クッキーでもお食べなさい」。それに対してスピリチュアルな道は、これまで避けるのが常だった苦しみを体験するように求めますから、さらなる苦しみを創り出しているように思えてきます。もちろん実際には、このように注意を払うことが苦しみから抜け出す道なのですが。

私たちは本能的に、それ以外のことなら何でもやります。たとえば、多くの不快な感受の裏に潜んでいる恐怖感を取り上げて見てみましょう。それはおそらく、あの十七歳の男の子が抱えていたほとんどの問題の背後に潜んでいたにちがいありません。私たちがよくやることのひとつは、それを否認することです。私たちはその専門家のようなものです。私たちの多くが恐怖を大変うまく否認していますので、ほとんど自覚できないほどです。恐怖感があるかどうかさえわからなくなっています。

私たちはそれを抑圧したりもします。それから逃避します。数え切れないほどの逃避方法を見つけ出します。主だったもののひとつは、特に知的な人にありがちですが、それを理論化してしまうことです。「これが恐怖に関してフロイドの言ったことである。ユングはこうである。ブッダの言ったことはここにあるとおりである」。しかし、どんなに言葉で説明したところで、自由にはなれません。ある禅師が言ったように、それはただ月を指す指にすぎません。月を経験しなければなりません。特に瞑想に関する面接のときには、誰でも恐怖について多くのことを知っているかのごとく知的に話すものです。しかし実際に彼らが知っているのは単なる説明の域を出ず、そんなものでは恐怖が実際に生じているとき、そのエネルギーを自覚するのに役立つことはほとんどありません。

自覚するかわりに、たいていの場合は恐怖におぼれています。瞑想のときに思考に囚われて呼吸から離れてしまったように、恐怖に囚われてしまったのです。みんな後になると、それを再現して、起こったことを正確に理解し、恐怖に関して知的に語ります。しかし恐怖が起こっていたまさにそのとき、そこにはいなかったのです。

古代インドの瞑想の師匠たちはしばしば恐怖を、「薄暗い部屋の中でロープを見て蛇だと思うこと」にたとえています。私たちの恐怖の大部分はそんなものです。誤って認知することから始まって、ひとつの怯えた思考が次のものへと続いていきます。修行には明察が必要です。ロープはロープ、蛇は蛇です。もしも本当に部屋の中に蛇がいたのならば、恐怖するのは相応しい対応かもしれません。しかし私たちの恐怖の多くはロープに対してのものであり、その正体を知ろうともしてきませんでした。そうして私たちは対処したり、隠したり、否認したり、込み入った言葉による説明をでっち上げたりしながら人生を送っているのです。

恐怖に対する一般的な反応として、私たちは戦場を創り出します。恐怖は恐怖から自由になりたいという激しい熱望と戦争しています。そのプロセスが発生している心と身体がその戦場です。私たちは自分をがんじがらめにして、裏表をひっくり返しながらその戦争を闘っています。ここでの修行は、そのプロセスを開くこと、そのすべてが自分の一部であることを理解することです。恐怖、恐怖から自由になりたいという熱望、心と身体、それらを観察している気づき、その気づきを増進させる意識的な呼吸。私たちはそれらのすべてと共に坐ります。すべてがひとつのことです。

恐怖のような強い感情に関しては、まず最初は自分がどうやって逃げ出そうとしているかを観察するのがせいぜいでしょう。それも価値のあることです。否認したり、抑圧したり、説明したり、逃げ出したり、空想している自分を観察するのです。これらのことを巻き込まれることなく繰り返し見つめているうちに、心の方が疲れてしまいます。やがてある日――無理にそうすることはできませんが――恐怖が生じても、注意がそれをサッと出迎えて、ひとつになり、恐怖がその花を開くに任せられるようになります。それこそが恐怖が長い間ずっと待ち望んでいたことだったのです。

「この世界は花咲く宇宙の中で咲き誇る多くの花である」とある禅師はよく言っていました。甘ったるくて感傷的に響くかもしれませんが、そういう意味で言ったのではありません。恐怖も、怒りも、孤独も、羨望も、彼は花の中に含めているのです。ただそれ自身の時を得て現れては消えて行くままにされること――すべての現象が望んでいるのはただそれだけです。

無視したり抑圧することで恐怖が花咲くことを阻むと、恐怖は私たちに付きまとって引きずり倒してしまいます。なぜなら恐怖を避けるためにあまりにも多くのエネルギーを費やしてしまうからです。感情が自らの花を咲かせることについて干渉しなければ、それはそれ自身の命にしたがって去っていきます。そうするとかつては逃れたり闘ったりするために使ったエネルギーがすべて手もとに残ります。さらに恐怖自体のエネルギーも手に入ります。物事を起こるに任せることができたとき、多くのエネルギーを獲得することができるのです。

恐れをもたない心の土台は恐怖です。恐れなくなるためには、自分で恐怖のまっただなかに立たなくてはなりません。恐れをもたない心といっても、そうした土台のないものを信じるべきではありません。自分の恐怖を見つめてそれを認めること、自分は恐れているという事実を確認することが出発点となります。そうすれば恐れをもたない心を学ぶための大きな勇気と謙虚さを得ることができます。しかし、それは長いプロセスとなる場合もあります。

常に暖かく充実した経験でなければならないという考えにはまり込んでしまうのは、人生においてだけでなく修行においてもしばしば起こります。いつも喜悦や幸福を経験していて、顔は暖かに輝き、スピリチュアルで充実しているように見えるべきだ。そうなりたいと思うのは自然なことですが、それもまた罠となります。人々は自分が実際に経験している感受を否認しながら、外面を取りつくろって歩き回っているのです。

もしもあなたが絶望的なまでに不幸であるならば、内側を麻痺させて幸せそうに顔を輝かせているよりも、その不幸としっかり共にあることの方が大切です。その方がより真実に近い修行にもなります。気づきがあなたをいつも幸せにしてくれるなどということはありません。誰も望まないこととはいえ、あなたがひどい恐怖を経験しているとき、そこには本当にそれと共にあることのはっきりとした充実感があります。それは正確にいうと達成感ではありません。それはたった今あなたが自分の人生をありのままに生きているということです。

これが心のプロセスを静めるということの意味です。感受が現れます。恐怖のように強烈なものであっても、意識的な呼吸を使いながらそれと共に存在します。それと共にとどまります。あるがままにします。意識的な呼吸と気づきがその感受から力を抜き取ってしまいますから、心がヒステリックになってしまうことはありません。感受は、私たちをそのような無思慮な状態に追いこんでいく可能性を失います。

最終的にブッダが感受に関して言ったのはそのことです。「悟ったものは感受の生起と消滅をありのままに見る。それらを味わうこと、それらが生み出す危険、それらからの解放をありのままに見ることによって、すべての執着から解放されて自由になっている」

逃げ道はない

第二の四組を構成するこれら四つの考察は、私たちが感受について知る必要のあることを述べたものです。感受はそれ自体が全体的な世界で、昼も夜も起こり続けています。修行は本当にそれを知ることであり、何がそれを生じさせてそれがどのようにして消え去って行くかを理解することです。それから特に七番目と八番目の考察では、感受がどのように心を条件づけるかを見ていきます。

ブッダの教えはこの世界に苦しみがあるという事実から始まります。私たちのすべてが無知であり苦しんでいるということを認めるところから教えが始まる——それがそもそも私がこの修行に心を惹かれたところでした。ブッダは苦しみがすべてであると言っているのではなく、たしかに苦しみがあるのだと言っているのです。そしてまた苦しみの終わりもあります。それは苦しみを見つめるところからやってきます。見つめるステップをなおざりにすることはできません。私たちは自分の苦しみを長い間きっちりと見つめていかなくてはなりません。

真に修行が始まるのは、苦しみから逃げ出す道はないということを理解したときからです。苦しみに終わりがないというのではなく、逃げても苦しみを終わらせる手段にはならないということです。私たちは呼吸と身体という非常に単純なプロセスから出発しました。それから感受に移行してきましたが、多くの人にとって感受はより複雑で、多くのものが詰まっています。感受の中にはより大きな苦しみへの可能性もありますが、おそらくより大きな幸福への可能性もあるでしょう。

ここで考え違いしてはいけないのは、感受を持つべきではなかったというのではありません。何か快いものを感じるのを好み、不快なものから逃げ去るべきではないと言っているのでさえもありません。問題なのは、私たちがこういった傾向の奴隷になってしまっていることです。私たちは物事を追いかけたり、物事から逃げ去ることに際限のないエネルギーを費やしています。快楽を求めてまったくとどまることを知らない躁病的な私たちの社会全体を見てごらんなさい。欲望は必ずしも悪いものではありませんが、わたしたちはこの全体的な傾向がどのように行き渡り、たたき込まれているかを知る必要があります。私たちが自らの選択肢を持つことができるように、その傾向にバランスをもたらす必要があります。

感受を自覚していないと、私たちは感受に追いたてられ、小突きまわされます。毎日は錯乱した様相を呈し、感受を本当に意識することなく自動的に反応してしまいます。そこでなすべき修行はただ感受を意識し、感受を完全かつ充分に経験することです。賢明な注意とブッダが言ったのはそのことです。賢明な注意を払うことによって物事にどう対応するかの自由が得られます。どんな小さなことにも面食らってしまうということがなくなります。自分にも取り組むことができるということがわかってきます。いくらか平静な心を養うことができます。

スートラの後半に出て来ますが、そこに自我はなく、ただ現れては消えていくものであるという感受の本質を私たちは最終的に学びます。だからといって感受を味わえなくなるのではありません。本当のところは、感受に隷属しなくなると、感受をさらに味わうことができるようになります。さらに深く充実したところ、仏教の世界で「仏性」あるいは「本来の面目」といわれるものに目覚めていきます。

しかし感受の世界における自由への道は、感受の中に入って行くことです。飛ばしたり回り道をすることはできません。喜悦や安らぎについてこれまで語ってきたことと同じです。こうした状態は魅力的で利点を持っていますが、両方ともに、執着してしまうと苦しみを引き起こすだけでなく自らの否定的な感受に取り組もうとしなくなるという、明らかな落とし穴もあります。

とはいえ、こうした強烈な状態について何が言いたいかというと——少しははっきりしてきたかもしれませんが——それらを充分に知ることは可能だ、ということです。その奴隷になることなく、感受をどのように利用できるか理解できるようになるのです。自由であるということは、それらを感じないということではありません。ただ接近の仕方が違うだけなのです。

そして強烈な感受に対処することができたならば、より力の弱い感受を扱うのはわけありません。こうしてあなたは人生全体の内に、同様の自由を見出せるようになるのです。

岩を押し上げる

ちょっと変わった例を持ち出して感受に関する議論を終えたいと思います。それはシシュポスの神話です。普通は誰も仏教とつなげて考えることなどありませんが、禅のシャーロット・ジョーコー・ベック師が説法の中で使っていたものです。私はそれで大変に助けられました。実際、もしも仏教の原理に真実があるとしたら、それらはどの伝統にも当てはまるべきものです。ギリシア神話の専門家は私の解釈に異を唱えるかもしれません。私は明らかにこの物語を自分に都合のいいように使っています。

かいつまんで話すと、シシュポスは神の怒りに触れるようなことをして、罰として大きな岩を山の上に永遠に押し上げるように命じられました。頂上に押し上げるや、岩は転がり落ちて、もう一度押し上げなければなりません。私がカレッジの学生としてこの物語を聞いたときには、まったく恐ろしいものだと思いました。もちろんそれは石を押し上げるということではなく、罰が永遠に続くという事実に震えあがったのです。

今この物語を見てみると、これは私たちすべてに当てはまることだと思えてきます。先ほど話題に上った毎日の生活を織り成す限りなく繰り返される仕事について考えてみてください。タイ国での私の体験、掃いた先から落ち葉が落ちてくるのに道の落ち葉掃きをしているときのことを考えてみてください。誰でも、どこでも、家事をしている人のことを考えてみてください。

この物語は人生というものの本質を語っているように思われますが、この話は一般的には地獄を定義するものとして解釈されています。

シシュポスの直面する困難とは、途方もなく繰り返される失望です。彼は岩を山の頂上まで押し上げます。そして彼が頂上に達したとき――たいていは大層な苦労の果てにと描かれていますが――実際には報酬などなくても、彼は何か達成感を感じたいと思うことでしょう。しかし決してそうはなりません。そこには達成したことを喜ぶ束の間の休息もありません。岩はただ転がり落ちてしまいます。

そのことから心がどんなに大きな苦しみを創り上げるかは容易に想像できるでしょう。それを地獄にしてしまうのは、実は心なのです。修行に対しても類似性が見出せるでしょう。私たちは、遙か彼方に思える悟りとは言わないまでも、最低でもリラックスした感じといった何らかの報酬を求めて修行を始めます。しかし期待して坐っているかぎりは、それを見つけることはできません。実際には修行をしていることにもなりません。呼吸を見守るというこの単純な活動から逃れることはできないのだということを理解するまでは、修行は始まりません。たとえ私たちが悟りと呼んでいるものを獲得したとしても、そこにどんな相違があるのでしょうか？　相違があるとは思いません。悟っても、私たちは次の呼吸の瞬間に自分の人生を見守らなくてはなりません。

残りの人生の間——あるいは永遠に——岩を山に押し上げるようにと判決が下ったとしてみましょう。修行の観点からすると、その事実を明らかに見つめて、そのことの周りに湧き上がってくるすべての感受を見つめることが戦略となります。私たちの苦しみの大部分は、何か別なことをするべきだ、もっと変化に富んだことをするべきだ、何か人類の利益になることをするべきだといった、周辺に湧き上がる思いなのです（このような不満に聞き覚えがありませんか?）。しかしおそらくある時点で、これが物事の在りようであるとわかることでしょう。逃げ出すすべはありません。残りは永遠にその石を押し上げることだけです。

このような状況において私に言えることとは、一瞬一瞬押し上げる経験、その岩を山頂まで押し上げる経験と共にあることです。押し上げることに関する考えに捕らえられてしまうことなく、ただ押す、押すことになりきることです。報酬が欲しいとか認めて欲しいという考えは捨てなさい。私たちは本当にそんなものを得られるのでしょうか、それははたして意味のあることなのでしょうか？　いずれにせよ、私たちは次の瞬間さらに押し続けているか、他の何かをしているのです。

修行とは、現在の瞬間との極めて親しいきめ細かな結びつきの中に入って行くことです。岩を押し上げること、岩を押し上げることです。私はそれが驚くべき経験であることを発見しました。自分が何をしているべきであるかという手の込んだシナリオを書き上げるかわりに、ただ岩を押し上げるのです。皿を洗います。所得税の書類を記入します。呼吸を見つめます。

修行に関する問題、そして人生に関する問題の多くは同じような状況から発生しています。私は数え切れないくらいの人々からそのことを聞き、また自分自身でも経験していますから、そのことに関しては証明書をもらっているように思います。ほとんどの場合が、自分自身のために修行して、修行に失望するのです。何回も何回も修行は何になるためでもどこに行くためでもないと聞いていながら、人は坐って何かになろうとし、どこかに行こうとします。その願いの周辺を思考が取り巻き、彼らは苦しむのです。

その苦しみから抜け出る唯一の方法は、一息一息に命をかけることです。「私はこんなみすぼらしい仕事を三十年もやっている。どうしてどこにも到達しないのだろう?」とこぼすのではなく、鈴木俊隆老師が「初心」と呼んだ心がけで、ひとつひとつの瞬間に心を新たにして向かっていくのです。ひとつひとつの呼吸を、あたかも初めて出会うかのように見つめます。真の修行において、あなたは瞬間瞬間に死んでは生まれています。すべてのものが新しいのです。

しばしば私たちの多くは、過去に苦しんだ痛みゆえに、過去に執着しています。たとえば、私は大勢のヴェトナム帰還兵たちとワークをしてきました。戦争の記憶を手放すことができない人たちです。それは罪の意識が原因なのかもしれませんし、戦争で死んでいった仲間たちへの思いが原因なのかもしれません。また私は、ナチの収容所に入れられて五十年経った今でもまだその経験を手放すことができずにいる多くの人々のことも知っています。彼らの人生において最も鮮明かつ辛い事実は、その収容所での記憶なのです。

修行は決してそのような経験を矮小化したり軽視したりしません。それらが充分に経験され、悲嘆され、生き抜かれなければならないのは火を見るより明らかなことです。人はみな過去に何らかの困難な経験をしています。しかし、私たちはそれらを通り抜けて現在の瞬間にたどり着かねばなりませけているのです。

ん。いのちは貴重な贈り物であり、それが私たちの持てるすべてであり、常に、この今、起こりつづけているのです。

おそらくあなたは、私がこの話の聞き手として頭に思い描いているような初心者ではないかもしれません。修行を始めて何年も経っており、毎日数時間修行していて、あらゆる種類のリトリートに参加したことがあって、多くの本を読んでいるような人かもしれません。先週は本当に素晴らしい坐禅体験が三、四回あって、今日の坐禅もそうなるべきだと思っていらっしゃるのかもしれません。しかし、そのようにはいきません。おそらくあなたは、心を静めることさえできれば、性的な空想を止めることさえできれば、あるいは恐怖を取り除くことができれば、修行が本物になると思っているのかもしれません。しかし、結局のところ、修行とは、こうしたすべてに心を開くこと、ありのままであること、人生をあるがままにすることなのです。岩を押し上げることなのです。

覚醒はそういったことの反対側にあるのではありません。あなたがとうとう岩を山頂に押し上げてもう押し上げなくもいい日が来ることではありません（そうなったとしたら、何をしますか？）。覚醒は岩を押し上げている真っ最中にあります。私たちがするすべてのことに苦悩をもたらすもの、それを手放すことに覚醒は関わっているのです。

最終的に、問題は「私」なのです。「私」がこの岩をこの山に押し上げた。「私」がとうとうそれをここに運んだ。で、どうなりましたか？　覚醒とは「私」を捨てて、ただ押すことです。あなたにとっての岩が何であったとしても、そういう態度で臨んでみて、何が起こるか見てごらんなさい。人生最大の困難にあって、あるいは最もありきたりの事実において、修行があなたを助けてくれなかったとしたら、それは何の役に立つでしょうか？　修行はあなたの人生全体のためにあるのであり、「スピリチュアル」として区分けされたいくばくかの部分のためにあるのではありません。それはいついかなる瞬間であれ、利用できるものなのです。

第3章　心と共に呼吸する

蛙のように坐る

最初の八つの考察では、これまでその存在を知らなかった世界、あるいはあたりまえのこととして見過ごしてきた世界を探求してきました。たとえば呼吸というとても魅力的な世界があります。ティク・ナット・ハンは、「五十年間呼吸を見続けてきたけれども興味は増していく一方だ」と言っています。身体という広大な世界があります。特に修行を始めてみて長年自分の身体を疎外してきたことに気づいた人にとっては、身体は探求してみると得るものが非常に多い世界です。

喜悦や安らぎなどのような特定の感受の魅力的な世界があります。それらはあまりにも魅惑的です。それから一般的な感受の世界も存在します。かつてはよそよそしかったり恐ろしく見えたその世界も、理解が進むにつれて親しいものになります。感受と仲良くなるのです。そうなるともはや感じたことに支配されることがなくなります。

三組目の考察では、心というもうひとつの広大な世界、さらに複雑な世界への入り口に立ちます。

パーリ語ではチッタと呼ばれ、英語の「mind」よりも多くのことを意味します。心と心情を合わせたようなものです。それは思考を含んではいますが、考える心よりもずっと大きなものです。この「アーナーパーナサティ・スートラ」全体が自分自身を知るためのものであるとしたら、私たちはここでその豊かな源に到達したことになります。

私たちは今までここを目指してやって来たのです。周知のように、仏教はすべてのものは心から生じてくると説いています。たしかに私たちの問題の多くは心に起因しています。第八番目の「心のプロセスを静める」という重要な考察を含めて、これまで行なってきた八つの考察は、心について学ぶことのできる域に達するため、すなわち第九番目の考察を行なう準備を整えるためのものだったのです。

最初の八考察は豊かな知識の源泉となってくれただけでなく、考察をより効果的に心そのものへと移行させるために必要なある程度の静かさをもたらしてくれました。もし心に静寂さが欠けていると、詳しく観察することはできません。少しでも瞑想をしてみると、思考がどんなに心を捕らえて圧倒してしまうものであるかがよくわかります。最初の八考察はこの静けさを養う手助けをしてくれます。心は次第に澄んだ鏡のようになります。

「静けさ」というと私たちの文化では、夏の昼下がり、激しい労働をした後でハンモックに横になっているような、ある種の力の抜けた鈍感な状態が連想されたりします。その一方で、何らかの危険や経済的な問題に直面しているときのように注意を怠らないでいるときには、しばしば緊張しています。私たちはリラックスしているけれども鈍感であるか、注意を怠らないけれども緊張しているかという二つの状態の間を行ったり来たりしています。注意を怠らないというと私たちはつい緊急事態を連想してしまいます。

しかし人間の意識は本来このように両極化してしまうものではありません。この修行を通して、私たちは油断なく細心の注意を配りつつもまったく静かな状態を次第に学んでいきます。それは鈴木老師がよく話していた水蓮の浮葉の上に坐っている蛙のようなものです。蛙は小さな仏像のようにとてもゆったりとしています。しかしハエが飛んでくると、ハエにとっては不幸のかぎりですが、蛙はそれまでずっと注意を怠らないでいたことを証明してみせます。

修行のどの側面をむずかしいと感じるかは人によって違いますが、ほとんどの人にとって、段階が進むにつれて修行は微妙でむずかしいものになっていくようです。そして私たちは第九番目の考察によって、まったく新しいレベルへと開かれていきます。

9．「心を感じながら息を吸おう。心を感じながら息を吐こう」と訓練する。

タン・ホイという名前の仏教の師がこの考察にひとつの注釈を付しています。彼はアーナーパーナサティと禅の両方をヴェトナムにもたらした、卓越した人物でした。ちなみに、ティク・ナット・ハンはこの人の法脈を引いています。タン・ホイは、鮮明で生気を与えるような心の性質を詳しく観察するための準備全般をほのめかしている風があります。彼は呼吸の修行をいかに成就するかについて述べており、それは呼吸を鮮明に見つめること、呼吸という連続体に注意を向けることを意味します。

「ヨーギが呼吸のプロセスを悟ったとき、心は光で輝く。その光を深く観察するために使えば、ヨーギの心に入ってくるもので見えないものは何一つない」と彼は言っています。

心と呼ばれるかすんだ薄暗い場所――理解できない多くのことが起きるところ――が突然大きな空っぽの部屋のように明るく澄み渡ってくるかのようです。呼吸に注意を向けることでそのような変容が起こるのだとタン・ホイは言います。

もちろん、最初の八考察を終えても心についてあまり理解できなかった、などということはありえません。特に感受に関する考察では――そこでは感受（快・不快・中性）に対する私たちの反応について話しました――心の諸々の側面について取り扱いました。呼吸の長短を見る最初の二考察に戻っても、私たちは心を使っていました。単純に呼吸に従うというだけのいちばん最初の教えにしても、好むと好まざるとにかかわらず私たちがそこで目の当たりにするのは、混乱のまっただなかにある心です。心の混乱した様子を詳しく調べてみようと考えてみるだけで私たちはひるんでしまいました。しかし心がある程度の静けさを獲得できた今、混乱を見つめることのできる心について話をするところまで来ています。そして幅広い様相を見せる心の状態にも慣れ親しんできました。

心の毒

ブッダは、私たちが心の奴隷になってしまっていることを何度も強調しています。私たちは心の内容に執着してしまって、自分自身そして他の人々に苦しみをもたらす行為へと駆り立てられます。ブッダの教えの目的は私たちをこの執着から自由にすること、すなわちこの心の主人となることです。しかし野蛮な力をもってはその目的を達成することはできません。

そのためにはパーリ語でキレーサと呼ばれ「煩悩」とか「毒」と訳される心の三側面を理解することが極めて重要です。それらは貪欲、嫌悪、そして迷妄です。心の考察には他の側面もありますが、この三つの煩悩の状態を理解していくことが中核となります。煩悩がないときの心について知ることも同様に重要です。

最初の煩悩は貪欲で、欲求、渇愛、情欲と訳される場合もあります。情欲といっても現代的な性的な意味合いではなくて、あらゆるものに対する欲望です。人に対する欲望もあれば、食べ物、飲み物、お金、物質的な所有物、名誉、権力に対する欲望もあります。政界でのある特定の結果に対する願いであることもあります。さらには何かスピリチュアルなものを達成すること、アーナーパーナサティをマスターすること、悟りを得ることでもありえます。

貪欲には何かを取ろうとして手を伸ばし、掴んで、しがみつく特性があります。それは非常に人間的な働きであり、そのおかげで私たちは食べ物を得たり、雨露を防ぐ住居を得たり、子孫を増やすことができるのです。もちろん貪欲はあらゆる種類の犯罪や戦争を引き起こすこともあります。

簡単な例をあげてみましょう。私は生徒と面接するとき、しばしば瞑想的な対話をするように勧めてみます。最近の対話で、「たった今、あなたの心のなかには何がありますか？」と尋ねたことがありました。私と向かい合っていた婦人の心は明晰で、静かで安らかなものでした。するとそのとき、とても穏やかではありますが「この状態が終わって欲しくない」という考えが入って来るのがはっきりとわかりました。どんなに自然で害のないものに思えても、それは欲求の一例です。彼女は静かな心の中でそのわずかな動揺、あるいは苦しみを見て取りました。彼女がそれを見つめると消え去りました。消えたときの心はどうであったかを尋ねてみると、彼女は「欲求が消えて、とてもスッキリしました」と答えました。

どのような煩悩に対してもまず最初に「それが存在していますか？」と問うてみます。ただ見ることが中心となります。いろいろな種類の煩悩を見ていくうちに、扱いやすいものと扱いにくいものとがあることに気がつきます。自分の心が何に囚われているか、一日を通して心がどのように経過していくかを見ていると、あなたが「自分は実際に何をしている」とか、あるいは「自分は誰である」と思い込んでいるのとあまりにも相違しているのにショックを受けることもあるでしょう。

これは心を一瞬一瞬徹底的に経験するための考察です。ワークショップやリトリート、（本書を含めて）本を読むこと、あるいはセラピーを受けることによって獲得する自分に関する知識のようなものではありません。それは獲得するものではないのです。それは継続的な活動であり、一生涯をかけた試みであって、ある限られたプロセスの最後で成就されるようなものではありません。実践しているそのときに成就されています。たとえ私たちの見ているものが格別素晴らしいものではないとしても、自分自身について何かを見つめること自体が素晴らしいことなのです。

私とその婦人とのインタビューが良い例です。静けさがありました。その静けさを永らえさせたいという望みがあり、それが静けさの邪魔をしてしまいました。その望みを見つめることがあり、その望みが消え去りました。見つめることでそれが消滅していったのです。起こってくることをずっと明確に見つめること、私たちのしていることはいわば「再教育」でもあります。あなた自身が教師であり生徒です。本書のような本を読んだり、テープを聞いたり、法話を聞きに行ったり、そういったすべてのことがあなたを正しい方向に仕向けてくれます。しかし最終的なところでは、あなたは仏教を学んでいるのではありません。自分自身を学んでいるのです。もしもあなたが仏教についてはすべてを知っているのに、自分のことだけは知らなかったというのであれば、まったく的外れなことになってしまいます。鈴木老師が言われたように「あなたがあなたであるとき、禅が禅である」のです。

この原則が私の腑に落ちたのは、数年前に十週間のヴィパッサナー入門コースを教えたときでした。そのグループには仏教に特別な興味を持った二人の博士と、ユーゴスラヴィアからやってきた強烈なマルクス主義者の政治学博士がいました。三人ともハーヴァード大学で仕事をしていました。このマルクス主義者の宗教に対する態度ははっきりとしており、宗教なんて頭のおかしな連中のためのものだ、というものでした。その彼が瞑想を学んでいた理由とは、ガールフレンドが瞑想に夢中で、自分も瞑想に興味を示さないと彼女に捨てられてしまうのではないかと恐れていたからでした。一方の仏教徒たちは大変に敬虔な人たちでした。

十週間が終わってみると、立派にやり遂げていたのはそのマルクス主義者でした。彼は指導にしたがって毎日修行したので、内面的にたいそう成長しました。その一方で仏教学者たちははかばかしくありませんでした。彼らはブッダの心に関して大変な興味を持ってはいましたが、自分自身の心にはあまり関心がなかったのです。彼らはまったく瞑想のポイントを外してしまいました。

あなたが自分の心に関心を持つところを想像してみましょう。その瞬間の心は渇望だとします。それを非難したりはしません。あなたはただそれを見つめるだけです。多分、先ほどの面接に出てきた婦人がやったようにです。ただし私に説得されてそうするというのではなくて、あなた自身のために見つめるのです。すると、そこには渇望する心の苦しみがあることが見て取れます。おそらく見つめているうちにその渇望は消え去って、たとえほんの一瞬だとしても、あなたはただ呼吸と共に存在します。そして渇望のない心で生きることがどんなに心地よいことであるかを理解します。

自分の心をあたかも初めて見るかのように、想像しうるかぎりもっとも無垢な仕方で見ること——このシンプルな見方はダイナミックな本質的知性です。渇望するとき人は苦しみます。その事実を学習すれば私たちの生き方に革命が起きます。しかし、ただ聞いただけでは充分ではありません。自分自身で見てみる必要があります。個人的に直接調べてみなければなりません。

二番目の煩悩は嫌悪です。ある意味で一番目の正反対です。貪欲というのは取ろうとして手を伸ばし、しがみつくのに対して、嫌悪は自分にとって嫌なことが起こっている状況に対して、対抗したり、打ちのめしたり、引き下がったり、避けようとしたりします。私たちはそのような状況から免れたいと思いますし、自分に対抗するものをなくしてしまいたいと思います。私たちがそこにない何かを求めるときに貪欲となり、そこにある何かを欲しないときには嫌悪となります。

怒りがこの状態を最も明確に示してくれます。ここで再び注意しておきますが、修行するために怒りと闘う必要はありません。怒りに対して何をしようともしません。何かをすれば、それはさらなる嫌悪になってしまうだけでしょう。怒りがあるときに心はどんなふうになっているのかをただ見つめるだけです。私たちは敬意をもって怒りに近づき、心からいたわり、徹底的に怒りを経験するのです。

三番目の煩悩は迷妄、あるいは混乱です。前のふたつと比べて、はっきりとは把握しにくいものです。ひとつの例は心が暗闇にある状態です。あたかも心に影が差しているようで、物事がはっきりと見えません。私たちは混乱して、どっちつかずで、優柔不断になっています。輪の中をぐるぐる廻っているような、自己不信の状態です。自分が賢いのか愚かなのか、観察しているべきなのかただ行動すべきなのかわかりません。

渇望しているときには、私たちは心にある対象の魅力を過大に評価しがちです。何かを欲しくて、それは絶対に素晴らしいものにちがいないと考えます。嫌悪しているときには、それらを過小評価します。誰かのことを嫌いだと思い、その人はこの世で最も軽蔑すべき虫けらであると考えます。迷妄に陥ったときは、私たちは何が何だかわからないような感じです。人生に焦点があたっていません。私たちは何が良くて何が悪いか、進むべきなのか戻るべきなのか、瞑想に行くべきか腰をすえて（たぶん仏教に関する本を）読んでいた方がいいのか決められません。

三つのうちでこの迷妄ないし無知が、もっとも主要な煩悩です。他の二つはこの無知から生まれてきます。私たちは物事をはっきりと見ることができないがゆえに、自らを幸せにしてくれることのないものを追いかけ、不快なものに殴りかかり、本当は私たちを害することなどないものから走り去ることに莫大な時間を費やしています。

これらの状態は何も珍しいものではありません。すべてが私たちにとって親しみのあるものです。問題は私たちがそれらと共に修行できるかということです。それらを裁くことなく、変えようとすることなく、特にそれらに反応してしまうことなく見つめることができるでしょうか？　通常私たちは渇望を感じると、ただちに行動を起こしたくなります。ケーキを食べる、懸賞に応募する、などなど。もしも嫌悪を感じたならば、出て行ってしまいたくなりますし、何とかしてその状況をないものにしてしまいたいと思います。

それらのうちで混乱が最も手ごわいものかもしれません。私たちの世界では果断さ、すなわち強くあること、勇敢であること、何をすべきか知っていることに大きな価値が置かれています。ですから混乱したときには、私たちはあれかこれかを選択したいと思いますし、その居心地の悪さから逃げたいと思います。修行の試金石となるのは混乱と共にあること、つまり混乱とは実際にどんなエネルギーなのかを見つめることです。混乱をはっきりと深く見つめることが、純粋な明晰さと果断さへの最も信頼できる道となります。

私が何年も前にカレッジの教授をしていたとき、この煩悩と面白い出会い方をしたことがあります。毎年秋になると多くの最上級生たちが私のところにやって来て、「来年何をしたらいいのかわからない」と言うのです。就職する、大学院に進む、専門学校に行く、しばらく旅をする、すべてよくある選択肢です。彼らの両親たちも深く関わってきて不安でいっぱいでした。それはとても緊迫した状況でした。

私は瞑想の修行を始めていたので、瞑想から学んだことをわずかながら応用して、「つまり、君は混乱しているというわけだね。それはそれで大丈夫だよ」とだけ言いました。こんな場合私たちには何らかの偽りの明晰さを押しつける傾向がありますが、私は彼らにありのまま混乱しているように勇気づけました。それがその瞬間における真実だからです。混乱していることを大きな失敗として――

「二十一歳にもなって人生で何をしたいのかわからないのか!」と――見るのではなく、すべてがそうであるように、混乱もやって来ては去って行くひとつの心理状態として見つめるのです。

年末までに学生たちの九〇パーセントは決心をしていました。みな私のところにやって来ては最終的な決定だと言わんばかりに発表します。歯医者、法律、ソーシャルワークなど。私には彼らが心からそう決心したとは、とても思えませんでした。彼らは不安に耐えることができず、ただ何かをやってみるだけなのです。とはいえ、混乱をオープンに認めることができて、決心しないまま学年を終える学生も数人いました。私はいつも彼らの勇気を称えたものです。

混乱していると感じるとき、それが修行の邪魔をしているとは考えないでください。混乱することがあなたの修行なのです。それがその瞬間のあなたの人生なのです。混乱と共にあって徹底的に調べてみなさい。混乱があなたを明晰さへと導いて行くのに任せなさい。そうすれば最終的に得られる結論はよりずっと信頼できるものとなるでしょう。それは居心地の悪い状況に反応している恐れおののいたエゴではありません。それは次第に展開してくる自然なプロセスなのです。

久道老師はローレンス・シェインバーグの『どっちつかずの禅』という本の中で、疑いに囚われている弟子にアドバイスをしながらそのことを見事に言い当てています。「決められないのか? そうか、それは偉大なる決定だよ、ラリーさん。私の師匠はな、『混乱したら、混乱しとれ。混乱に混乱されるなよ』とおっしゃった。わかるかな? ラリーさん、完全に混乱しなされ。それでまったく問題はないよ。私が保証してもいい」

心を経験すること

第九番目の考察にとって重要なのは、私たちの心の明晰さがどの段階のものであれ、心をありのままに徹底的かつ充分に経験することです。そうしているうちに気づきが心の状態からエネルギーを抜き取ってしまい、諸々の心的状態が起こっても、もはや私たちを突き動かすだけの力を持たなくなることがわかってきます。心の状態の命ずるままに自動的に行動してしまうことはもはやありません。

そうなると強烈な怒りとか恐怖といった厄介な感情が生じても、さほど苦しまなくなります。そういった心の状態と親しくなっているため、その関係も変わってくるのです。諸々の感情は意識の貯蔵庫から、私たちのハートから直接やって来ます。私たちが学んでいるのは、それらと同一化してしまったり、抵抗したり、あるいは拒否したりせず、友好的に観察することです。

私たちの心はいつも感情と対決したり、あるいは感情の中で迷ったりしています。重要なのは、戦場のようになっている私たちの心を平和共存の場へと変えることです。

十三番目の考察に至って私たちがついに理解することは、心の状態はすべて無常であり、実体的な自己を欠いているということです。今のところはもっぱら沸き起こってくる感情を認識し、それに心を開くことを学んでいるだけですが、それでもそれらが生じては消え去って行く事実を意識せざるを得ないときがあります。

それは以前に話しましたが、蚊に刺されるようなものです。怒りというものは、詳しく見つめてみると感情の安定した流れではなく、一種の複合的状態であり、その強烈さが常に変化しながら最終的にはまったく消滅してしまいます。怒りはやって来ては去って行くエネルギーの動きです。それが人間を性格づけることはできないでしょう。持続する実体を持ち合わせてはいないからです。

呼吸も、感受も、心の状態も、やって来ては去って行くものすべてを見つめていると、これらのことを「している自己」という概念が想像上のものであることも理解されてきます。生涯にわたって持つであろうその概念がすべて崩れ去ると、あるいは少なくとも弱まってくると、私たちは重荷を下ろすことができます。自分で自分を知ることに喜びを覚えるようになります。それは常にやらなくては叱責されるような厳しい宿題ではなく、自らの人生を軽やかにしてくれる役に立つ修行なのです。私たちは修行の核心に存在するある種の喜びにつながれていきます。

こうした心の状態を繰り返し観察していくうちに、心の状態はその影響力を失っていきます。怒りや渇望や不安に見舞われても、必ずしも問題になるわけではありません。「恐れていても大丈夫」というのはそうあるべきだという観念ではなく、実際の事実です。あなたは恐れているのだけれども、それで大丈夫なのです。ひとつひとつの呼吸の自然の流れに従うのが容易になってくるにつれて、これらの心の状態に向かい合って直接的に経験するのも容易になってきます。

そうしているうちに、これらの心の状態はやせ細って崩れ去っていきます。瞑想が目指しているのは、すべてのものがやってきた場所へと戻って行くことです。一切は静けさの中からやって来て静けさの中へと帰って行きます。心が落ち着き、静寂になるにつれて、心理的な時間の感覚が消え去り、広大なひろがりへと開かれていきます。それは興奮の背後で、常にそこにあったのです。

古の人々は雲の背後にある空のことを話しました。心が作り出すものは雲のようなものです。美しいものもあれば、暗いもの、恐ろしいものもあります。しかしそれらはすべて心という空の中にある雲なのです。空は広大で、輝かしく、変わることなく、生まれたこともなく死ぬこともありません。

私たちの多くは雲のレベルで生きています。空の存在に気づくことは稀です。そして空への道はその雲の中を通っています。雲について研究し、優しく偏見のない仕方で注意深く観察することによって空へと抜けて行くのです。修行が進むにつれて、感受に気づきを向けると感受が消え去っていったのと同じ仕方で、怒りや恐れも消え去っていきます。すると私たちは何かまったく別なものへと開かれていきます。広大で静まった、エネルギーと愛とに満ちた、私たちが必要とするあらゆる滋養分に満ちた何かです。そしてそれはずっとそこにあったのだということを理解するのです。

心の叙事詩

私たちは煩悩を別な角度から見ること、起こっていることを少し違った仕方で特徴づけることもできます。修行の役割とは、チッタすなわち心を守ることだと言ってもいいでしょう。なぜなら心は私たちの持つ最も価値あるものだからです。ある意味では心は私たちの持つすべてです。私たちそのものなのです。アーナーパーナサティ――あるいは気づきそのもの――は「心の守護者」と呼ばれることもあります。

ここで私たちが手にしているのはひとつの叙事詩的なドラマであり、それも想像しうるかぎり最も重大な戦いです。一方には煩悩、貪欲、嫌悪、迷妄があります。もう一方には気づきと智慧とが一人で立っています。パーリ語でこれらの特質を指す言葉はサティパンニャーです。サティは気づき。パンニャーは見極めること、明確に見ることです。したがってサティパンニャーとは、見極める力を伴った気づき、瞬間的に直接的かつ正確に見つめることです。

たいていの場合は、智慧よりも煩悩の方がずっと力が強いものです。私たちの人生の多くは貪欲や嫌悪や迷妄の中で、ひとつの大計画から次の計画へと流れ過ぎていきます。もちろん私たちはそれらの心の状態が行動化されているとは思わず、自分のために最善を尽くしていると考えています。私たちは自分の欲するものはいいものであると思います。無知ゆえにそのように感じるのであり、その無知は強力であらゆるところに浸透しています。

覚醒とは、結局のところ、無知を見とおすことなのです。

しかし修行を始めたばかりの頃、私たちは長年にわたるこれらの心の状態によって窒息して疲れ果ててしまっています。人は皆少しずつ違ったお荷物を背負っています。貪欲になる人もいれば、怒ったり、たびたび混乱する人もいます。世間で生きることにある程度の時間をつぎ込んでみてわかってくることは、衝動というものをよく確かめないでいると、人は実りのない行動へと駆り立てられてしまうということです。この事実を理解する人たち自体が少数派ですが、そうならないように何かをしたいという人はさらに少数派となります。そういう人たちがダルマの修行を始めるのです。

修行を始めた人たちが気づく典型的なことは、煩悩は強く智慧は弱いということです。

特に修行を始めたばかりの頃は、智慧は援助を必要としていますので、これを一つの理由として、私たちは修行の全体的構造として師やセンターやリトリートやサンガを必要とします。しかしながら実際に私たちが必要とする智慧のありかは、この叙事詩的なドラマが起こっている自分自身の内部なのです。私たちにとっての最悪の敵も私たちの外側にいるのではありません。最悪の敵もベストフレンドも自分の心の中にいます。

この修行――心の再教育――が持つ最もラディカルな見地のひとつは、問題は外部にあるとするのではなく、常に内部を見るということです。煩悩は見事なまでに私たちの目を外側に向けさせてしまいます。私たちは煩悩に心を奪われて自らの心を覗こうとはしません。

私たちは個人的なレベルでこの過ちを犯しているだけではありません。社会全体が同じことをしています。私たちはありとあらゆる時間と金をつぎ込んで、国境地帯の南部にいると思われる麻薬の密売人たちを追いかけています。取引を阻止して彼らを全滅させようとしています。しかし、私たちはそもそもどうしてそれほどまでに麻薬を必要とするのか、という原因を考えてみることはありません。その原因がなければ密売人たちは何をすることもできないのに。

そんな傾向を言い当てた私のお気に入りのたとえ話があります。軽い目の調子ですが、私の祖父にまつわる話です。祖父はロシアの田舎からアメリカに渡ってきたのですが、ロシアではネクタイなど一本も持っていませんでした。しかしこの国ではネクタイを締めなければならない場合もあります。祖父はネクタイをきちんと締めるのが苦手で（いつも一方が長くなってしまうのです）、ネクタイが大嫌いでした。

祖父がこの複雑な任務を遂行しようとしている間、家族はいつも家の外でイライラしながら待っていました。何度やってもうまくいかなかった挙句、祖父はペッとつばを吐いて、「クリストファー・コロンブスがコレラに罹りますように」とイディッシュ語で呪いをとなえるのでした。それにはちょっと込み入ってはいるものの、筋の通った言い分がありました。ネクタイが結べないことの責任を自分がネクタイを結ばなければならなくなった国を発見したヨーロッパ人に転嫁していたのです。

私たちは自分の問題を自らの内側以外のいろいろなところに見つけようとします。そうしている限りは、問題の根幹にたどり着くことはありえません。数年前のことですが、苦しみから逃れられることなどないのだという結論が圧倒的なまでに明らかになったとき、私の修行の質はまったく変化しました。その事実を理解することで、修行に対する、それまで体験したことがなかったようなまったく新しいエネルギーが与えられたのです。

ブッダはそういうことを言っています。私たちの目の前に人生に関する明白な事実があるのに、私たちはずっとそれを無視しているのです。それが無知というものです。修行とは、無視する代わりに、たった今、ありのままに自らの経験と共にあることを最優先にすることです。

修行の難しさは、一時間坐れるように学ぶことや週末坐ることや三ヶ月のリトリートに行くことの難しさとは違ったものです。本当に難しいのはたった今ここで起こっていることに注意を向けることなのです。煩悩がそれをさせないようにしています。煩悩の呪縛を破る方法とは、振り返ってそれらを直視すること、こうした心の状態をありのままに見ることです。これが無知から出て自由に向かう道なのです。

攻略法

私の話しているこの叙事詩的なドラマ、無知と智慧との間の大いなる戦は、さまざまな伝統の中でさまざまに描かれています。タイの森林派の伝統であるアーチャン・マハーブーワの教えでは、煩悩は敵です。煩悩は際立って強力で、心の隅々まで浸透しています。煩悩はとても知的で自らを友人のように装うために、あまりの微妙さに私たちはそれが煩悩だとわからないときさえあります。これは戦争です。捕虜を取るべきではありません。

あるときアーチャン・マハーブーワが私の真横で一人の僧を叱っていました。本当にひどく非難していたのです。この僧はうっかりしていて、自分のコップを落ちて壊れてしまってもおかしくないほどテーブルの端の近くに置いてしまったのでした。私はタイ語を話せませんので、すべて通訳を通さねばなりません。アーチャン・マハーブーワは振り向いて私の通訳を見て「私は個人的攻撃をしているわけではない。煩悩を攻撃しているだけだ」と言いました。彼は私がその違いを知っていることを確かめたかったのです。

最初、そう言われたとき、それほど心惹かれる感じはしませんでした。これが仏教？　ずいぶんと攻撃的だな、という感じを受けました。しかしその伝統は古い経典にまで遡ってこう言っています。「足下を見よ。あなたの命、そしてあなたがお世話する人々の命がここにかかっているのだ。注意せよ」。これは修行がいかに緊急なものであるかを伝え、私たちの対峙しているものが何であるかを思い出させようとしています。

もうひとつの伝統を代表するのがティク・ナット・ハンです。彼の戦略は基本的に煩悩への愛を強調することであり、イエスが汝の敵を愛せと言ったのと同じやり方です。そうすることによって、苦悩に満ちた激しい状況や、葛藤や闘争に満ちた二元論を避けることができます。煩悩を未知の異物として見るのではなく、自分自身の一部分として愛をもって受けとめるのです。ティク・ナット・ハンのやり方もまた古い伝統に由来するものですが、彼はとかく二元論的で攻撃的になりやすい西洋人を相手にするために、意識的にこの戦略を採用しているのです。

この二つのアプローチはいずれも真実だと思います。教えや修行を重ねるほどに、私は煩悩は実に強力で危険な力であると思うようになりました。また、どちらかといえば、修行者たちは煩悩を軽く見すぎていると思います。煩悩の力は大変な危害をもたらすことがあります。しかし同時に、煩悩が現れてこないように煩悩と戦っても、うまくいきません。煩悩を意識の一部分として受容し、それがおのずから展開するに任せるのです。そうすれば煩悩をただ観察し、真に理解できますし、その結果、煩悩はおのずから消えていくことでしょう。あまりに軟弱すぎる態度は望ましくありません。というのも、それでは煩悩が持つ力に対して相応しい敬意を表することにならないからです。しかし私たちは煩悩を攻撃しようとも思いません。

これら二つのアプローチは根本的には比喩的なものです。双方共に利点と問題を抱えています。どんなに言語を使ってもすべてを言い尽くすことはできないからです。アーチャン・マハーブーワは嫌悪感を育てようとしているのではありませんし、ティク・ナット・ハンは無自覚を奨励しているわけではありません。結局のところ修行とは、煩悩をどのような言葉で性格づけるかではなくて、煩悩に直接注意を向けること、煩悩を明らかに見ることであり、それこそが私たちを解放してくれるものなのです。

ありのままの心に向かう

特に経典を読み進み、教えが複雑になっていったとき、私たちが議論しているのはいわば肉体労働なのだということを思い出すと役に立ちます。それについて話したいことは何でも話してかまいませんが、煎じ詰めるとその議論は、この瞬間、たとえばあなたがこの本を読んでいるこの今、自分の心をありのままに観察することに帰着します。この任務からは逃れられません。逃げおおせた、自分はもう心を見守る必要はないと思ったとしても、それは心の中にあるもうひとつの概念にすぎません。自分は逃げおおせたと思っているだけです。

人は達成感を得ようとして多くのことを試みます。スピリチュアルなことについても同様で、人々は走り回って疲れきってしまいます。ブッダの教えは、すべてのことはたった今あなたのいるところにあるということです。それはあなたの苦しみとその苦しみの終わりです。よそに行く理由は何もありません。あなたのなすべきことは自らの心を覗いてみることです。心それ自体は空間であり、事実それは無限の空間です。心はその瞬間、心全体を流れているエネルギーの色に染められています。そのエネルギーとは、貪欲、嫌悪、迷妄というこれまで話してきた三つの可能性のうちのひとつである場合が多いのですが。

人はしばしば幸福と欲望とその充足とをゴチャ混ぜにしてしまいますが、ブッダはその様子を説明するための物語を語っています。ひどい痛みと痒さに苦しみながら森に住むハンセン病患者がいました。痛みを和らげる唯一の方法は、大きな穴を掘って燃え盛る木を入れて炭を作り、患部を炭にこすりつけるのです。彼は別な苦しみを作ることで安堵感を得ることができただけでした。

物語はこう続きます。彼は病気が治り、街に移って普通の生活を送ります。しばらくして彼は森に戻る機会がありました。そこで彼はハンセン病患者たちが、以前に自分自身がやっていたように、熱く燃えた炭火に身体をこすりつけて安堵しているのを見ました。その光景はあまりにも痛ましすぎて、彼は正視することができませんでした。

ブッダは私たちの人生はそのようなものであると言います。私たちはひとつの苦しみ――ここでは渇望――から自らを救おうとして、ありとあらゆることをしてもうひとつの苦しみを創り出します。苦しみを克服した健康な人にとっては、人が苦しみをやわらげたいと願いながら自らをありとあらゆる苦しみに追い込んでいるのを見るのはさぞかし心の痛むことでしょう。

もしもあなたがこのことを受け入れられないのならば、つまり欲望が苦しみだとは思えないのならば、別に問題はありません。他の誰もがやっているように何かを望み、歩き回って、自らを満足させるだけです。私たちの文化はそのような活動の上に築かれています。私たちは世界中でもっとも偉大な消費者文化を持っています。私たちはこっちの方が良い、あっちの方が良いと、為すべきことをどんどんと創り出していきます。しかし、その割にはそれほど幸せになっているようには思えません。

おそらくいつか、何かを獲得することでは幸せにはなれないのだということを私たちが真に理解する日が来るでしょう。悲しみから逃れることはできないと悟ったときに私の本当の修行が始まったように、誰であれ、欲望は苦しみであるときっぱりと明らかになったとき、その人の修行が始まります。その人は自分の心を覗き込み、そこに渇愛を見るでしょう。そして、苦しみが必然的に渇愛の一部であることを理解するでしょう。

ただ見つめること、これが第一歩です。次にその苦しみと共に在ること、真正面から本当に出会ってみることです。渇望という苦しみがそこにある限り、それと共にとどまらなくてはなりません。すると、それが消え去るのがわかるでしょう。そうしてみてその渇望を持っているということがどういうことなのかを知るのです。最初から最後まで経験全体を知ります。これを何回も充分にやりきったとき、もうそれ以上心配しなくなります。それはただ同じ古ぼけた渇望にすぎません。

だからといって、食べ物、セックス、権力、名誉といった渇望の対象すべてを諦めるということではありません。それらの奴隷になることがないという意味です。名誉のようなものであっても、それをもらうことも放っておくこともできます。名誉それ自体は苦しみではありません。それはただ多くの人々があなたが誰であるのかを知っているという事実です。しかしその名誉をうまく取り扱える人は稀有であるように思えます。名誉はあらゆる種類の渇望や固執や執着の対象となります。

渇望が存在しないときの心、渇望という形態の苦しみを経験していないときの心がどのようなものかを見つめるのも重要なことです。心が明瞭になる瞬間を体験するかもしれません。ただ欲望の苦しみがそこにないという理由だけで、あなたはその静けさと呼吸とについて行くことができ、そこにある喜びを味わうかもしれません。欲望の中には安らぎも喜びもなく、欲望の不在の中に大いなる安らぎと喜びのあることを理解し始めます。この事実を理解することが重要です。心は自然に明晰さと内面的な静けさとに傾き始めます。法話の中で熱心に説明する必要はありません。心は満ち足りることを喜び、その価値を知ります。

嫌悪についても同様です。怒りが良い例です。怒りは苦しみへと導くだけではありません。あまり極端になると一生監獄の中ということにもなりかねませんが、それだけではなく怒りそのものも苦しみなのです。怒りは心の中で荒れ狂う炎です。たいていの場合私たちはその炎を消すことよりも、誰がその火をつけたかに関心を持ちます。怒りの対象について語りつづけている間に私たちは自らを焼き尽くしてしまいます。もしも何物も残らないのなら、誰が火をつけたかなどどうでもいいでしょうに。

この修行の難しいところは、ただその火そのものに目を向けることです。火が燃えている、怒りに荒れ狂うというのはどういうことなのかを詳しく調べてください。純粋無垢の、無邪気な心で怒りに近づくのです。怒りに心を開き、その内側に立ちます。すべての概念や理論を手放してただ怒りと共にいなさい。怒りを消そうとしてはなりません。概念なしに、怒りという言葉さえなしに怒りが何であるのかを見つめます。ただそのエネルギーを見つめます。怒りがあなたに直接どんな報いをもたらすかを学ぶことができるように、火が荒れ狂うに任せて意識的に怒りに対面するのです。

泣き言や不平不満といったおとなしめのものも含めて、心に怒りのないときには、その反対の心理的状態が顔を出しています。あなたは最高の両親や兄弟姉妹には恵まれなかったかもしれません。一番いい学校には行けなかったかもしれません。最初の結婚はうまくいかなかったかもしれません。しかし、この瞬間、どんな理由であれ、そうしたすべての悩みはあなたを煩わしていません。あなたは嫌悪を感じてはいません。この点を理解することは極めて重要です。理解することであなたのエネルギーを再統合するプロセスが始まるからです。

最後の心の状態は混乱です。心が堂々巡りしているとき、二者の間で決めかねているとき、心に影が差しているとき、困惑した感じがするとき、心がどんなふうになっているかを見つめなさい。心がどんよりしていたり、葛藤していたり、ためらっていたり、自信がないとき、その心を知りなさい。そしてすべてが明らかになって混乱がないときの心も知りなさい。空は本当に青く、草は本当に緑です。お腹が空いていればそれを知る。あるいは、それまでしばしば空腹感だと思っていたのは、実は単なる心の中の渇望だったと気づく。そのときあなたは、明瞭なときの心の状態を知ります。そのこと自体、道の重要な一部分です。

第九番目の考察で難しいのは、これらすべての状態における心を知ることです。もちろんそれは坐っているときだけに限りません。そうした心の状態はいつも生じています。ここでの修行の眼目は、呼吸を助けとして心の三つの状態にいっそう注意を向けることができるようになることです。今は欲望、今は激怒、今は混乱、今はそれらがないという風に心を見つめることです。すべてに気づきと意識的な呼吸が付き添っています。この煩悩を起こすのでもなく、起こすまいとするのでもありません。それは自ずから生じてくるので、あなたはただ見守るだけです。

たとえば、ブッダが繰り返し言及している愛着について見てみましょう。ブッダはすべての教えは

「いかなる状況においても何事にも愛着を持つな」という言葉にまとめることができると言っています。しかし愛着はまったく自然なことです。私たちは人に愛着を持つこともありますし、概念や物質的な所有物に愛着することもあります。

そこで私たちは愛着がどういうものかを認め、それを見守ることを学びます。愛着が出て来たときにうまく見つめられるようになり、しばらくするとさほど問題なくできるようになります。それは完全に愛着を手放す方向に向けて大きな一歩を踏み出すことです。私たちは愛着なしに誰かを愛することができるでしょうか？　もしできないのならば、愛着という余計なものを見つめ、プロセスに従ってその呪縛を弱めることができるでしょうか？　愛着が破壊的にならないように防ぐこともできるでしょうし、固執することに伴う苦痛をいくらかでも取り除くことができるかもしれません。

私たちの多くは、この修行が進んだらどうなっているだろうかというイメージを持っています。完全にこの一瞬に在りきって、執着も、怒りも、混乱もないといったイメージです。同時に私たちは、現在の自分がどうであるかというイメージも持っていますが、それはその理想からは程遠いものです。しかし、この修行はそんなイメージをまったく超越したものです。修行というのはあなたが愛着を持っているとき、怒りを感じているとき、自分のイメージを持っているときにさえ、物事がどうなっているのかを正確に見つめることなのです。どうあるべきかというヴィジョンを描くことはありません。この瞬間にどうあるかをただ吟味するだけなのです。

鶏になる

タイの森林地域へ修行のために初めて行ったとき、私はさぞかし静かで牧歌的な土地だろうなと思っていました。けれども実際は、ボストンの最もうるさい地域よりも騒々しいのです。だいたいは野生の鶏たちのせいです。鶏たちは非常にうるさく、いつも大騒ぎしています。鶏たちはとても楽しそうですが。

そこで私の先生になってくれたアーチャン・ブッダダーサは西洋人がやって来たのを喜んでいましたが、時として私たちに小言を言うのを楽しむところもありました。彼はよくこんなことを言っていました。「おまえたちは鶏を見て恥ずかしいとは思わんか？　あいつらは不眠症や頭痛や胃潰瘍にはならんよ。奴らは神経質に緊張したり心理的な不調に陥ったりすることがない。人は何トンもの薬を飲むが、鶏たちは薬なしでぐっすり眠るし安心している。人間に生まれて神経症になる権利はあるが、でもそれは祝福なのか呪いなのかわからん。手遅れにならんうちに、アーナーパーナサティのようなダルマの修行法を見つけることだ。幸せに生きて、鶏を見て恥ずかしく思わなくてもいいようにな」

ある意味で九番目の考察は、鶏のようになることを学ぶものです。しばらくの間それに取り組んだら、次に進みます。けれども、貪欲、嫌悪、迷妄の諸相はすべて調べ尽くしたというような振りはしないでください。

これまでの諸考察を振り返って、煩悩という心理的状態もその一部として含まれていたことを理解するのも助けとなるでしょう。そのときには言いませんでしたが、身体に集中していたときや、ひたすら呼吸を追っていたときに気づいた変化の多くは心の状態に関係したものです。

もう少し心の状態に親しくなって、何が現れてきても観察することができるという自信が出てきたら、その時点で第十番目の考察に進むといいでしょう。

10・「心を喜ばせながら息を吸おう。心を喜ばせながら息を吐こう」と訓練する。

この考察を行なう準備が本当にできたときは、このうえなくうれしく楽しいものです。ここであなたは心を幸せにする方法を実際に学ぶことになります。人生の中で心を喜ばせてくれる物事は数多くあり、いくつかはすでにご存じでしょう。たとえば、誉められたり、仕事がうまくいったり、昇進したり、お金が儲かったり、いい食事をしたり、愛の営みをしたり、いい映画を見たり、といったことがあります。

しかしこの第十番目の考察はちょっと違ったものを指向しています。すなわち、私たちはダルマで心を喜ばせることができるかということです。ブッダはダルマがもっとも偉大な、そしてもっとも微妙な喜びであると言いました。それはすでに述べた喜びと別のものではありません。しかし第十番目の考察では、物質的手段や感覚的手段を通して幸せになろうとするのではありません。ブッダの道を修行する喜びを通して幸せになろうとしているのです。

私も、私が共に修行した多くの人々もこの幸せを体験しました。私は悟りのことを語っているのではありません。そうではなく、人生にこれらの教えを応用することのできる幸運を心から感謝している、ということです。

もちろんそんな言い方は感傷的かもしれません。神秘めかしているかもしれませんし、観念的、あるいはロマンチックな言い方とも受け取られかねません。私はダルマを愛していると初めて思ったのは六十年代のことでしたが、当時は大分違っていました。人から見たら当時の私は大いに修行を信仰していたと言われるのではないかと思います。そのような信仰の中には幸せが含まれています。しかしその信仰は人生経験によって裏打ちされたものではありませんでした。私はまだ充分に修行してはいなかったのです。

当時を振り返ると、私たちはアジアの瞑想の師匠たちはどんなに素晴らしいだろうと、ロマンチックな思いをふくらませていました。仲間の中には、信仰によって本当に思い切らねばできないような人生の大転換をした人もいました。しかし、その信仰はまだ自分のものとはなっていませんでした。なぜなら当時、私たちはまだ実際にダルマの果実を味わってはいなかったからです。私たちが感じていたエネルギーと興奮の多くは、途方もないスピリチュアルな行によって素晴らしい結果を得るのだという空想から来ていました。本当の修行の成果は、ロマンチックに想像されたものよりずっと充実したものです。しかし私たちはまだその成果をあまり味わってはいなかったのです。

しばらく修行を続けてみると、手応えのある喜びを感じるようになります。その喜びは、信仰とかイデオロギーとか空想などとはまったく関係のないものです。瞑想修行がもたらしてくれる幸福は、実際に知覚可能なものです。それが起こり得る二、三の道筋をあげてみましょう。

喜びへの道

第十番目の考察に入ることができるのは、修行がある地点に達したときです。すなわち、身体、感受、心をたやすく静めることができ、現在の自分に起こっていることをありのままに受け入れて注意を向けられるようになったときです。あなたはもう不安とか寂しさといった苦痛に満ちた意識状態によって虐げられることはありません。おそらくそれらは総力を挙げてやって来るでしょうが、意識の中に現れている限り、あなたはそれらと完全に共にいることが可能であり、また、それらが消え去って行くのを見守ることができるとわかっています。もはや問題とはならないのです。

この喜びに至る道は大きく分けて二つあります。ひとつはサマーディないしサマタの修行、すなわち集中の修行から生じるものです。集中した心とは幸福な心です。瞑想の初心者でも、ほんのわずかのあいだ呼吸に意識を集中できたときにはこの事実を体験します。他に何か特別なことが起こっているわけではありません。集中することそのものが喜びに溢れています。より意識的に呼吸と共にあることを学ぶと、そこからある種の喜びが涌き出てくるのです。

しかし、それを強制することはできません。花が咲くように、その条件が整ったときに起こってくるだけです。その原因の一部はあなたが心配事を離れたという事実によりますし、もう一つは集中した心の自然さと関係しています。心をすばやく容易に集中できるとき、あなたは素晴らしい才能を手に入れたのです。

十番目の考察においては別の道を通って喜びに至ろうとします。それはヴィパッサナー、すなわち智慧そのものです。物事を非常に明瞭に洞察すると、その洞察そのものが一種の喜びをもたらしてくれますが、その喜びは集中した心から得られるものを超越したものです。古典的な修行法では、見晴らしがきくようになった第十番目の地点から戻って、単純な呼吸の出入りから始めてすべての考察をもう一度やっていきます。熟練した人の中には呼吸の出入りを二、三分見つめただけで喜びを体験する人もいます。そういう人たちはさらにすべての考察を続行し、全身を感じる喜び、身体を静める喜び、その折々の心の状態に自らを委ねられるほどの自信がもたらす喜びを感じていきます。特に満足感のあった考察を取り上げて、自らの心を喜ばすこともできます。

第五番目の考察は喜悦を生じさせます。ここで話している嬉しさにはもうひとつの微妙な次元があります。物事をやり終えることの喜び、それを効率的にすることの喜びです。その感覚は、みなさん修行以外の人生の中でごぞんじのはずです。たとえば、技芸を体得したり、料理がうまくできたときなどがそうですし、単純な家事についてもその喜びの感覚はわかると思います。それは物事を始めから中盤、そして終わりまで全力を尽くしてやり通した感覚です。

この喜びのもうひとつの形としては、こうして話していることが真実だとわかったときもそうでしょう。瞑想をすれば安らぎが得られるということを本で読んで、早く安らぎが訪れないかと待ちに待っていました。そしてとうとうある日気がついてみると安らかな幸福感の中に浸っています。やってきたのです。あなたが待ちわびていたそのことを見つけたのです。

おそらく過去においては、あなたはそうはっきりとその喜びを認めることがなかったかもしれませんが、この十番目の考察でははっきりと認識します。あなたは自分がこれらすべての考察をやり通してきたこと、自分にはそういうことが可能なのだということを理解します。レパートリーを貯えた卓越した音楽家のようなものです。あなたは心に喜びをもたらす九つの方法を手にしています。考察という行為そのものに本来的に備わったある種の高揚感があります。その高揚した感じの中にエゴは含まれてはいません。もちろん入りこんでくる可能性はあります。しかしそれは異国の果物についてそれがどんなに美味しいかをずっと聞かされていたときのような感じです。あなたはとうとうその果物を食べてみて、「うん、美味しい」と言います。もう信じる必要はありません。経験したのですから。

でもちょっと第五番目の考察に戻ってみましょう。呼吸と身体を静めることで自然に生まれてくる喜悦のことです。この点に関して特に示唆に富んでいるからです。ここで私たちが考察しているのはその喜悦ではなくて、喜悦を獲得できたことによる充足感のことなのです。それはどちらかというと学習の喜びです。今ある学校はその喜びの多くを潰してしまっています。学校は学習を良い職を手に入れるための競争にしてしまいました。しかしソクラテスやプラトンが話していた類の純粋な学習においては、そして私たちの時代においてはクリシュナムルティが言っていたように、そこには本物の喜びがあります。

あなたはこれまでにこの喜悦に関して本で読んで人からも聞いてきました。しかし今あなたはそれを自分自身のものにしたのです。その喜びは、有能であることの喜び、効果があることの喜び、完全に全身全霊で生きることの喜びです。単なる歓喜ではありません。それは喜悦に入って行けることがもたらす達成感です。あなたは瞑想的な生活の中で得られる途方もない喜びを味わい始めています。

注意してこの喜ぶ心を見つめていると、それが無常であることに気づかざるを得ません。私たちは当然のことながらそのような幸せに執着してしまいがちであり、幸せが消え去っていく――それは避けられません――と苦しみます。もしこうした因果関係を理解し、プロセスの中でそのような渇望の束縛から自分自身を解き放つことができたなら、私たちはある種のヴィパッサナーの喜び――洞察がもたらす喜び――を味わいます。

あなたは喜悦および喜悦を獲得したことを見つめています。しかしさらに深い何かをも見ているのです。それこそが本当に大切な点であり、一時的な高揚状態などは大したものではありません。この修行はハイになったり、いいムードの中にいるためのものではありません。修行をすればいいムードが永遠に続くとか、いつも幸せでいられるなどということはまったくありません。

このように心を喜ばせることは、もちろん無常なことですが、それでも極めて価値あるものです。その理由のひとつは、私たちが子供の頃に持っていた学ぶことへの愛を復活させてくれるからです。私の場合、正規の教育における激しい競争と目的指向の雰囲気の中で痛めつけられてきた学びへの愛が、この修行によって蘇ってきました。

その喜びは修行がうまくいっているという感触、これらすべての状態を体験することが可能なのだという新たな感触をも与えてくれます。ブッダはこの教えは苦しみと苦しみの終焉とに関するものだと言いました。これは野心的な企てのように聞こえます。しかしこの喜びによって、それはただの絶望的な願いにすぎないのではなく、本当に苦しみを終わらせる可能性があるのだと思えるようになります。修行に対する感覚が一新され、まったく新たなやり方で坐れるようになります。

最近私は、卓越したバイオリニストであるイェフディ・メニューインの一生に関するドキュメンタリー・フィルムを見ました。バイオリンを弾いている彼から発散される喜びを見て、私は特に心を動かされました。瞑想者の場合、そうした喜びは修行に完全に没入することができたときに生じてきます。そうなると、心身がどんな状態にあってもくつろぐことができ、集中した心の喜悦の中に入ることができ、煩悩の火が燃え盛る中にあっても平静さをもって坐っていられるようになるのです。ブッダは何が来ようと見つめる術をマスターしていたといわれています。私たちは彼の仲間に入ろうとしています。ダルマを修行する世界に入る足場を築いているのです。

学びに終わりはありません。ブッダでさえも、苦しみからは自由であったにせよ、境地をさらに洗練するための機会は数限りなくありました。しかしそれは喜びのもうひとつの側面でもあります。私たちが学びつづける限り喜びは深まっていくのです。私が好んで引用する文章のひとつに、日本の版画家である葛飾北斎が「富嶽百景」の序に書いた文章があります。彼の芸術に対する態度は私たちがダルマの修行に向かうときにも応用できるものだと思います。

私は六歳の頃から物の形を描くことに取りつかれていた。五十歳までには数え切れないほどの版画を出版していた。しかし七十歳以前に創作したものは顧慮するに値しない。七十三歳になって、私は動物の、植物の、樹の、鳥の、魚の、虫の、そして自然の本当の仕組みついてわずかながら学ぶことができた。この続きで私が八十歳になる頃にはもっと進歩しているかもしれない。九十歳になったら物の神秘の中に深く分け入り、百歳になったら確実に驚くべき境地に達し、百十歳になったら、点であろうと線であろうと、私のなすことすべてが生命を持つようになるだろう。私と同じくらい長生きする人には、私がこの約束を守ることができるか見届けてくださるようにお願いしたい。

七十五の歳にて自ら記す。かつて北斎、今は画工老人、絵に狂って老いさらばえた男。

本物の滋養を見つける

十一番目の考察が取り上げる心的状態は、人間にとって極めて価値あるにもかかわらず、私たちのほとんどがあまり経験していないものです。

11.「心を安定させながら息を吸おう。心を安定させながら息を吐こう」と訓練する。

この考察では、集中したときの心と集中していないときの心を理解していきます。重要なのは集中の対象ではなく、どれくらい深く集中したかということです。もしあなたが古典的な手法どおり、第一番目の考察から順を追ってひとつずつ進んで来たのなら、相当集中力がついているでしょうから、この瞑想は比較的容易に行なえるはずです。もしあなたが十番目の考察で心を喜ばせたばかりであるなら、さらに強い立場にいます。そうした瞑想的喜びは精神集中を容易にしてくれるからです。「アーナーパーナサティ・スートラ」の議論を始めたばかりのところで、犬的心理について話しました。プラスチックの骨のようなまったく滋養分のないものであっても、目の前に出てきたものは何でも追いかけまわす、あの犬的心理です。そこで私たちは、犬の心ではなく、どっしりと安定したライオンのような心を培いたいと話しました。

この経典全体は心を手なずける長い道のりを辿って行きます。心を打ち砕くのではなくて本当に優しくしながら心と共にあることによって手なずけるのです。裁いたり責めたりすることなく心を呼吸に連れ戻したり、あるいは心をなすがままに任せてそれを見つめています。古の人たちはこの二番目のプロセスを説明するのに野牛のイメージを用いました。野牛が存分に走り回ることのできるような広大な牧場を与えて手なずけます。そのプロセスでは、心の動きを全体としてとらえて見つめることもありますし、感受がいかにして心理状態となり、その心理状態がいかに増殖していくかを見ることもあります。

あなたはこれらのことを学んで慣れてきました。心が呼吸から離れていったのを意識して何千回となく優しく連れ戻しました。そして最初の段階から智慧が生まれてきました。というのも、自分が骨を追いかけることのみならず、そもそもその骨が追いかける価値などないものであることに気づかざるを得ないからです。それはプラスチック製の骨でした。この事実に気づくと魅力が失われてきます。それとともに、ひたすら呼吸に集中していることがなんと素晴らしいことであるか、わかってくるのです。

そこであなたは自分に問いかけ始めます。これがそんなに充実していてあれがそんなに充実していないのなら、なぜ私はこれをこんなに少ししかやらずにあれをそんなにたくさんやっているのだろう？　自分の中にある種の安らぎが存在するのだということがわかってきます。精神集中の価値への信頼が増し、当然ながら集中力を培うことに対する関心が高まっていきます。

これまで話題にしませんでしたが、戒（パーリ語ではシーラ）も集中力を養うための大きな助けとなります。それはモーゼの十戒のような単純な倫理的命令ではなく、私たちが問題を起こしやすい領域に関して警告してくれる知的指針のようなものです。戒によれば、殺さないこと、盗まないこと、性的なエネルギーを誤用しないこと、言葉を不適切に使わないこと、心を曇らせてしまう物質を使用しないことが教えられています。

修行とは坐禅することだけだと思う人がときどきいます。そういう人は朝晩坐り、ときどきリトリートに行き、それ以外の時間は何をしてもかまわないのだと考えています。しかし、もしあなたの私生活が混乱していたならば、どうして心を集中することができるでしょうか？　坐ることと戒とはお互いに関係しあっています。日常生活をまっとうなものにすることは心を集中するための助けとなります。そして心がより強くなり集中すれば、あなたは物事をよく見て問題を起こしそうな行動を避けるために、より良い地点に立つことになります。

いったんある程度の集中力を養うと、それを使って楽しめるようになれます。私はタイで、思いのままに禅定《ジャーナ》と言われる深い集中の状態に入っていくことができる僧侶たちと修行したことがありました。彼らは特別な姿勢をとることさえ必要としませんでした。それはあたかもエレベーターに入ってボタンを押すようなものでした。あっというまに地下二階まで行ってしまうのです。

十一番目の考察に本当に熟達したときには、十番目の考察でやったことと同じことができます。つまりひとつひとつすべての考察を遡って、それぞれの考察において集中力の果たしていた役割を見てみるのです。たとえば喜悦に関する第五番目の考察を見るならば、喜悦そのものに対する興味よりも、それに付随してそれを可能ならしめている集中力に興味が湧くことでしょう。

集中力について深く知るようになると、そのさまざまな利用法がわかってきます。たとえば身体に痛みのあるときなどに使えます。注意を不快な感覚に集中することができると、心にはその痛みを苦悩に変えてしまう物語を作り出す時間と空間が残されていません。痛みを隔離してしまう集中力のエネルギーは痛みの強さをも弱めることができます。ストレスに苦しんでいるとき、集中力はいわば親友のようなものになってくれます。

集中力が増すにつれてわかってくることのひとつは、渇愛、怒り、落ち着きのなさ、鈍さ、そして疑いという障害がなくなっていくことです。結局のところ、これらの障害がずっとあなたの心を呼吸から引き離していたのです。何回も何回も呼吸に戻って呼吸と共にあることを学ぶにつれ、呼吸とさらに親しくなり、呼吸が実際に何であるのかがわかってきます。以前にも指摘したように、その集中力から喜悦が生じ、その喜悦から深い安らぎが生じます。

しかしその安らぎはさらに深い状態へと続きます。それは一点集中状態であり、そこで心は呼吸の中に完全に吸収されてしまいます。それはまるで、あなた自身が呼吸の中に消えてしまうかのような感じです。その状態に入るととてつもない喜びと安らぎがあります。それは一種の精神の糧ともいえます。心は極めて静寂です。そこから出てくると、それがどんなに価値のあるものであったかわかります。あなたは以前にも増してエネルギーに満ち溢れています。より明晰で愛する心に溢れています。

不思議に映るかもしれませんが、より知的になってさえいます。大半の人にとって、そのような集中力を得るためには本当に頑張らなければなりません。多大な修行の成果として得られるものです。週末のワークショップで起こるようなものではありません。

実際に何が起こったかというと、心が自らのエネルギーをひとつにまとめたのです。これまでずっとやっていたあれやこれや追いかけまわす活動——犬的心理による行動——の一切は、エネルギーの厖大な無駄遣いでした。追いかけまわすのをやめると、散逸していたエネルギーを思うように使うことができ、それをひとつに取りまとめて実在の最も深い真理へ参入することができるのです。

心が完全に集中した状態は安止三昧（アッパナーサマーディ）と呼ばれます。一度、ほんのちょっとでもそれを味わってしまうと、再び経験するためにいかなる代償をも払おうという気持ちになります。精神集中の核心にある内なる喜びを味わえるようにすることは、自分自身の面倒を見るためのひとつの方法なのです。

その喜びが感覚的なものでないことは明らかです。それは感覚的な対象への執着を離れることから生まれてきます。私たちは感覚的な対象に心を奪われることで、自らの内面から引き離されてきたのです。呼吸について行こうとしても、心地よいもの、食べ物、セックス、異国への旅などの考えに心が引かれてしまいます。しかし呼吸と共にあることを学び、意識の深層へ沈潜することを学んだとき、そこには感覚的な快楽とは何の関係もない本来的な幸せがあること、その幸せによって人生にまったく新しいバランスが生まれることを発見するのです。

だからといって感覚的な快楽をもう楽しまなくなる、というのではありません。感覚的な快楽にそれほど執着しなくなると、それまでとは違った仕方で享受するようになります。感覚的な快楽はあなたにとって必要なものではなく、それを必死に求めることもなくなります。なぜなら本来的な内なる喜びを手にしているからです。

執着に直面する

第十二番目の考察――心についての考察の最後――は、予想していたとおり、第十一番目の考察からごく自然に出て来ます。

12. 「心を解き放ちながら息を吸おう。心を解き放ちながら息を吐こう」と訓練する。

私たちは智慧についての考察――真のヴィパッサナー――の直前まで来ています。というのも、ブッダはこの段階にきて初めて、そのあらゆる教えの基礎となっている解放について考えを集中するよう要求しているからです。ブッダは「大海には塩味という唯一の味があるように、この教えと学びには自由の味という唯一の味がある」と言っています。皆さんが気づいたかどうかは別として、ここまで辿って来たすべてのステップの中には、心を解き放つことや手放すことに関するいくらかの関心が常に折り込まれていました。この考察では、まだ経典の最後に出て来るような完全な解放ではありませんが、手放すことが主題となります。

十一番目の考察から一種の解放が直接に導き出されます。心が集中してくるとある種の傾向が停止します。欲しがる心についてはすでに話しました。大変に頑固で集中の妨げになるものです。怒りの心もあります。そのせいで一日の始まる頃からなんとなく無礼な態度をとり、それを際限なく繰り返してしまったりします。エネルギーの低い、鈍い心もあります。その反対で極めて落ち着きのない、走り回るのをやめることのできない心もあります。また不安や疑いでいっぱいになり、師や教え、そして最も大切な自分の心そのものまで、すべてを疑ってしまう心もあります。

いずれの場合においても、心はこうした傾向に執着してしまいます。それは極めて強力で、捕らえた心を離そうとはしません。それらの傾向はすぐさま関心を引きたがり、呼吸にとっては手強いライバルです。そんなとき、心を解放するひとつの手立ては、より持続的に呼吸と共に在ろうとすることです。こうした心理状態が生じてきたら、前よりも素早くそれを捕まえて、その勢力圏から抜け出すのです。それは一時的なものではあっても、一種の解放です。なぜなら、あるひとつの心理状態と同一化すると、たちまち固執が生じてそこから苦しみが生み出されるからです。

呼吸と共に在ることのできる能力が養われてくると、安らぎと喜びが生まれてきます。障害は力を失っていきます。障害に接していることが少ないので、障害を助長することがありません。さほど自覚していなかったときには貪欲になったり怒ったり疑い深くある練習をしていたようなものでした。その練習をやめたとき、それらは消え去ります。

心の障害がなくなる際に働いているもうひとつの強力な要因は、呼吸と共に在ることから生まれてくる幸福感です。本当にその幸せを知ると、心の障害に巻き込まれるのを避けることがずっと簡単になります。自覚を持って呼吸することの静かな充足感に比べたら、心の障害など敵ではありません。忠誠を誓う対象が変われば積年の習慣も変わってしまいますが、それが一夜にしてなることはほとんどありません。呼吸に注意していれば喜びが生まれ、心の障害にしがみついていると苦しみが生まれてくることを私たちは何度も繰り返し見つめていかなければならないのです。

十二番目の考察の本質は解放を実感すること、つまり心が物事に執着していないときにはどんな風なのかを理解することです。それはまた心が執着して固執しているとき、つまり解放されていないときの心を意識することでもあります。手放すのが善で執着するのが悪であるという新たな哲学に急に鞍替えしようというのではありません。この二つの状態を自分自身で見つめて、それらがどのように機能しているのかを見守るだけです。無執着に至る確実な道は、執着について学び、観察して理解することなのです。無理に手放そうとすることには何かしら偽りがあります。それは実は押しやっているにすぎない場合がしばしばです。執着を観察すること、それが私たちの修行なのです。

執着している心理状態と本当に親しくなったとき、そこに思考は関わっていません。手放そうという願いはありません。執着している感じに自分を明け渡すのです。たとえそれを苦痛と知覚しても、逃げ出そうとしないでください。それが必要ないとわかるまでその痛みと共に在れば、あなたはそのとき本能的に手放すでしょう。

もし本当に執着と親密になれた場合、その執着が変容して自由になった自分を感じることもあります。その解放感はほんの束の間しか続かないかもしれませんが、それがどんなものであるかは理解できます。なぜそうなるかというと、ただありのままにして、感じていることに何も手を加えようとしなかったからです。

十二番目の考察は、執着に至る道と手放すことに至る道とを教えてくれます。固執したときの心と固執していないときの心とを明確に見つめることによってそれらの道について学ぶのです。そして少しずつ健全さに導かれながら、心は自由と安らぎと喜びの方向に進むことを好み、子供の頃からずっと教え込まれてきた、一見幸せに至るように見えても実際にはそうでない道――蓄積し、何かを成し遂げ、ひとかどの者になることなど――からは遠ざかるようになります。人生に対する根本的な新しい見方を発見します。

執着にはありとあらゆるものがあり、執着によって苦しむ仕方もさまざまです。ちょっと前のことですが、ラテンアメリカで貧困に苦しめられている人たちの記事を読んだことがありました。その苦しみのひとつは多くの所有物を持たないところから来ています。最近になって彼らはテレビという物を手に入れることによって、テレビ以外に自分が手にしていないもののすべてを知ることができるようになりました。インタビューを受けていたその人を見ていると、他人が持っているのに自分が持っていないということがもたらす苦しみがどんなものであるか大変によくわかりました。

それと好対照に、あらゆる種類のアンティーク家具でいっぱいの美しい家に住んでいる友人がいます。まるで博物館のようです。貧困に関する記事を読んだのと同じ頃のことですが、彼がいちばん大事にしていた骨董品をお客さんの誰かが誤って壊してしまいました。彼はそのことで何週間も完全に打ちひしがれてしまいました。

つまり、物を持たないことからくる貧困による苦しみがあり、多くの物を持ちすぎることからくる金持ちの苦しみもあるということです。この両方の苦しみの形態は心の中に存在します。それはお金、セックス、食べ物など多くのものについても同様です。多くを持ちすぎて苦しむ人もあれば、充分に物がないことによって苦しむ人もいます。問題は私たちが所有物をどのように使うかを知らない点にあります。自分の心で所有物を問題に仕立て上げてしまうのです。

出家の道は所有物を最小限にすることで、これらの困難な領域に取り組みます。僧侶たちの多くは金銭に触れず、独身で、わずかの簡単な衣を所持し、一日に一食だけ食べます。そうすることでだいぶ状況要因が変わってきます。それでもまだ苦しみは起こってきますが、人生の中でも大変に緊迫したこれらの領域からいくらか保護されることになります。私たちは在家者としてそのように問題を取り扱うことはできませんし、そうしようとすべきではありません。私たちの多くにとっては食べ物が日々の主要部分を占め、愛の生活にはセックスが含まれ、お金を使う必要もあります。恐れを抱いて逃避するのではなく、こういった形態を取ったエネルギーをどのようにして効果的に取り扱うかを学ぶことが重要なのです。

もうひとつの執着の対象となる領域はありふれたもので、私たちの見解や意見に関するものです。倫理、宗教、政治あるいは経済的な概念に関して人々が自己正当化の戦いを繰り広げながら、意見や見解によって世界はほとんど破壊される寸前です。ディナーテーブルを囲んで、あるいは学部のラウンジといった小さな規模においてさえ、意見の相違から莫大な苦しみが生じています。しかし意見そのものが問題なのではありません。問題は意見に対する私たちの激しい執着なのです。

私が大学教師をやめ、師について瞑想にすべてを捧げる生活を選んだとき、多くの旧友や同僚たちは激怒してしまいました。その一人は「東洋のナンセンス」のために知的人生を裏切ってしまったと私を責め、五年間も口をきいてくれませんでした。私がブッダの智慧について話を聞いてもらおうとしても、彼は一顧だにしませんでした。それは私たち双方にとって心痛に満ちた年月でした。

もうひとつ問題となる領域——それについてはブッダが列挙しています——は、儀礼や儀式に関するものです。どんな修行にもそれに付随した美しい儀礼があり、もっともな理由がつけられています。たとえば祭壇に向かって会釈するとか、他の瞑想者たちに頭を下げるとか。しかしどこにでも儀礼で頭がいっぱいになってしまってその背後にある精神を忘れてしまう人がいるものです。そうなると彼らは儀礼に忠実に従わない人に対して批判的な態度をとるようになります。

最後に挙げるのは最も深刻な領域で、それ以外のすべての問題に浸透しているものです。すなわち、物事に対して「私」とか「私のもの」として執着することです。私たちが自分のことを「自分はこんなことができる人なのだ」とか、「私はそれを信じる」とか、「私にはこのすべてがある（あるいは持っていない）」とか思うならば、すべてのことが、ダルマの修行さえもが、問題となりかねません。結局のところ、すべての苦しみの根本的な土台となっているのは「私」とか「私のもの」に対する執着なのです。それは至高の依存症と言えましょう。

十二番目の考察はこの問題を取り扱うにあたって極めて直接的です。呼吸と共に坐って、執着してしまったときとそうでないときとを認識します。心理的構成要素は綿密に観察されるとおのずから解きほぐれていき、そうしなければそのままです。ありのままでいることと手放すこととが同じ意味を持つようになってきます。

いつか、あなたが強烈な幸福感の中に入れるようになったなら、そこには大変な深みがあることを発見するでしょう。その幸せとは私がこれまで話してきた、心が静寂になったときに現れてくる安らぎのことです。どの程度にまで心が没入して行くかは極めて驚くばかりです。極端なまでの静かな状態の中に沈んで行き、本当に何も聞こえないような静寂です。この状態はとても不慣れなものに思えるので、最初の頃はいくらか不快感や恐怖が伴います。そこには自我のための場所がないために、自我が驚いてしまうのです。しかしやがてはその不安も消え去り、素晴らしいまでに静かなところにいることに気がつきます。その静寂な場所から出て来ると、人生が容易になったように思えてきます。

しかしそれはあまりに素晴らしい場所であるため、心はそれに執着せずにはいられません。歓喜や幸せについて以前に話したのと同様です。執着しないことを学んで見つけたこの場所が、まさに執着の対象となってしまいます。安らかな状態にいるのですが、そこには微かな苦しみが含まれています。また、何事もそうであるように、その状態も変化します。そして変化する物にしがみつこうとすると苦しまねばなりません。

そうは言っても、意のままに集中できる心を持つことは極めて便利なことです。ときに人生の巡り合わせに圧倒されることがあります。そんなときには何も抑圧したり否定したりすることなく、しばらくの間そこから離れて、心の中の安らかな場所へ入ってみてください。それだけでも役に立ちます。離れたところで坐ってから世界に踏み出して行くこと。静寂な状態に入ってから、何が起こっていてもうまく対処できるようになって出てくること。それが私たちの修行でよく使われる代替療法です。そんな術を身につけるのは素敵なことだと思いませんか。

人生も修行もこれほどきちんとは進まないとはいえ、私たちはここまで自分の身体に親しみ、感受を綿密に吟味し、心そのものを見つめてきました。そして今、身体や感受や心のあり方にそれほど翻弄されなくなり、完全になくなったとは言わないまでも煩悩がそれほど圧倒的なものではなくなるにつれて、さらに深い純粋なヴィパッサナーに入って行く準備が整ってきています。心と身体のプロセスの性質を深く見つめていくのです。それが考察の最終組の主題になります。

第4章　智慧と共に呼吸する

この呼吸があなたを涅槃にまで連れて行ってくれるんだよ
――アーチャン・ファング

目を開けておれ

本書の下敷きになった「アーナーパーナサティ・スートラ」に関する三十一回にわたる長期の連続講話をしている間に、私はインドのジェータヴァナ（祇園精舎）を訪ねる幸運を得ました。そこはアナータピンディカが寄進した精舎で、約二千五百年ほど前のある満月の夜にブッダがこの経典を説法したまさにその場所です。それは自然が機能する十六の仕方に関する教えですが、その自然とは私たちの外部にあるものではありません。それは人間であることに関する十六のレッスンなのです。

その教えは、可能な限り最も基本的な機能に関して、無邪気で無心な仕方で呼吸と身体を見つめることから始まります。それから感受の性質、ついには諸々の心の状態を見つめていきます。これらの現象を見つめるのは鳥や植物あるいはその他自然の一面を観察するのに似ています。そこには数限りない多様性があり常に変化しつづけています。たとえば自分自身のことを幸せな人、悲観的な人、抑うつ的な人だと考えてみたとしても、ある程度の時間をかけて自分の心を見つめてみれば、心はありとあらゆる変化を経て人間として取りうるすべての範囲を映し出していることがわかるでしょう。

十三番目の考察にたどり着くまでに――数ヶ月かかった人もいれば何年も要した人もいるでしょうが、そのことはさして重要ではありません――あなたは自分自身を体系的かつ徹底的な方法で探求する機会を得たはずです。ブッダの教えを聞いていた僧侶たちも同様でした。彼らは専門の修行者たちで、ブッダの教えでは倫理的行動がとりわけ強調されていましたから、それに関して多くの修練を積み重ねてきました。三ヶ月のリトリートの終わりにさしかかって、その間中やって来ては消えていく心の状態をずっと見つづけてきたのです。

彼らの多くは何年にも渡って修行をしてきたに違いありません。これは長年行なってきたリトリートのひとつにすぎなかったはずです。彼らはある程度の至福感や深い安らぎを経験したことでしょう。おそらく慈しみや哀れみといったその他の考察も実践したはずです。彼らには平静さが培われていたに違いありません。平静さは心がある程度の余裕を持った性質で、何が起こってもそれは心の余裕ある大きなスペースの中で発生することになるので、彼らはバランスを崩すことがありません。

彼らは自分の死についても考察したことでしょう。それは誰もが抱く死の不安を和らげると同時に、修行生活への取り組みを新たにするためのもので、ブッダの時代には当たり前のことでした。ダンマパダには「修行した一日は修行しない何百年よりも貴重なものである」という意味のことが説かれています。

いずれにせよ、この経典に耳を傾け、最も重要であるとも言えるこの十三番目の考察までたどり着いてきたのは、こうした僧侶たちなのです。この考察はある意味で、この四つ組の残りの三考察をも内包しています。ですからゆっくりと時間をかけて取り扱うことにします。

13．「無常であることに意識を集中させながら息を吸おう。無常であることに意識を集中させながら息を吐こう」と訓練する。

無常ということは何も目新しいことではありません。詩人、哲学者、作詞家、あらゆる類の芸術家たちは、人類が出現してこの方、無常を歌い上げています。問題はあなたが無常と共にどのように修行するかということです。仏教の修行は単なる哲学的考察ではありませんが、それも役には立ちます。高校や大学時代の写真を取り出して自分がどのように変わったか調べてごらんなさい。誰でもまだ自分は若いと思い、若いときと同じように感じるよ、と言います。でも自分がどのように見えるか注意してごらんなさい。

都市、州、文明全体といったより大きな規模においてもこの現象を見てとることができます。ケンブリッジで最も活気に溢れ心躍らせる場所のひとつ、ハーヴァード・スクエアも常に変わりつづけています。私は半年間のリトリートを終えて戻って来たときのことを鮮明に覚えています。以前そこには、友人らとよくたむろしていた時代遅れの居心地のよいレストランがありました。マフィンとコーヒーを買い、腰を下ろして新聞を読み、友達に話しかける、そんな場所です。しかしリトリートから帰ってみると、そこにはもうレストランはありませんでした。その代わりにちょっとしゃれた洋服店が入っていて、そのウィンドウには魅惑的なポーズを取ったマネキンが所狭しと飾ってありました。そのとき私は厳然と無常を感じました。古いレストランを思い出しながら新しい店から目が離せませんでした。あんなに愛着を抱いていた店がもう存在していなかったのです。

また別なときにインドに旅行した折、多くの素晴らしい仏教彫刻の断片を集めた博物館を訪れたことがありました。そのうちのいくつかは千年以上も前のものでした。その博物館のある町の貧困と病気は、そこがインドであることを考えに入れても、圧倒的でした。私は一目でわかる子供たちの栄養の悪さと目の病気にはとりわけ心が痛みました。

古代に興隆を極めたその街には多くの僧侶を擁する僧院があり、在家の信者たちに支えられていたそうです。その人々が集めたものが博物館に収められています。今残されているのは病気に打ちひしがれた大変に貧しい街だけです。もう一度、無常という考えが私の胸裏に迫ってきました。

タイ人の先生アーチャン・チャーは物を使って無常を教えることがときどきありました。死が近づいた高齢の女性弟子にこんな話をしていたのを覚えています。「自分の身体を、長い間使ってきた家庭用品にたとえてみるといい。コップや受け皿や皿みたいなものだ。最初に手にしたときはきれいに輝いていたが、長年使い古した今となってはくたびれ始めている。もうすでに壊れたものもあるし、なくなってしまったものもある。残っているものも悪くなっている。形を変えないものなどない。そういう風になっていくのが物の本性なのだよ。あなたの身体も同じだ。生まれた直後から変わりつづけている。子供時代、青年期を通って高齢期に達した今まで変わりつづけている。そのことを受け入れなければならない。ブッダは『状況というものは内的なものであれ身体的なものであれ無我である。それらは変化するという性質を持つ』とおっしゃられた。この真実をはっきりと理解できるまで考えてみなさい」

無常を理解したときの反応のひとつとして、われわれは常に変わりつづけている物事に執着している、という事実に対する圧倒的な疲労感があります。人生を省みないでいると、この教訓を学び損ねることがよくあります。私たちは同じパターンを何回も繰り返します。新年が来るたびに同じ誓いを立て、希望の持てない情事を積み重ね、配偶者と同じような口論を繰り返します。そして、無常の法則が本当にわかると、変わりつづけるものに執着するのは賢明ではないとやっと理解するわけです。

これを智慧と呼びたいのならそれもよいでしょう。この伝統において智慧とは、ただ明晰かつ徹底的に見ることを言います。智慧は言葉ではありません。見ることが智慧なのです。

執着に関する物語で私が一番面白いと思ったのはインドの話で、インド人がペットにするための猿をとる仕方に関するものです。彼らはココナッツの殻を切り株に結びつけて、殻の中に木の実を入れ、殻の周囲にその他の好物を寄せ餌として撒いておきます。猿は引き寄せられて寄せ餌を食べ、木の実を取るために殻の中に手を伸ばします。手を入れて木の実を摑むと、握りこぶしのせいで殻から手が抜けなくなります。そのとき捕獲者が出て来て猿を捕まえます。

木の実を手放しさえすれば猿は逃げることができたでしょう。食べ物が不足しているわけではありません。猿はジャングルの中にいて、周囲には充分な食べ物があります。捕獲者が近づくと猿は非常におびえますが、それでも手放しません。無知と貪欲とが共に働いて苦しみを作り出します。猿は執着を手放すことができれば苦しみを避けることができたでしょう。でも彼にはそれができませんでした。

もちろん現状をはっきり把握して、握った手を放し、自由へと逃げ出して行く猿もいます。さてあなたはどんな猿でしょう？

私が初めてこういった話をしていたとき、『パチンコ』というスウェーデン映画を見ました。それはスウェーデンでファシズムに対抗して中絶と女性の権利を推進している社会主義者の一家を描いたものでした。ある場面で、警察が集会にやってきて、人々の頭をこん棒で乱暴に殴りつけ始めました。一家の若い息子は垂木に登ります。彼は父親が激しく打たれるのを見て目をそむけます。見るに耐えられなかったのです。父親はそれに気がつきます。父親は監獄から戻って来ると息子を脇に呼び寄せ、「おまえが目を閉じてしまったのを見たよ」と言います。「聞くがいい、息子よ。革命家は決して目を閉じないのだ」

私はこのことを瞑想する人たちに伝えたいのです。私たちが学んでいるのは、何が起こっていても目を開いていることなのです。あの若者の反応は自然なものでした。誰もが流血沙汰や暴力は目にしたくありませんし、特に自分の父親が巻き込まれているときにはなおさらです。しかしこの修行が最終的に教えてくれるのは、最悪の不安や絶望であっても、はっきりと見つめて直面するなら、すべてのものと取り組むことができるということです。

いずれにしても避けるのは有効ではありません。それはとてつもないエネルギーの無駄遣いです。

唯一有効なのは、今ここにあるありのままの人生に優しく向かい合って、物事に親しく直接的に出会うことです。そこで先生の仕事は「修行者たちは目を閉じない」と繰り返し言うことだけなのです。

変化はこの一瞬に

ブッダは無常をその教えの中心に据えました。多くの自然法則がありますが、彼が最も直接的に説いたのがこの無常です。ブッダは無常をそれ以外のすべてに入って行く扉とみなしています。それは空性へ、一切衆生が体験する苦しみのより深い理解へ、そしてその苦しみからの解放へと通じる扉なのです。

高校の卒業アルバムをめくって見たり、古い近隣地区を歩いて見たりしても無常は学べますが、そうした方法の多くは外的なものです。ブッダはこの法則を自分自身の心身の中に、内面から見るように主張しています。銀河系や天国や自然界の対象を観察する代わりに、自分自身を常に流れている状態のエネルギーの場として見つめます。それを見つめるには内なる目を使います。いつも開いておくべきなのは、人生と純粋かつ親密に触れ合っているこの内なる目なのです。

この十三番目の考察はヴィパッサナー瞑想の中核になっています。あらゆる形成作用の変化していく性質をはっきりと見ること、それが洞察《ヴィパッサナー》の第一義的な意味です。この本の最初でお話したアーチャン・ブッダダーサとの出会いの中で、彼はこの経典の本当の価値を私に示してくれました。この考察を折り返し地点としてそれ以前の十二考察のすべてを遡ってみるのも、修行法のひとつだと話してくれました。

そのやり方を実践してみると、強調されるところがわずかに違ってくるのに気づきます。もともと最初の二つの考察をしたときには、ただ呼吸を見守っているだけでした。今度は特に呼吸が変化する様子を見守ります。単純な出入息に関してさえも無常の法則ははっきりと現れています。ひとつとして同じ呼吸はありません。客観的にその変化を認識するというよりも、それを心に刻み込むことが重要です。

修行で重点が置かれるのは、まさにこの瞬間に起こっていることです。本気でこのレッスンを学ぶためには、たとえば息が立ち現れて来るときと去って行くときにはっきりと意識していることが非常に重要です。何の先入観もなしに観察するようにして、形成作用の誕生と死とを見つめます。意識を横切っていく心理的身体的なあらゆる形成作用に関してそのように観察します。

この種の学びは近所の建物を見るよりも遙かに効果的です。それは反省、想像、論理などではなく、一瞬のうちにはっきりと見ることです。あなたは自分自身が無常であることを見ているのです。

一定期間この無常という法則性が持続していることを理解することもまた重要です。一回の坐禅の中で呼吸を観察していると、呼吸が多くの変化をたどることに気づくだけではなく、呼吸が身体に影響していることも理解するようになります。歓喜の状態が湧き出す深い三昧に入っていくことがあるかもしれません。そしてその歓喜がどんなに劇的で強烈なものであったとしても、それは常に変化しつづけ必ず終わりがやってきます。歓喜を超えると深い安らぎ、深遠なる静寂と安らぎがあります。そこにさえも微妙な変動と徐々に移り変わっていく段階があります。そして何かがやってきてそのムードをぶち壊します。外から聞こえてくる音だとか、内から湧きあがってくるドッキリするような考えとかによって、その静寂も消えていくのです。

このような深い感覚について修行するだけではなく、一日を過ごす中で現れては消えていく数え切れない諸感覚についても修行することができます。私たちは良い感覚を得よう悪い感覚を避けようとして何らかの行為へと突き動かされていますから、そうした感覚がいかに移ろいやすいものかを理解することは大変な効果をもたらします。良い感覚を追い掛け回したり、悪い感覚を避けたりしなくなるのです。

心自体が無常であることを研究してみるとさらに豊かな結果が得られます。第九番目の考察をもう一度やってみるといいでしょう。心の状態が一日を通してどのように変っていくかを見守るのです。自分の心が、自分の身体がやっていることや自己イメージとはまったく正反対であることに驚かされてしまうかもしれません。これは本当の自分についての知識であり、他人から言われたことでも自分が自分について理想化したことでもありません。一瞬一瞬に自分が実際にどのようであるかを知る知識なのです。

見晴らし地点となる十三番目の考察から、心についてのその他の考察をやり直してみることもできます。ダルマの修行から引き出される心の喜びについての話がありました。しかし修行の道には不規則なところがあります。ある日の坐禅で達人のように瞑想の喜びを感じても、その翌日にはまるで初めて瞑想するときのようなぎこちなさを感じたりします。そんなときは鼻腔がどこにあるのかさえ見当がつきません。

十一番目の考察に出てくる深い集中にも同じことが言えます。本当に集中した状態に吸い込まれてみると、それは常時変化している状態であり、その他のすべてのものと同様に消えていくものであることがわかってきます。十二番目の考察では、何かが立ち去っていきそれを手放すことができたときの素晴らしさを理解して、心を解放する喜びを経験します。しかし次の瞬間、ちょっとよく観察してみるとわかりますが、何かにまた執着しています。たぶん心を解放することができたというプライドにしがみついていることでしょう。

無常は苦しみである

十三番目の考察を修行するときには、物事が絶え間なく流れて行くのに焦点を当てます。しかし無常自体はブッダが伝えようとしたことの全体ではありません。無常だけでは理解が充分に行き渡りません。

ブッダはほぼ同時代に生きたもう一人の思想家についてそれとなく言及したことがあります。アーチャン・ブッダダーサは、ブッダが言及していたのはヘラクレイトスだったかもしれないと考えています。ヘラクレイトスはソクラテス以前のギリシアの哲学者で、断片的な作品しか残っていませんが、「同じ川に二度足を踏み入れることはできない」という有名な文句を残しています。

しかしヘラクレイトスでさえ、残されたものから私たちが知りうるかぎりでは、自分の中を見つめることは強調していません。彼は自然のプロセスの中に変化を見てはいますが、個人の内面において変化を見ることは強調していません。ブッダが出したような結論を導き出すには至っていないのです。

パーリ語で無常にあたる言葉はアニッチャです。これは仏教のキーワードになっているドゥッカと大変に関係の深い言葉です。ドゥッカはいつも「苦しみ」と訳されています。しかし英語の suffering（苦しみ）という語はその意味をうまく捉えていません。やや奇妙な感じがしますが、unsatisfactoriness（不満足性）というもうひとつの訳語の方がより意味は近いでしょう。ドゥッカはあらゆる人生の一部となっている基本的な不満足性なのです。それは病気、老齢、死といった明確な形を取った苦しみを包括するだけではなく、私たちが快いと思う瞬間の中においてさえも確かに基本的な不満足性があるのだという事実をも含んでいます。変わりやすいものは私たちに究極的な充足を与えてはくれないのです。

ドゥッカは切っても切れない仕方でアニッチャと結びついています。それはどちらか一方から他のひとつが出てくるというのではありません。それは同じ真実の二つの側面とでもいったものです。

ちょっと前のことですが、日本で多くの人命を奪った地震についてのドキュメンタリーを見てこんなことを思ったことがあります。より大きな視座から見たら、それは完全に自然な出来事であり、人体に起こる変化のような地球の簡単な再構成なのではないか、と。しかし、ある特定の個人の立場から見ると、それはとてつもない苦しみの出来事です。

さらに世俗的な例は枚挙に暇がありません。混み合った部屋に坐って話を聞いているときに膀胱がいっぱいになります。それはいつでも起こりうる自然な出来事ですが、本人にとっては極めて不快で恥ずかしい現象となりえます。

ブッダは、真に無常を理解するということは、人生に必ず付いてまわる基本的な苦しみを理解することだと言っています。それはひどい痛みや悲しみから始まって、幸せな瞬間にさえもその一部として存在するとても小さな不満足に至るまで、あらゆる範囲にわたっています。

多くの人々は苦しみということがブッダのメッセージの核心にあると聞いて、次の法話には戻ってきません。彼らは仏教の体系を避けたのではなくて人生の事実を避けているのです。あなたが完璧に素晴らしい家を持っていても、ハリケーンがやって来てその家を吹き飛ばします。まっとうな結婚生活を送っていると思っていると、パートナーに突然去られます。ソヴィエト連邦が崩壊し、なんと素晴らしいニュースだと思うと、ヨーロッパ中に紛争が勃発します。なぜか昔からの友人が変わってしまったように思えて、友情が消えてしまいます……。

そういうことを見ていくと、大変に気が滅入るように思えてきます。ふだん私たちはそういうことを気に留めないようになんとか生活していますが、とうとう意識したときにはその事実を確信せざるを得ないものです。そのときブッダは、この苦しみには終わりがあるのだと驚くべきことを述べます。それは痛みを体験しないということではなく、修行をすると心に何かが起こり極端なまでの違いが現れるということです。身体が病気になり年老いて死ぬという最も困難な事実だけを取り上げてみても、それに対して心は必ずしも苦しまなくてもよいのです。

ですから無常ということは事実であり、苦しみは事実であり、病気や死、戦争、自然災害、それらすべてが事実なのです。しかしそれらに対して心がどのように反応するかが鍵となります。それによって痛みと苦悩の違いが出てきます。

無常の教えの中には、アニッチャとドゥッカに加えて第三の概念が組みこまれています。それはおそらくブッダの教えの中でも最も理解するのが難しいものです。事実、もしもあなたがこの修行をしたことがないならば、まったく途方に暮れてしまうことでしょう。どうかがっかりしないでください。上級の修行者たちでさえ理解できないことが多いのですから。私が話しているのはアナッター、すなわち無我という概念のことです。

二、三年前のこと、教室の端から端へ行ったり来たりしながら講義することで知られる、ある著名な行動心理学者が生徒のいたずらの対象にされたことありました。教室の一方にいる生徒はみな退屈で眠そうな表情をして、彼を見ることもなく、椅子に縮こまってガムを嚙み、反対側の生徒は明るい顔つきで微笑み、きちんとノートを取り、頷きながら授業を受けたのです。お察しのように、まもなく彼は教室の一方だけに話しかけていました。彼は自分の理論を証明してしまったのです。

私はアナッターのことを持ち出すたびにこの話を思い出します。生徒たちは私が歓喜や深い幸福の状態について話すのが好きです。しかしアナッターについて話し始めるや否や、眉間に皺を寄せてむっつりとした表情ばかりが目に入ります。話し終えた後、ありとあらゆる難しい質問を受けることになります。「もし自己がないのなら、誰が悟るのですか?」とか。しばらくの間、私はアナッターについて話すことから本当に腰が引けてしまいました。しかし生徒が好むと好むまいと、アナッターはブッダの教えの本質的部分なのです。

ブッダは自己には永続的な中核はないと言っています。自己は持続的な実体を持ってはいません。こういう声明を出すのは奇妙なことです。なぜなら私たちの人生全体は、常に変化の中にある自己という概念のために生きられているからです。それはあたかも自我に雇われて、しかもそれはフルタイムの仕事で、いつも自我を打ちたてようとしているかのようです。自我はもっと多くのお金を、多くの所有物を、さらなる名声を、より良いセックスを、大きな車を、新しい家を欲しがります。あるいは私たちが別な種類の人間ならば、より良い瞑想を、さらに深い三昧を、深遠な悟りの体験を今すぐに欲しがります。

すべてのものを自分だとか自分のものだとしてしまうこのプロセスが絶えず流れていて、その全体的な基礎としては自己の経験があります。ブッダによるとそれは幻影です。それは大変ハイクラスの幻覚なのです。私たち全員がその幻覚を抱いています。それが極端な形をとるとスピリチュアルな病気になります。そしてその自己こそが私たちの苦しみの核心にあるのです。

ブッダはその教えを要約するように求められたとき、およそこのように答えました――いかなる状況においても何物をも私だとか私のものとして執着してはならない、と。これまでに通って来た十二考察のいずれに戻ってみても、何らかの方法で私たちはそのすべてを私だとか私のものだとしていることがわかります。

たとえばこの身体を見てみましょう。体は体重が増えたり減ったりし、張りを失い、白髪が生えてきます。私たちはそうした事実を理由にして自分を高揚させたり卑下したりします。私たちは身体の具合を手掛かりに心理的な宇宙全体に触れていきます。元気が出ないとか背中が痛いといった単純な感覚についても、抑うつや喜びといったより複雑な心理的形成作用についても同じことが当てはまります。私たちはそれらと同一化してそこから自己を創り上げます。これがいわゆる「自己化」(selfing）のプロセスなのです。

しかし、これらすべては大まかに言って気象条件と同じようなものなのです。それはやって来ては去って行くものであり、私たちがそれについてできることはありません。もしも私たちがそこから自己をこしらえたならば、失望は免れません。なぜならそれは変化していくだけだからです。

この教えが私たちに告げていることは、生じて来たものは消えていくのだから、ある種のストレスや苦しみは人生の避けられない一部なのだということです。私たちは変わっていくこれらのものにしがみついたり、そこから自己を作り出そうとすることによってその苦しみを引き起こします。あなたが自己であると同一化しているものは、あなたが体験している心の状態にすぎません。それらは存在しますが、あなたが思っているような仕方で存在しているのではありません。それらは自己ではないのです。

私たちは心の内容にひどく囚われてしまいます。特に現代西洋人はその内容に厖大な量の注意を向けます。心理療法と精神分析においては特にそうです。彼らは何年もかけてある心理的形成作用をその始源にまで遡ろうとします。しかし仏教を修行する目的はそんなことではありません。十三番目の考察を取り上げることによって、その内容から離れて、ものを見る視座に劇的な変化を引き起こすことができます。何であれそれは消えていくのですから、ある意味で内容はたいしたことがないということがわかります。すべての心理的形成作用はお互いにまったく同等なのです。どれひとつとして永続する核を持つものはないのですから。

私たちにはこのような視座を退けたり恨んだりさえする傾向があります。私たちにとって重要な思考と比較して、無常という概念は抽象的で不適切で実践的でないように思えます。教え上手な師であるブッダは、私たちが思考のプロセスに執着することを許しています。心を見つめるために十二の充分な考察を与えてくれました。特に三番目の四つ組はそうです。しかし何度も観察していくうちに、ある時点でもう充分という気持ちになります。心理的形成作用が作り出す内容を何回も聞いてうんざりとしてしまいます。こうして、心理的形成作用を通り過ぎてさらに深い智慧へと移行する準備が整うのです。

困難な感情と出会う

本書の中で私がよく使っている具体的な例をあげてみましょう。恐怖と呼ばれる心の状態です。恐怖が出て来たとき、私たちがたいていどのようにその恐怖を取り扱うかというと、何か他のことをするのです。真夜中に起き出して本を読み始めたりテレビを見たりします。空想を巡らせたり何か快いことを考えて心を紛らわせます。その恐怖について考えてみるかもしれません。日記をつけたり、なぜ夜この特定の時間に恐怖を経験するのかを分析したり、過去のどんなトラウマがその恐怖を喚起したのかを分析したりするかもしれません。安定剤を飲んだり、一杯やったり、友達と電話で話したりします。おそらく最悪のシナリオは、自覚できずに恐怖と同一化してしまって、一、二時間完全に恐怖に打ちのめされてしまうことでしょう。

これらのいずれの状態においても、あなたは恐怖と取り組んではいません。恐怖を問題として見ています。いずれその恐怖は再発し、自分は怖がりな人間なのだと思い込むようになってしまうでしょう。恐怖とどのように同一化したとしても、同じプロセスが起こります。「なぜこの恐怖があるのだろう?」と言った途端、あなたは恐怖を自分自身に、あるいは自分のものにしてしまいます。

修行は、恐怖をこのように自己の一部としては見ないように示唆してくれます。あなたは恐怖と呼ばれるエネルギーの動きに総力をあげて注意を向けるだけです。あなた自身をその恐怖から分離することなく、恐怖と同一化してしまうこともなく、完全な気づきを向けるのです。そうすることは危険で恐ろしく聞こえるかもしれません。私たちはたびたび恐怖と直面することを恐れます。しかしもしあなたが恐怖と直面することができるようになると、実際にはそれほど恐ろしくはなくなります。他のどんな方法よりもそうする方が容易なのです。恐怖は強烈な身体感覚と無能化してしまう思考とから構成されていることがわかります。そのような思考のひとつは「私は怖がりだから恐怖に直面することはできない」というものかもしれません。この場面での思考は、現実が何であるかを定義する際には活発に働くのに、その後、急に消えてしまいます。多くの似たようなケースにおいても同様です。そしてあなたは「私は自分の恐怖に直面することができない」というのが客観的真実だと思うようになってしまっています。恐怖を観察することはできるのですから、取り組むこともできるはずです。

私が説明しているのは魔術ではありません。それは修行であり、芸術と科学の間にある何かです。しかしそれを学ぶことは確かに可能であり、実践する中で学ぶことができるのです。

最初は難しいかもしれませんが、自覚をもって呼吸しながらただそこにいて見るだけでも、いくばくか解放されるところがあるでしょう。そうすることで恐怖をより大きな文脈において見ることができるようになります。たぶん、しばらくの間、あなたは逃げ続けるでしょう。過去のやり方が続きます。しかしあなたは自分が逃げていることに気づいています。そう認識することも価値ある修行です。なぜなら、逃げることではどうにもならないことがわかるからです。心は繰り返し逃げる自分を見るのにうんざりしてきます。

最後には恐怖と共にいられる地点にまで到達します。それまで恐怖がどんなに恐ろしい怪獣のように見えていたとしても、それが観察可能であり、それゆえ取り組むことも可能であることがわかります。怪獣のように見えていた理由の一部はあなたが恐怖から身を引いていたという事実から来ています。もうあなたは恐怖を取り扱うことができます。

あなたは逃げることの無益さを理解します。逃避しても何にもなりません。うまくいったためしがありません。恐怖と共にいることのほうがはるかに多くの充足感があります。あなたはどこか心の奥底で、そうすることが正しいことなのだと知っています。そして恐怖は永続しないという事実によって自信がついてきます。

このように直接向かい合っても、恐怖が長く続く場合があるかもしれません。しかし物事が変化しないということはありませんから、遅かれ早かれそのエネルギーは弱まり、最終的には消えていきます。いつかは消えて行くだろうと頭で理解していることと、そのプロセス全体を通じて本当に恐怖と共にいることは違います。それは違った種類の知です。そしてその知は恐怖に対する私たちの関係性をまったく違うものに変えてしまいます。

私たちは恐怖がコントロール不可能であることを理解します。私たちは恐怖をコントロールしているかのごとくに生きていますし、恐怖を完全に無視できているかのように生きています。しかし私たちにできるのは、巧みに恐怖と出会うことなのです。

ここで私自身の人生に起こった出来事を振り返って見ることが皆さんのお役に立つかもしれません。それは恐怖との遭遇で、大変に学ぶところが多い、忘れることのできないものでした。最初にまず背景をお知らせしなくてはなりません。私は第二次世界大戦の頃には、パールハーバー襲撃の日に九歳になったばかりの子供で、戦争に大変興味をもち新聞には毎日目を通していました。

新聞では報道されない物語も耳にしていました。ホロコーストについて大衆が知るようになる大分前に、合衆国にいるユダヤ人たちはヨーロッパで恐ろしい悪夢が起こっていることを知っていたのです。おそらく最初はひそかに囁かれていただけだったという理由もあって、その話は私に大きな印象を与え、私の魂の奥深くに仕舞い込まれてしまいました。

何年も後になって私はナチに対して非常に大きな関心を抱くようになり、手当たり次第に関連資料を読み漁っていました。二十歳のときに合衆国陸軍に召集され、訓練を受けた後でワシントンDCに駐屯する命令を受けましたが、ドイツに行きたいという考えにとりつかれていましたので、結婚して子供がいるために国内に残りたがっていた兵士と任務を交換してもらいました。

私はどのようにしてあのホロコーストが起こり得たのかをドイツの人々から聞き出すのだと決心していました。私はドイツ語から派生しているイディッシュを話せましたから、ドイツ人とコミュニケーションすることができました。私は首尾よく受け入れられて、個人的に多くのドイツ人を知るようになりました。しかし私がその主題を切り出すと、彼らは完全に沈黙してしまうのでした。私がドイツから帰って来たときのホロコーストに関する理解は、行く前と何ら変わっていませんでした。

私が学究的な職業を始めたときにも、社会心理学の分野で、監獄、軍隊、精神病院、隔離病棟といった全体主義的な組織について特別な関心を抱いていました。私の修士論文は精神病院の隔離病棟における慢性分裂病患者間の民族関係についてでした。第二次世界大戦の強制収容所におけるユダヤ人について私がどれほどとりつかれていたか、その論文の主題の背後にも見て取れます。

そして話は先へと飛ぶのですが、何年も後になって私はマサチューセッツ州バリーのインサイト・メディテーション・ソサエティ（ＩＭＳ）で冬の間、半年間のセルフ・リトリート（個人接心）をしていました。そのときには三、四ヶ月たっていましたから私の心は大変に静まり、おそらく異常なほどに傷つきやすくなっていました。ある日の午後、自分の部屋で瞑想していると、他の瞑想者たちが寄宿舎の方に歩いてきて、雪を払うためにブーツをドンドンと踏み鳴らしました。すると突然、どう説明したらよいのかわかりませんが、極めてはっきりとしたイメージが湧いてきました。自分はナチのドイツにいて、踏み鳴らされているブーツは私を捕まえに来たヒトラー親衛隊のものだというイメージです。

私はそれ以前にもそれ以後にも経験したことがないような恐れを感じました。身も凍りつくようなヴィジョンが心に押し寄せつづけ、完全に現実のものに思えました。私はブルブルと震えだし、吐き気を催し、冷や汗をかき、泣きながら身体的にも感情的にも深い痛みを経験しました。それは極度に複雑で真に迫った心の状態でした。

その時点で私は何年もの瞑想経験があり、かなりのサマーディに入れるようになっていました。ある意味では、もし私に準備が整っていなければそれほどまでの恐怖がやって来ることはなかったでしょう。心の片隅で私は、実際は自分はバリーにいて何もかも大丈夫だと知っていました。しかし私の大部分は、極度の痛みの中で大きな危険にさらされていると信じていました。

私はすべての注意をそのイメージと身体的感情的な痛みへ向けようと試みました。しばらくの間は気をつけていますが、次の瞬間にはつい恐怖に囚われてしまいます。そうなったときは、呼吸を使ってその瞬間に戻ろうとします（私は強調したいのですが、経験の浅い段階でも完全に有効な修行は可能です。修行を積み重ねて完成された気づきがなければ困難な心の状態は扱えない、ということはありません）。このプロセスがどれくらい続いたかはわかりません。三十分だったかもしれませんし、一時間、あるいは一時間半だったかもしれません。

吐き気がしてきたとき、私は最初それに気づきませんでした。私は反射的にブッドーという言葉を繰り返し呟き、マントラのようにその言葉を呼吸に合わせて唱えている間は吐き気がなくなります。しかし唱えるのをやめると吐き気が戻ってきます。

最後には恐怖に対して揺るぎなく注意を向けることができるようになりました。自分の囚われから逃げ出そうとしたりそれに耽ってしまうことがなくなりました。恐れのエネルギーと完全に親しくなり、自意識的な観察者が分離してしまうこともなく、恐れを完全に観察することができました。その自覚の光のもとで吐き気は消え去っていきました。吐き気はまったく恐怖の作用だったように思えました。そのような長い時間が続いた後で、これもまたどれくらい長かったのかわかりませんが、すべてが崩れ去りました。恐ろしいイメージは消滅しました。長いこと泣いた後に深い安らかな感じがやってきました。

その日を境にすっかり様子が変わってしまいました。私が以前に抱いていた興味は心理療法家たちが対抗恐怖（counterphobic）と呼んでいるものであることが明確になりました。私は心の深いところに埋め込まれた恐怖からホロコーストに関する知的な関心を持つようになっていたのです。ＩＭＳでのあの午後以来、ナチに対する強迫的な関心はなくなってしまいました。そして私の人生にはさらに大きな安らぎが訪れました。

一度おもだった感情と真正面から取り組んでみると、そのときに使った技法は他の感情にも転用することができるということも発見しました。恐怖以外の否定的感情ともうまく取り組むことができるようになったのです。あの極めて念入りな恐怖でさえも活動するエネルギーの一形態――強い身体感覚と麻痺的な思考――なのであり、恐怖と同一化さえしなければ、恐怖をもっとしっかり取り扱えるのだということがわかりました。

執着は渇愛か嫌悪という形で現れますが、いずれにしても苦しみを引き起こします。執着しないことを体得すると、私たちは瞬間瞬間のありのままの人生と共にいることができ、手放すべきときが来たらそれを手放すことができるようになります。明晰に見ることは知性の一形態です。そんなことは本来無理なのに、物事にしがみつこうとしたり、それらを固定化しようとするのは賢いことではありません。

私たちは何物をも所有していない、というのが真実です。身体はおろか、心の中身も自分のものではありません。これは実際には福音です（エゴにとっては違うでしょう。エゴはたちまち、それでは無我を悟った偉大な修行者になろう、有名な瞑想者になろうと決心するのです）。智慧のおかげで物事を私だとか私のものとして執着する重荷を手放し、肩から降ろすことができるのです。

私はこの真実に関して日本で目にしたあるイメージを思い出します。それは大きな袋を抱えて浜辺を歩いている禅僧の漫画でした。袋があまりにも重いので彼の足跡はクレーターのようです。その袋には「俺」と書いてありました。その重荷を降ろす必要があるのです。そうすれば私たちの人生はたとえようもないほどに軽やかになるでしょう。

王冠

パーリ語のヴィパッサナーが英語では insight（洞察）と翻訳され、テーラワーダ仏教の伝統のもとに私が教えているこの修行は、アメリカでは「インサイト・メディテーション」として知られるようになっています。インサイト・メディテーション・ソサエティが設立されたとき、そして私がケンブリッジ・インサイト・メディテーション・センターを始めたとき、私たちはパーリ語のヴィパッサナーの代わりに英語のインサイトを使うことにしました。その理由は外国語を使うと人が遠ざかってしまうのではないかと感じたからです。

そこで問題となるのは英語のインサイトには色々な意味があって、ときに人々はインサイトとはセラピーや夢分析、あるいは日誌をつけることで得られる種類の洞察のことを言っているのだと思うことがあるようです。瞑想をしているとそのような洞察が出て来ますし、それはそれで大変に価値のあるものです。しかしヴィパッサナーには非常に特別な意味があって、それはこれら最後の四考察の中で特定される智慧のことに言及しています。無常を理解することは、その智慧のすべてを理解することになります。

第十三番目の考察では、最初の二つの考察で呼吸と親しくなったのと同じようにして、無常と親しくなることが要求されています。そうした認識に必要なのは、考えることではなく鋭敏に観察することであり、対象が何であれ来るがままにして、それ自らが正体を明かすようにすることが必要です。このレベルでの考察がかなり深くなると、私たちのあらゆる理解を超えてしまう地点、もはや言葉にすることが無意味であるようなところにまで達することがあります。その深遠な場所では、アニッチャもドゥッカもアナッターもすべてが同じものです。熱と色彩とが炎の一部分であるように、苦しみと無我とは無常の一部分になっているのです。

ミクロのレベルから宇宙的レベルまで、どのレベルに立って見るにせよ、万物は不断の流れの中にあります。そのことが大きな不確実性を招き、人々にとってはその不確実性が時として圧倒的なものに思われます。ハリケーンとか地震といった自然災害が起こったとき、あるいは急病など個人的な災いに見舞われたとき、確かにこれらのことは苦しみを生じさせますが、別な見方をしてみると、それは物事がいつも変化しているあり方を反映しているだけのことにすぎません。「個人のことを考えてしたんじゃないよ」と宇宙は言っているかもしれません。

長期のリトリートにおいて私はこの原則を最も良く見てとることができました。そこでは変化の深く微細なところが明らかになり、あらゆるものが終わることなく何か別なものになっていきます。意識に耳を傾けると、思考はやむことなくやって来ては去って行きます。それらは一貫したものではなく、お互いに調和もしていません。それらは統御することも予測することもできません。ただ、空に浮かぶ雲のように、現れては消えていきます。このプロセスを見ることが空（emptiness）を見ることなのです。

空は仏教の王冠です。すべてのものが絶えず変化しているのであれば、耐久性を備えた実体的な中核を持つものなど何もないことになります。もちろんあるものは他のものよりも長持ちします。そして変化はいつも不快なわけではありません。もし痛みがなくなれば、それはいいことでしょう。

しかしながら重要なのは、これらの教えを単に信仰として受けとめるのではないということです。仏教のコミュニティに関わり始めた人は、新たな友人や書物群などと共に、一定の静けさといった何らかの恩恵を受けます。万物は空であると聞いて、喜んでそれに同意しようとします。なぜなら、自分はそのグループに所属しているからです。そういう人は信条に執着して、その執着が苦しみを生み出すことになります。

究極的な真理と信条とを同等なものと見なしてはなりません。基本的な教えを聞いたなら、自分の経験と照らし合わせてそれらが真実かどうかを見てみる必要があります。私たちには探求してみようという信仰があれば充分なのです。

実際にすべきことは、自分で見て、聞いて、そして学ぶことです。私たちの誰もが自分自身のためにこの仕事をしなくてはなりません。自己は幻想であると理解することには解放の力があることを知り、あなたが現在の自分以外の何にでもなりうる道を実際に見てみること。それも直接的に明確に、一度だけでなく、ときにはあなたを永遠に変えてしまうほどの深遠で確信の持てるエネルギーで見てみること。あなたがこれまでの全人生で抱いてきたすべての恐怖は、自分のものだと思いこんでいたこの自己に関連したものであることや、あなたは実は何者でもないのだということを理解するのはとても素晴らしいことです。世間に対して提示したり、着飾ったり、管理したり、守ったり、宣伝しなければならないことがひとつ減ります。

いずれの場合でも、仏教思想の中では、アニッチャ（無常）、ドゥッカ（苦しみ、人生に対する基本的な不満感）、そしてアナッター（自己が空であること）という経験の三つの様相は切り離せないほどに結びついています。これらが仏教の三法印、玉璽です。この三概念に対する洞察がなければ、いくら修行の中で見ていることが興味深く、また価値あるものであったとしても、ブッダダルマ（ブッダの教え）ではありません。

アナッターについて吟味するひとつの実践的方法について話しをさせてください。これは上級の修行ですから、あなたが三ヶ月のリトリートに入っていると想像してください。「アーナーパーナサティ・スートラ」について特別に捧げられたリトリートです。最も重要なポイントはあなたが以前には意識していなかった物事を意識することですから、一番単純なもの、呼吸、あなたの全人生に付き添ってきたその呼吸から始めます。そこからごく自然に身体へと移っていきます。なぜなら呼吸は身体で起こっているからです。そしてあなたは身体というマンションをゆっくりと探索していくかのように、新たな仕方で身体と親しくなります。

身体の中では、膝が痛いとか、背中が痛いとかいった感覚、やがては静かに坐って呼吸と共にいることから生じてくる深い安らかな感じにも気づき始めます。その安らぎの中で心に気づきます。リトリートの初期にはこうしたプロセスになかなか集中できないように思えても、ある程度の静けさが獲得できると、この心そのものも考察の対象となり得るのです。私たちが心と呼んでいる広大で、魅力に満ち、たえず変化しつづけているプロセスを見ることになります。

そのときあなたの先生は「さあ、ヴィパッサナーを修行するときが来ました」と言います。

リトリートのその段階になると、あなたのサマーディは強くて信頼できるものになっています。あなたはいつも思いのままにサマーディを呼び出して心を静め集中することができます。おそらくあなたは何年もの修行の末にそうできるようになったのでしょう。しかし、なかにはすぐにサマーディを体得できてしまう人もいます。あなたは坐って呼吸を意識していますが、どこか一点のみに集中しているのではありません。あなたは鼻腔、胸、あるいは下腹のみに注意を向けているのではなく、もっと開かれた仕方で身体全体に注意を向けて、坐って呼吸している身体をパノラマのように見ています。

この呼吸している身体を考察してみると、呼吸は生じていても、呼吸している主体を見つけることはできません。それは素晴らしい感じです。なぜならその呼吸する人というのは瞑想者のふりをしている自我にすぎないのですから。この呼吸する人は、瞑想にふさわしい服を着て正しい姿勢をとり、いかにもスピリチュアルな風体ですが、そこには正しく瞑想しようとがんばっている誰かがいるという感じ、呼吸する人にまつわる自意識があります。それが消え去ったとき、そこには坐って呼吸していてそれがそれであることを知っている身体の純粋無垢さだけがあります。

そんなことが私に起こったのは、アーチャン・ブッダダーサと一緒にいたあの午後のことでした。

彼は私にこの修行とこの経典についてたくさんのことを教えてくれた先生です。あるとき、「君は呼吸する人を見つけることができるかね？」と聞かれたことがあります。私はできないと言いました。「それじゃ、呼吸する人はいないのかね」と彼が言うので、「ちょっと待ってください、私が呼吸してます」と答えると、彼は「それは思考にすぎない」と言いました。

気づきの光に照らされて見つめるとき、自己は失われていきます。身体がただ坐って呼吸していきます。呼吸して何かを獲得するのだという感じではなくて、呼吸が起こっているという感じがあります。坐って呼吸すれば身体は非常に充足した状態に入っていくことが可能です。そして、そこに主体としての自己は必要ないのです。

無我というのは身体がないことなのだと考えて、無我の教理について混乱してしまう人がときどきいます。ブッダはそうは言っていません。身体があるのははっきりしていますし、私たちがここに存在する間、私たちの瞬間瞬間はこの物質的形態の中の生命によって構成されています。ブッダの見解はバランスのとれたものです。身体と同一化し、身体にロマンスを抱いて囚われてしまうこともありませんし、身体を否定することで囚われることもありません。

私たちが苦しむのは、身体と過剰に同一化してしまうときなのです。たとえば、この想像上のリトリートで、膝に痛みを感じたとしましょう。あまり気づきがない場合、あなたは痛みと同一化してしまいます。「膝が痛くて死にそうだ！」あなたが先生のところに行くと、先生は「膝にあるその感覚を感じるようにしなさい。ただ観察するのです」と言います。そのようにすると、自己感覚が消え失せて、痛みが軽減します。それから程なくして注意がすっかりどこかへ行ってしまい、痛みがまた浮上してきます。そして、もう一度あなたは痛みに注意を向けます。

現象全体を調べてみると、痛みがあなたではないことに気づくことができます。痛みはある条件によって身体に起こっている自然なプロセスです。これは実際に役立つことですが、身体を自己と同一化しないほうが生きやすくなるのです。

感受や心の状態についても同じことがいえます。たとえばこのリトリートの中であなたは昼食の前の坐禅をしていて、心がとても静かになっているとしましょう。ほとんど考え事も浮かんできません。身体は安らかで静かになり、呼吸を観察するのに何の努力も要らないようになっています。自分はなんと素晴らしい瞑想家だろうと考えながら、あなたは空中に漂うような感じで瞑想ホールから出て行きます。そんな至福に満たされた状態で、あなたは自分のことをちょっと祝福してあげたいと思って、いつもより多めに昼食を取ります。めったにないことですがクッキーも出されています。あなたは三つ食べます。

昼食後、突然あなたはきつい満腹感に襲われます。以前体重の問題を抱えていましたので、満腹感のせいで太った感じがします。あなたはクッキーのCMを思い出し、重い足取りでおなかをさすりながら部屋に戻って行きます。胃が痛くなってきてズボンがきつく感じられます。「私は少しも変わっていない。私はちっとも瞑想家なんかじゃない」と思えてきます。

もしもあなたがこの機会に先生のところに行ったならば、その先生は、身体のものであれ心のものであれ、どのような感受に対しても執着することは誤った理解につながるということを知らせてくれるでしょう。あなたはすべてのことが自分に対して起こっているという感じを創り上げてしまったのです。最初は良い感受に同一化し、そのためによい瞑想家という自己イメージを思い出しました。それから悪い感受と同一化して、そのために肥満で不幸だった子供時代の記憶がよみがえってきたのです。

しかしそれらの感受は単なる感受にすぎず、あなたの自己イメージや記憶は単なる知覚とレッテルにすぎません。それらはあなたではありません。無我に関するこの考察を行なうことは、思考は単なる思考であることを見つめることなのです。自分の感受や思考を否定する必要はありませんが、それらから自己を創り上げないようにしてください。

それが賢明なあり方だと理解できるまで、このことの意味はわからないでしょう。重要なのはブッダになろうとしたり、サンガに加わろうとすることではなく、もう自己を創り上げないことなのです。そのおかげであなたの人生は軽やかになるでしょう。

智慧というのは幸せに生きる術です。その術の多くはどのようにして私たちが不幸せに生きているかを見ることからもたらされます。アナッターの概念は哲学的な考え方のように賛成するかしないかという問題ではありません。それはあなたが自分を誰だと思うか、そしてあなたが自分でやっていることをどう思うかを注意深く見つめるための方法なのです。それゆえ、それはあなたの正体を知る方法なのです。

心を空にする

物事に同一化するのをやめたとしても、突然自分が消えてなくなるわけではありませんし、ぼんやりしたり喪失感を感じたりしながら夢遊病者のように歩き回るわけでもありません。実際にはこれまでにもまして生きいきと感じるようになります。より集中して知的になります。しかしそれは、長年にわたって獲得してきた知識に基づく知性ではありません。空そのものに認識能力があるのです。心が澄み渡って空っぽになっているとき、心が見るもの、そしてそこから生まれる行動は、より信頼のおけるものとなっています。

無我に関する教えは、心という観点から吟味することもできます。そこで私たちは古くからの友人である貪欲、嫌悪、迷妄という煩悩について見つめます。たとえば、瞑想していて心に貪欲が現れてくるのに気がついたとしましょう。実際の話、貪欲が現れてくるのを私たちはコントロールすることができません。貪欲は勝手に現れては去って行きます。貪欲は私たちをある行為、それもしばしば何か馬鹿げた行為へと駆り立てますが、それは欲しいと思う対象を私たちが過大評価するためです。そして私たちは自分が苦しんでいるのに気がつきます。

しかし貪欲がそれほどまでに強力である理由は、私たちが貪欲に同一化してしまうからなのです。私たちは特定のものを必要とすることを自己の一部であると思ってしまいます。私たちはそのエネルギーにつかまえられ、そこから脱して来たときにはすでに後悔の原因となる行動をしてしまったことに気がつきます。修行することで、私たちは渇愛を現象として吟味する能力を養います。渇愛を抑圧するのでもなく、その中に我を忘れて溺れてしまうのでもなく、ありのままに見るのです。

大切なのは両極端のどちらにも囚われないことです。スピリチュアルな修行を始めた人々によくあることですが、渇愛が問題であると聞いて、その問題を抱えたくないために、それが出て来ると抑圧してしまいます。それでは決してうまくいきません。渇愛は感じてもらえるまで繰り返し戻ってきます。修行の道は気づきの光のもとで渇愛を吟味してみることです。私たちは無条件に開く術を学んでいます。固執しないことによる解放という私たちの修行は、この開きの中においてこそ開花することができるのです。

あなたがそのようにして心の状態に自らを開き、充分にそれを経験するとき、心の状態と同一化してしまうこと、つまり心の状態から自己を創り上げる傾向は回避されます。対象と同一化してしまうこととその対象を本当に自覚していることは両立しえません。あなたが呼吸を自覚しているのと同じ仕方で心の状態を完全に自覚しているとき、心の状態はただそこにあるだけだということがわかるでしょう。心の状態は誰にも所属してはいないのです。

無我の考察を進めていくには、坐って、ある程度の落ち着きと明晰さを持って呼吸します。あなたは心が欲しがって、欲しがって、欲しがるのを見ますが、その欲望と同一化はせず、自己を創り出すこともしません。あなたはただそれを見て、そこには中核がないことを理解し、それに執着するのをやめます。そうしたとしても、あるいは執着して自分が火傷するのを見守ったとしても、どちらにしてもそれは意味のある修行になっています。私たちは意識の中に入ってくるものを規制することはできません。私たちにできるのは、それに対して新たな仕方で関係していくことです。

心に関しては厖大な文献があります。ブッダ自身も心に関する話を数多くしましたし、他の大勢の偉大な師たちも彼らの瞑想経験を何世紀にもわたって記述してきました。そうした文献を読むのは良いことだと思いますし、その多くにはしばしば鼓舞されますが、結局のところ自分の心を覗きこみ、自分自身でその真理を見なければなりません。ブッダが解脱したって、彼の教えを使って私たちが自らを解放できなければ、何の助けにもなりません。

あるときブッダは弟子たちと共にいて、一握りの葉っぱを拾い上げました。「私の手の中と森の中と、どちらに多くの葉があるだろうか？」と彼がたずねると、弟子たちはもちろん森の中の方が多いと答えました。ブッダは「私が知っていることは森の中全体と同じくらいだけれども、あなたたちに教えていることは手の中にあるもののくらいだ。本質的なものだけ。あなたがたを苦しみから解き放つに充分な分だけだ」と言いました。

ブッダがその手の中に持っていた教え。それは前にも述べましたがこのように要約できます——いかなる状況であれ、何物をも私とか私のものとして執着してはならない。あなたがこの言葉を聞いたならば、あなたはブッダの教えのすべてを聞いたことになります。あなたがその言葉を実践するならば、ブッダの教えを実践したことになります。そしてその成果を味わったのならば、あなたはブッダの教えの果実を味わったことになるのです。

そしてその教えの心髄にはこれまで話してきた概念、つまり空あるいは無我があります。パーリ語ではスンニャターと言います。ブッダは、自分はスンニャター・ヴィハーラ、すなわち空なる家に住むと語っていました。ブッダはその場所から教えていました。言い換えれば、彼の心は空だったのです。

実際には私たちのすべてが、ブッダがそうであったように空なのです。何ひとつとして変える必要はないのです。問題は、私たちにはそのことがわからないということです。私たちの心は決して空っぽのようには思えません。私たちには自分が誰であるか、誰であったか、誰になるであろうかについての概念が絶えず流れつづけ、そうした心理的状態を自己としてとらえています。他人に関しても同様の概念を抱いています。そのせいで私たちの個人的な関係はこんなにもこじれているのです。イメージが他のイメージと出会いつづけています。そして自分のイメージが襲撃されると、私たちは苦しむのです。

西洋ではイメージが現実的な重要性を持っていて、自己実現するためにはイメージを変えることが必要だと考える傾向があります。惨めな自己イメージから良いものへと移り、それから――もちろん――最高のイメージへと移行するわけです。あなたは悪夢から幸せな夢へと引っ越ししているのです。修行の見地からいうと、これらすべてのイメージは同等であり、しかも同等に偽りです。充分に長く修行を続けていると、あなたのすべてのイメージは、大切にしていたものでさえもが打ち破られていくでしょう。あなたは完全に夢をあきらめてしまいます。そのときあなたは目覚めることでしょう。

私たちは自己を強化することによって幸福が得られると考えます。自己がもっと自信を持てるようにし、もっとお金を儲け、名声を高め、身体的にも魅力的にしようとします。修行は本質的にそれらのいずれにも反対するものではありません。しかしそれらを自己に仕立て上げてしまうと、苦しみがあなたを待っています。

あるときブッダはこう言いました。「生まれることは苦しみである」。この言明にはさまざまなレベルの意味があります。生まれるという身体的なプロセスに苦しみがあることは明白です。また身体がいったん存在するようになると、身体はこれまで話してきたようなあらゆる種類の苦しみを受けなければなりません。しかしこの言葉にはもっと微妙なレベルがあります。苦しみは自我の誕生を通して現れてきます。一日中、状況に従って新しい「私」という感じが現れるたびに、自我が生まれては消え去って行きます。

そのような苦しみは誰にでも起こり得ます。たとえば路上生活者の場合でも、寒くて、危険で、充分な食べ物がなくてといった自明のことからだけではなく、その人が「私は駄目だ、価値がない、浮浪者だ」と思ってその状況に同一化してしまうことからも苦しみが起こります。富める者の苦しみもあります。大恐慌のとき、あまりにも銀行通帳と同一化してしまっていた人たちは、お金を失って自殺してしまいました。

かつて私はタイにいるあるカナダ人の僧侶と知り合いでした。彼は外から見ると非の打ち所のない僧侶でしたが、自分はとっても不幸だと私に告白しました。問題は、「私はお坊さんだ、私は僧侶だ」という考えが彼を一日中襲っていたことでした。彼の僧としての自己イメージは、自分がそれに相応しく生きていると思えたときには彼を喜ばせましたが、そうでないときには彼を苦めるものとなりました。いずれの場合にもそれは重荷でした。

もしもある男が高価な服を着て、イタリア制の靴をはき、お金で買える限り最高の素晴らしいコートを着て、毎日ウォール街に行ったとして、彼はそれがしきたりだからそんな服装をしているだけで、その格好が自分らしさを決めているなどと考えていないとしたら、彼のほうが質素な衣をまとったカナダ人の僧侶よりもよっぽど自由でしょう。僧院生活は彼を自由にはしてくれませんでした。それがもうひとつの罠になってしまっていました。

この修行で、そしてあらゆるスピリチュアルな生活で最終的に問われることは、「あなたは誰であるか？」というものです。あなたは最初のうち自分に関する便宜的な概念で答えます。しかし注意深くそれらの概念を見つめるうちに、それらはぐらついてきます。それらはやって来ては去って行き、本質的な中核を欠いています。それらが消えていくと、あなたは何かとてつもない深さと広がりを持ち、とても生きいきしたものに触れるようになります。それは非常に広大な空間で、その中に生き、それをよりどころに生きることができるものですが、名前をつけることはできません。名前をつけたとたんに、そして自我がそれにしがみついたとたんに、それは収縮してしまいます。あなたはまたちっぽけなただの人になります。

この修行のメッセージは解放です。それは個人に関わるように思えるでしょうが、最初のうちは自分勝手になるきらいがあったとしても、必ずしも自分勝手なものではありません。あらゆる欲求を抱えたままの自己というのは問題です。もしあなたが修行を続けてさらに成熟したなら、あなたは自分自身のために修行しているのではなくすべての存在のために修行しているのだということがわかるでしょう。私たちはすべて同じような心を持っていますから、あなたが修行して明晰さと健康さを育むならば、あなたはすべての人々を助けることになるのです。

空と共に修行する

経典のこの地点で、観察のプロセスをもう一度見直してみることが役に立つかもしれません。気づき――この瞬間の経験にただ注意を向けてみること――は仏教のあらゆる修行の基本であり、気づきはたいていさまざまな段階を経ていきます。まず最初、観察してみようという企図は、特定の文化の中で人生経験を持ち、どんなことを達成してきたといった条件づけから生じてきます。それらから解き放たれるのは難しいことです。

私たちが自我構造によって観察している限りは、自分の関心に動機づけられています。そのために何が現れてきたとしても、澄んだ鏡のように映し出して内省することはできません。鏡は見えている物に対して何の投資もしません。修行が展開するにつれてそういった状況が変化しはじめ、特定の見地から観察していない、そんな瞬間が訪れるようになります。

その時点であなたは心理的性向から解き放たれますが、まだ自意識は残っています。この活動をしている誰かがいますから、何らかの分離と歪曲があります。それはあなたが何か新しいことを学んでいるときには自然なことです。自転車に乗るようなものです。最初はこの奇妙な仕掛けの上に乗っているのはぎこちない感じがしますが、時間が経つにつれてそれも消えていき、ただ自転車に乗っているだけになります。

修行を充分に長く行なえば、自意識の感じが消える日が来ます。心が静かになり、努力しなくても注意を怠らないようになっていきます。観察者が消えていきます。対象からの分離がありません。あなたは注意を向けようとしてはいません。ただ注意しているだけです。そこには注意があるだけです。

観察者がいるときには、それは私とか私のものという感じです。観察者であるのですが、観察しようとすることには苦しみがつきまといます。人々は面接のときこんなことを言います。「修行が上達したらいいと思います。もっと心が静まっているべきなんです。あなたがおっしゃるような洞察が出て来てほしいです。それが何だかわからないけれど、獲得したいのです」

苦しんでいるのは観察者です。自我がヨーギを装って着飾り、彼は新しい絶好の場を獲得しました。それはお金でもセックスでも権力でもありません。それは彼の目にはこれらのいずれかよりももっと重要なものに見える何者か、つまりスピリチュアルな修行です。私たちは観察のプロセスを骨の折れる仕事にしてしまいます。私たちは瞑想空間を拷問部屋にしてしまい、修行の中に、取り除こうとしていたまさにその苦しみを創り上げてしまいます。自分がそういうことをしているのだとわかると――実際それはあなたに大きな解放感をもたらします――その日から修行はずっと軽やかで喜びのあるものになります。

二、三年前のインサイト・メディテーション・ソサエティでのリトリートの最中でのこと、ひとつの建物の改装作業が行なわれていました。鳥がチュンチュンさえずり、リスたちが鳴き合う春の牧歌的な音のかわりに、チェーンソーやハンマーの音、材木が放り投げられる音がこだましていました。そのことは瞑想者全員に予め知らせてありましたが、それでも彼らはリトリートにある期待をもってやって来ていました。静かで安らかな場所という期待に反して、彼らは工事現場にやってきたことに気がつきました。そして面接にやって来ると「いつになったらこの音はやむのですか？　気が狂いそうです。瞑想できません」と言うのでした。

ことの真相を言えば、第2章で述べたことですが、瞑想では常に単純な感覚を取り扱っています。この場合、それはチェーンソーやハンマーの音ではなく、小鳥のさえずりであるだろうという思い込みがあったわけです。その音が何であれ、それは実際には感覚器官に衝突している単なるバイブレーションです。それは快、不快、中性のいずれかであり、ハンマーやチェーンソーの音を不快だと知覚するのは何ら悪いことではありません。

空に関するこの考察を修行するときには、ちょうどそこで判断をやめてください。「音」を「雑音」と解釈してしまう次の一歩には踏み出しません。もちろん「私に対してどうしてこんな仕打ちができるのだろう？　これは瞑想リトリートのはずだったんだ。ここに来るために相当のお金を払っているんだ」というさらなる一歩にも踏みこみません。あるいはそこまで踏み込んでしまったとしても、自分がそうしていることを見ているでしょう。あなたは自分が単なる感覚知覚から苦しみを創造していることを見守ります。

私たちが避けようとしているのは感受ではなく、感受を何か他のものへと増殖させてしまうことです。たとえそれらが増殖してしまい、あなたがこれらのありとあらゆる人々を生み出したとしても、最後には実体的な自己はないのだということがわかるでしょう。あなたは一日中生まれては死につづけている連続にすぎません。あなたはプロセスなのです。

何年にもわたって、さまざまな伝統の師たちがこの真実を表現してきました。私のお気に入りのひとつは中国の偉大なる詩人、李白のものです。

鳥は鳴き、空に消えていく
そしていま最後の雲が流れ去る
共に坐るわれら、山と私
山だけが残るまで

彼は空の経験について語っています。その間はあなたの観察している対象——彼の場合は山ですが——はよりいっそう素晴らしいものになります。あなたが「不在」になるその強さと長さにしたがって、それは悟りの経験になり得ます。それによって観察者の人生が永遠に変わってしまうのです。

もうひとつキリスト教の伝統から有益な教えを引きましょう。「富めるものが神の王国に入るよりも、駱駝が針の穴を通る方が簡単だ」。私はこの引用が富やお金持ちが悪いのだと言っているのだと思ったことはありません。富は他のどんなものとも同じようなものにすぎません。富を持っていたとしても、それに執着せずにいれば問題はありません。しかし、富を自分のものだと同一化してしまった場合、それは大きな苦しみの対象となります。

キリストのこの言葉は、富に執着しないことがどれだけ難しいかを表わしているだけかもしれません。あなたが莫大な富を持っているなら、それを自分だと信じこまない方が難しいでしょう。しかし私は最も微妙なレベルでは、キリストは自我に関して言っていたのではないかと思います。自我が裕福で、あらゆる類のものと同一化してしまうとき、その自我は神の王国に入ることはできません。あなたがそのすべてを手放すとき、王国はそこにあります。あなたはすでに王国の中にいるのです。

この主題に関するもうひとつの優れた教えは、臨済禅師の「無位の真人」（地位を持たない真実の人）という表現です。この句は私に彼の教えのすべてを説明してくれます。あなたは世界で一番大きな会社の社長になったとしても、そのことであなたが根本的に変わることはありません。あなたが一番惨めなビルの掃除夫だったとしても同じです。

無位の真人は他人より優れているとは感じません。彼あるいは彼女は劣っているとも、等しいとも感じません。その人の意識の中には地位に関するどんな体系も組みこまれてはいません。地位は意味を持たないのです。

いにしえのダルマは決して死なず

韓国の先生たちは自己が空であることを説明するのにこんなイメージを使うことがあります。見捨てられた熱帯の島があって、私たちはそこには誰かが住んでいると聞かされます。私たちはその場所を隅から隅まで探し尽くします。そして最後に、そこには誰も居ないのだとわかると、その瞬間、その島がたぐい稀なほどに美しいところであることに気がつくのです。

このイメージは妄想という言葉の最も深い意味を表現しています。私たちは正直なところコントロールできる堅固な自己があると信じています。修行はそれとは別の何かを信じることを要求してはいません。その島の周辺をよく見てみるように示唆しているだけです。誰かが見つかるか見てごらんなさい。

それは実際には空を概念として受け入れるための助けとはなりません。空を見るための助けとなるだけです。すべてのものが無常であり、すべてのものが互いに関わり合い、何も実体的なものはなく、私たちはすべてお互いに条件づけあっているのです。華厳経では「もし宇宙から一粒でも塵を取り去ったなら、すべてのものが崩壊する」と言うことによってこの真実を表現しています。

第十四番目の考察は私たちの空に関する理解から自然に流れ出してきます。

14・「色あせていくことに意識を集中させながら息を吸おう。色あせていくことに意識を集中させながら息を吐こう」と訓練する。

この考察はあなたの心がたいへんに静かで澄み切ってきたときにのみ可能になります。あなたの集中力は高まり、ある程度の深さで無常を見ることができるようになっています。身体、感受、そして心という、これまで話してきた三つの領域すべてを洞察することを学びました。どこを見ても、現れて来た形成作用は消えていきます。

形成作用は私たちの願いどおりにはなりません。それらの従う法則は私たちが同意するかどうかなどお構いなしです。心が静まるにつれて、やって来ては去って行く瞬間をはっきりと見るようになります。あなたはもう一度すべての存在が空であることを見ますが、それは万物が価値のないものだということではありません。私たちが考えているようにはそれらが堅固ではないということなのです。

十四番目の考察は実践的に大きな重要性を持っています。実際に色あせていくのは私たちの執着です。頭ではなく骨の髄で、現れることと消え去って行くことの法則性を見るようになるにつれて、自然に手放すことが起こってきます。絶えずダイナミックに変化していることがそれほどまで明瞭になっている場で、何かにしがみつくのは意味をなさないからです。

修行のこの側面は現実的ではないと反対する人もいます。彼らは「私たちにはさまざまな関係性がありますす」と言います。「結婚しています。子供がいます。もちろん愛着があります。それをあきらめてしまいたいとは思いません」と。私は彼らに愛と愛着の区別について省察してみるように励まします。私は愛着の痛みを除去することができると思います。人はしばしばこの二つを混同していますが、愛着は愛と同じものではありません。

修行の中で無常の法則を理解するにつれて、違った種類の知性がどんどんと生まれてきます。それは思考に先立つ有機的知性です。私たちは思考に忙しすぎて、その知性に参入することはそうありません。しかし人間の意識には私たちが信じこまされている以上にずっと多くのものがあります。その本当の宝は埋もれたままです。

この考察を身体について実践することができます。坐って息を吸ったり吐いたりしながら、次第に落ち着いてある程度の静けさを獲得すると、身体が生きいきとしているのがわかります。身体は固まってはいません。それは絶えず変化の状態にあるエネルギーです。そのエネルギーが集合する仕方はときに快く感じられます。痛いときもあります。それがどうであれ、その状態が現れて、そして消え去っていきます。私たちの執着もそれとともに色あせていきます。

感受について同じ修行をすることができます。感受は身体の形成作用よりも少しだけ繊細ですが、快であれ不快であれ中性であれ、そのすべてが消え去っていきます。心の状態を観察するのはさらにもっと難しくなります。それだけ執着も強いのです。

たとえば、私たちは自分の考えることを自分の物語として深く執着しています。誰もが自分の物語を持っていて、それを語るのが大好きです。他に誰もいなければ、一日中自分自身にその物語を語っています。何か新しいことが起こると、すぐさまそれを符合させて、もうひとつの既知の例に仕立て上げてしまいます。

しかし思考を形成作用として見始め、身体的形成作用と同じように観察し始めると、それらが極めて機械的であることがわかります。極端なまでに反復的です。私たちは同じ古い会話を何回も繰り返し、起こり得ない新しい会話をこしらえ続けています。私たちの脳の中には擦り切れた轍がいくつもあります。それらは私たちの文化や個人史によって条件づけられています。それらの多くは両親や先生に言われたことから出て来たものです。

それにもかかわらず私たちは自分の思考に巨大なプライドを持ち、人生の中ではその思考に大きな権威を与えています。私たちは思考を崇拝していると言っても誇張ではありますまい。仏教、キリスト教、ユダヤ教、イスラム教、科学的、個人的といった形をとったすべての思考が、私たちに巨大な影響を及ぼしています。実質的に私たちはそれらの思考の奴隷になっています。

しかしそれらはただの思考です。それらは現れては消え去り、私たちが耳にする音や足の痛み以上の現実性を持ったものではありません。いったんそのことがわかると、思考への情熱は色あせ始めます。思考がいつ呼び起こされるか、それが役に立つのはいつかを見ることができて、さもなければ手放します。これは思考によって創造された多くの驚異を傷つけるものではありません。思考をそれに相応しい場所に置いてあげることなのです。

十四番目の考察を行なう準備が整ったとき、あなたはすでにかなり心を見つめてきています。同じ古い思考が何回も繰り返し出て来るのを見ているので、もうその手には乗りません。「風と共に去りぬ」を五回あるいは十二回見るようなものです。何回だってかまいません。最初の十一回は素晴らしいのですが、十二回目はもう駄目です。どうでもよくなります。あなたが本気で見始めるならば、心の中の映画にも同じことが起こります。

恐怖、憎しみ、愛、妬み、貪欲、慈愛、不安、優しさ、といった心の産物のすべては、やって来ては去って行きます。執着しているとき、私たちはそれらが長く続いてほしいと思ったり、あるいは早く消えてほしいと思ったりします。しかし無常の法則がわかると、そんな願いが不毛なものであることがわかります。滝を握りしめることはできません。この真実を観察することはそれ以外の自然現象を観察するのに似ています。法則性が姿を現してくるのを見るのは確かに楽しいことです。

修行によって得られる静寂、それが良いサマーディの強味です。それによって心の感度がずっと高まります。そのような静寂さは命に満ちています。その中に入るとさらに生きいきとして、そこから出て来るとより知的になっています。もう何万回も見たようなものを見ても、初めて見るように見えてきます。

修行の初期には、このように見る際に何がしかの概念化されたものが混じり込んでしまうのは避けられません。深い洞察ができるまでには何年も修行しなくてはなりませんし、その間にあなたはその概念を何万回も耳にしています。それは問題ではありません。少しずつプロセスが純化されていき、最後には、あなたの個人史や学んだことをまじえることなく、物事をありのままに見ることができます。そうすると執着が弱まっていきます。それは頑張らねばならないというようなものではありません。それはただ起こるのです。

アーチャン・チャーは西洋人たちが急いで執着を手放そうとしているのを見て、ゆっくりやるようにと教えています。執着を真に洞察するまでは、執着を手放すことはできない。しかし、いったん執着の何たるかを理解すれば、その戦いはほとんど勝ったようなものだと彼は言っています。

ですから十三番目の考察がごく自然に十四番目につながっていきます。物事が無常であることを理解するにつれて、熟した果実が木から落ちるように物事への執着が色あせていきます。それはたいへん迅速に起こることもありますし、何年もかかることもあるかもしれません。しかしそのように次第に色あせていくことによって痛みがなくなっていきます。苦しみがゆっくりと和らいでいきます。

苦しみの消滅

最後の四考察はスローモーションの映画のようです。この地点に至るまでに充分な坐禅体験がおありなら、実際の修行ではこの四考察はすぐにできてしまうかもしれません。なぜならそれらはほとんど同じものだからです。ブッダはその微妙なニュアンスを見ることができるように速度を落としたのです。それらすべての鍵となるのは十三番目の考察です。無常について深く洞察していけば、その他のものはごく自然についてきます。

十四番目の考察のキーワードは「色あせていく」と訳されていますが、パーリ語のヴィラーガは「情熱が冷める」と訳されることもあります。物事に固執し、執着する情熱が少なくなっていくのです。十五番目の表現はさらに難しくなります。パーリ語のニローダは涅槃の同義語として使われることもあります。直訳すれば「ほどく」、心を貪欲、嫌悪、そして迷妄から解くことです。それは炎が消えることを意味します。この考察は消滅に関するもので、この文脈では解放の一形態とみなすことができます。

15・「消滅に意識を集中させながら息を吸おう。消滅に意識を集中させながら息を吐こう」と訓練する。

この考察は実際には十三番目の考察に始まるプロセスの込み入った分析の一部にすぎません。無常を見つめながら、あなたは自然にすべての形成作用に対する執着が色あせていくことに気がつきます。この考察では、それらの消滅を見ます。アーチャン・ブッダダーサはそれを消火、苦しみの火を消すことと呼びました。

ある特定のケースにおけるその消火というのは瞬間的で一時的なものかもしれません。特定の執着が終わっただけですが、その執着は本当に消滅します。その中でさえも涅槃を前もって少し経験することができます。私たちは解放の風味を味わい始めます。

真の解放はすべての貪欲、嫌悪、そして迷妄から自由になることでしょう。私たちはこの世界に住んでいますが、もはや物事にしがみつくこともなく、押しのけることもなく、それらから自己をこしらえることもありません。たしかに、ブッダが得たような完全な消滅を獲得する人は多くありません。しかし消滅を味わうことは広い範囲で可能なのです。

消滅というのは抹殺ではないことを理解することが重要です。修行の初期には恐怖、怒り、寂しさ、情欲といった否定的な状態に直面して、解放されるためにはそれらを抹殺しなければならないと考えるかもしれません。そんな類の人間ではありたくないと自我は思うわけです。おそらく最初の頃は私たちのすべてがそんな願いを持っていますが、その願いの中には非常に大きな自己が存在します。そのとき、私たちが得たいと想像しているのは本物の自由ではありません。それはある強迫をもうひとつの強迫と交換しただけのことです。

消滅の中には自己がありません。それは苦しみの終わりであり、その苦しみは物事を私だとか私のものとして執着するところからやって来ます。もちろん消滅は痛みの終わりではありません。身体はまだ病気になりますし、老化しますし、死んでいきます。しかし、消滅はしがみつく心からやってくる不必要な苦悩の終わりなのです。

アーチャン・チャーが指摘したとおり、問題は私たちが自分の好まないものをあまりに性急に取り除こうとすることなのです。もちろん恐怖や寂しさでいっぱいになるのはイヤなことです。そういうます。

状態に陥ると私たちは創造的な充実した生活が送れません。しかし「こんにちは」を言う前に「さようなら」は言えません。まずは相手にあいさつするのが良いマナーというものです。それは経験的な事実でもあります。恐怖が心の中から現れてくるのを否定しないようにしましょう。そうすれば「さようなら」を言う前にそれを見て充分に理解することができます。それが最初の十二の考察がしていることです。それらは次第に身体、感受、そして心というすべての形成作用をあなたに紹介してくれます。

人生は否定的な感情に「こんにちは」を言う機会を数え切れないぐらい与えてくれますが、文化はそれをあまりいいことだとは認めていません。そういう場合は逃避したり、遅らせたり、我慢したり、否定するように教えられることの方が多いでしょう。最初の十二考察は、私たちを恐れさせるような状態と友好的な関係を打ちたてながら、あるがままの物事に私たちを開いてくれます。場合によっては私たちは恐れていることさえ知りません。それほどうまくそれらを抑圧してきたのです。

消滅は否定的な状態に関することだけではありません。消滅はあらゆるものに関わっています。どのような形成作用が出現してきても抑圧せず、十全かつ綿密に出会い、それが展開するのを見守るのです。どんな形でもそれを妨害したりはしません。私たちはそれを理解するようになります。知的な意味ではなく、そのものの下に立つ（under-stand）という意味で本当にそれを経験します。私たちはそれが無常であり、持続する中核を欠き、そして同一化できないことを見て取ります。

たとえば私たちは恐怖を目の前に立ちはだかる巨大な岩のように見てきましたが、今はどちらかというと雲のようにとらえています。私たちの執着（恐怖の場合には安全感に対する執着かもしれません）

は姿を消します。恐怖が現れ、それが消えていってしまうまで、恐怖が続いている間ずっと、私たちは完全に恐怖と共にいることができます。十五番目の考察で消滅を見ることには、たとえばその恐怖が消えて行く、消えて行ってしまったポイントを考察することが含まれています。

消滅のレベルは私たちの修行の深さと程度によります。私たちが執着したり、忌避したり、妄想を抱いたりしてきたものは、修行の中で私たちがそれと共にいる間、一時的に存在することが許され、その後は、勝手に去って行くにまかせます。こうしていくうちに、私たちの執着は弱まります。少しずつですが、物事にあまりとらわれなくなるのです。

サイコセラピーを受けてきた瞑想者たちは、ある問題がなくなるだけでは満足しません。彼らはその問題を分析できなければ、終わったとは感じないのです。

しかし私たちが学んでいるプロセスは知的なものではありません。前にも言いましたように、この修行では、問題は解決するというよりも、溶けてしまうのです。問題は自覚によって焼き尽くされてしまいます。十四番目の執着が色あせていくのは道と呼ばれ、十五番目の消滅はその結果と呼ばれます。結果には深い喜びと安らぎが含まれ、解放感が含まれています。私たちがしがみつくことをやめたとき、苦しみが終わるのです。

そこにないものを手放す

この四組目の考察の全体的なポイントは、無常という事実を深く見ること、すなわち、すべてのものが不確実であるということを見ることです。それは人間存在の最も明白な事実なのですが、私たちはすべてが決められていて何が起こるか正確に知っているかのごとく振る舞っています。そうすることで私たちはありとあらゆる苦しみを創造しているのです。

たとえば、現在の労働状況を見てみましょう。会社のダウンサイジングやリストラなどで、自分の仕事は永遠のものだと思っていた中間・上級管理職にある人たちの多くが、そうではなかったことに気づかされています。これについては経済的にも歴史的にもいろいろな説明がなされ、その多くは道理にかなっていて、なるほどと思わされます。しかしそれらはもっと根本的な法則、すなわち万物は変化するという法則の変化形にすぎません。

そんな説明をテレビのニュースで決して耳にすることがないのは、それがあまりに根本的でありどんな内容にもあてはまるためです。この大きな物の見方からして何が非現実的であったかというと、最初に人々が自分の仕事が永久的だと思ったことです。永久のものなどありません。私たちの経済体制はしばらくの間――実際はそれほど長くはありませんが――比較的安定していましたが、現在安定は失われました。それはべつに驚くほどのことではありません。充分に大きな視座から見たとき、すべての物事がまったくそのように変化していています。すべてはただそのように起こっているだけです。私たちがコントロールすることはできません。

仏教の教えには三つのステップがあります。最初のステップは今あなたがしていることです。本を読む、話を聞く、議論する。二番目は学んだことを実践してみることです。ブッダが言ったことをすべて読んだとしても、それを修行に移さなければ、それほどの効果はありません。知的理解それ自体はそれほど人を変容させる力を持っていません。それはある意味で興味深くて役立つものかもしれませんが、限定されていて、その言葉が最初になぜ語られたのかという理由にはほとんど関係してきません。

三番目のステップは深く洞察すること、自分自身を深く見ることです。その見ることによって苦しみが終わります。それがブッダの教えの全体的な目的です。彼は哲学的であろうとはしませんでした。ブッダは実践的であったことで有名です。

静坐して瞑想したり、読み書きやおしゃべりのできないリトリートに参加したり、といった修行はすべて、実はあなたが自分自身と共にいられるようにするための方便にすぎません。何かをするのをやめ、何かになろうとするのをやめ、ただ静かに坐って自分のままでいるのです。それは技芸《アート》です。そのためには真面目に志願しなければなりませんし、長期間に渡ってプロセスが展開していくこともしばしばです。しかしそれは最後には本物の結果をもたらします。

この経典の最後の三考察では、無常を深く見つめたときから始まったプロセスが次第に展開していくのを見つめてきました。色あせることがあり、消滅があり、最後には手放します。それはそうしようとして起こるものではなく、もはやしがみつくものが何もないのでそうなるものなのです。

16・「手放すことに意識を集中させながら息を吸おう。手放すことに意識を集中させながら息を吐こう」と訓練する。

あなたがここで焦点を合わせるのは手放すプロセスです。手放すことをあなたが「する」のではありません。それはあなたが呼吸を「している」のではないのと同じことです。あなたは手放すことが勝手に起こるのを、完全に無作為に見ているだけです。

まだ何か手放すべきものがあるのだろうか、と思われる方もいらっしゃるかもしれません。というのも、十五番目の考察で形成作用の消滅を見たわけですから。しかし十四番目、十五番目の考察の中に自己が存在することもありえます。考察のプロセスを見つめながら、自らの識別力の繊細さや深さを自慢に思っている自己です。十六番目の考察では、その最後の自己の痕跡が消え、ただ見ているだけになります。あなたはいかなる所有の名残をも放棄し、何に対する固執をも、修行それ自体に対する執着をもあきらめます。

これもまた、ちょっとした瞬間である場合もあれば、あるいは、人間が得ることのできる最も深い達成に至るまでずっと続いていく、極めて重要な瞬間である場合もありえます。これは何物にも私だとか私のものとして執着しない体験です。「悟り」や「覚醒」といった言葉を耳にすると、私たちはそれはずっと先にあるものだと考えてしまいます。それでも坦々と修行を続けていく人もいれば、時間がかかりすぎると思ってあきらめてしまう人もいます。

しかし無執着の修行は遠い未来にあるのではありません。それはこの瞬間にあるのです。究極的な達成が何であれ、それはこの瞬間に起こらねばなりません。自分自身を解放する修行は継続的なものです。どんな瞬間にでも、私たちは自分が何かに執着して苦しんでいるのを見ます。それを充分に深く見るならば、固執が落ちて、私たちは解放されるのです。

私たちはともすれば、悟りというのは常にいい気分であるような経験だろうと考えてしまいます。そのような状態を望むことは、また別の種類の渇望にすぎません。真の悟りとは、そこに何があってもただあるがままの世界と共に在ることであり、違ったあり方を望むことではありません。あるいは、違ったあり方をしてほしいと願う自分に気づいたなら、その欲求を深く見ていきます。悟りとは継続的なプロセスなのです。

ある意味で、「アーナーパーナサティ・スートラ」の十六のステップは、トレーニングのプログラムのようなものと言えます。正確さと深さを増しながら、それらを何回も繰り返し、もはやプログラムを必要としなくなるまで学んでいくのもいいでしょう。

十六番目の考察は、骨を折って獲得した美しいまでに洗練された道具、あなたを今いるところまで連れて来てくれたその道具に対する執着さえも捨てるところです。これで十六の考察の正規の修行は終わりになりますが、気づきと学びは続いていきます。しかしそれは静かな心を学ぶこと、やってくる挑戦に対して滞りなく対応することのできる静かな心を学ぶことなのです。

十六のステップの究極的な源泉は呼吸です。法玄禅師は全宇宙は呼吸だと言いました。本気で呼吸に注意を向けるならば、呼吸はあなたをその無垢の源泉へと連れて行ってくれます。あなたはそれを仏性、涅槃、不死……なんとでも好きなように呼ぶことができます。それにつける名前のすべては人間のこしらえたものです。しかし、それが指し示すものは、私たちが知る最も深い真実なのです。

第5章　凝縮した修行法——あるがままの物事と共に呼吸する

気をつけていなさい。そして物事が自然な道筋をたどっていけるようにしてあげなさい。そうすればどのような環境の中にあってもあなたの心は、森の中の澄み切った池のように静かになります。ありとあらゆるすてきな珍しい動物たちが、その池に水を飲みにやって来るでしょう。そしてあなたはすべての物事の性質をはっきりと見つめます。多くの奇妙な、そして素晴らしい物事がやって来ては去って行くのを見るでしょうが、あなたの心は静かなままでしょう。これがブッダの幸福なのです。

——アーチャン・チャー

凝縮した修行法

「アーナーパーナサティ・スートラ」は、それよりもっと長くて、あまり整理されていない経典である「サティパッターナ・スートラ」を手際よくまとめて実践的にしたものだ、という見方があります。ヴィパッサナー瞑想者のための独立宣言とも言える「サティパッターナ・スートラ」の中で、ブッダは四つの気づきの確立に関して念入りな説明をしています。同じことが「アーナーパーナサティ・スートラ」の中では修行の手引きとなる四組の四考察によって提示されています。私たちは今その四つの章を終えたばかりのところです。

その考察は手放すことに帰着していますが、それは私たちが現実的に所有しているものをあきらめることではなく、物事のあり方をただはっきりと見ることを意味します。アーチャン・ブッダダーサはそのことを次のように見事に言い表わしています。

私たちは自然から横取りしていたものを、自然に返すのだ。この心、これらの感受、この身体、そして呼吸そのものは私たちに所属してはいない。そのことがわかれば、私たちは自分のものだと思っていたものを奪われたように感じるのではなく、偉大なる自由を感じることができる。それがブッダの約束してくれた解放である。

古典的な十六の考察は私たちに素晴らしい瞑想のトレーニングコースを提供してくれます。それは十六番目の解放へと続いていきます。しかしいくら真面目な修行者であっても、これほどまでに体系立てて自らを訓練するだけの時間のある人や、あるいはそういう性向を持ち合わせている人は多くありません。多くの真面目な修行者たちは、もっと簡略な修行法を必要としています。タイの女性瞑想指導者であるウパーシカ・キィー・ナラヨンは、四組のすべてを一度に修行できるように凝縮しています。

彼女はこう言っています。「私たちに必要なのは、心をしっかりとさせるのに十分なくらいの長さでいいから、自覚的に意識を呼吸に集めること。そしてすぐさますべての形成作用が無常であり、不満をもたらすものであり、無我である様子を吟味すること。そうすれば吸ったり吐いたりの一息ごとにすべての形成作用の真実を見ることができます。これを途切れることなく持続することができれば、気づきは充分堅固にしかも安楽なものとなり、識別力が生じ、それによって明確な知識と見解とを獲得することができるでしょう」

アーチャン・ブッダダーサは十六ステップのすべての概略を説明した後で、それらを二つにまとめることができると言いました。私はそれが凝縮された修行法だと思います。

1. 一定レベルの集中力と静寂さが得られるまで呼吸の修行をすること。
2. 心身プロセスに現れてくるすべてのものに自覚的に意識を開いて、それがみな無常であり、不満足をもたらし、本質的な自己を欠いていることを見つめる。

この二段階方式の修行はサマタ/ヴィパッサナーと呼ばれることもあり、経典に出て来る十六ステップのすべての作業を遂行するものです。意識の中に現れてくるものは、最初の十二の考察によってもれなく包み込まれます。これらの形成作用が無常であることやその無常が含意するものすべてが明らかになるにつれて、最後の四考察の智慧が働き出します。

もうひとつの可能性は、ある程度の静寂が得られるまで身体に関する最初の四つ組を修行し、それから第四の四つ組の視座に立って最初の三つの四つ組すべてを吟味してみることです。このアプローチの方がやや構造的になっています。瞑想する人は無常という視座から、一回ごとに身体、感受、あるいは心の状態に関するひとつの四つ組を取り上げてみます。

伝統的な方法では、瞑想者は集中した深い禅定を培います。禅定は喜悦や安楽に始まり、ずっと深い状態へと進んでいきます。ある瞑想の流派は、少なくとも第一禅定を味わってみるまではヴィパッサナーを修行してはならないと考えていますが、それを獲得するプロセスには相当な時間がかかる場合もあります。

これに対して「一瞬一瞬の集中」と呼ばれるものを信奉している流派もあります。彼らによると、深い禅定を培う必要はなく、どのような対象に対してもそれが存在している間それと共にいることのできる集中力があれば充分です。そうすればその対象が現れては消え去っていくのを見つめることができます。ある深い瞑想状態よりも、気づきを持続させることが強調されます。

私自身の「アーナーパーナサティ・スートラ」に対する感触は時間と共に、それを修行し特にそれを教えるにつれて、変わってきました。本書における試みは、この経典に関する解説の決定版を書くことではなく、サマタ／ヴィパッサナーの修行を発進させるための方便としてこの経典を使おうとすることでした。私はそれを唯一の道ではなく、一つの道として見ており、柔軟な態度で教えようと努力しています。集中力の修行に熟練した生徒に出会ったときには、それを深めるように励まします。彼らが培った集中力はヴィパッサナーの修行を強力に援助することができます。

しかし本当に禅定を開発するためには、通常は極めて洗練された条件設定が要求されます。瞑想者は長期のリトリートに入り、完全な静けさに守られ、その時点で瞑想以外の生活上の責任から免れ、巧みな指導者に導かれることが必要です。私たちにとってそんな条件はほとんど手に入りません。さらに、タラ・トゥルク・リンポチェというチベット僧が、今日では禅定を培うことは瞑想の専門家たちにとっても困難なことだ、と私に言ったことがあります。現代の世界には微細なレベルで気を散らすものがあり、本当に深い集中力を獲得することが困難になっていると言うのです。

私はこれらのアプローチに取って替わる方法で教えています。第一日目からいきなりヴィパッサナーを始めることはありませんが、無常を観察する前に禅定を深めなければならないという説にこだわることもありません。瞑想者にある程度の集中力を培う時間を与え、集中力が得られてからヴィパッサナーを導入します。この二つの修行は互いに補い合い強め合いながら共に成長していきます。静寂な心においては洞察も鋭くなり、洞察によりさらに心は静寂になります。それらは交互にリズムを取りながら一緒に成長していくのです。

九日間のリトリートでは、たいていの場合、最初の三日以上は呼吸だけを対象としてもらいます。その後、呼吸にもっと長時間集中していたいという瞑想者がいることを考慮した上で、ヴィパッサナーを始めます。

どのように二段階の凝縮された修行法に取り組むかについて、正規のやり方はありません。個人によって、リトリートによって、また一坐ごとに変わってきます。ある瞑想者は深いレベルの完全集中に素早く没入することはできるのですが、恐怖や怒りや寂しさを見つめることを怖がりました。私はそうした強烈なエネルギーに直面するように励ましましたが、彼女は何年間も抵抗した末に、やっとそれらを吟味することのできる日がやって来ました。

もう一人は呼吸だけに集中するのに手こずっていましたが、変わっていく心の状態には強い関心を抱いていました。この興味のおかげで、実りあるヴィパッサナーの修行をするのに相応しい自然な集中力が出てきました。彼は最後には集中力の修行もできるようになりました。

瞑想はひとつの技芸であり、そこには、呼吸のみに集中することと、心をより大きな注意の場へと開くことという二つのモードとの取り組み方を学ぶことが含まれているのです。

すべての瞑想者にとって「アーナーパーナサティ・スートラ」に親しむことは良いことです。古典的な様式で修行し、十六考察を順番どおり進みながら、四つ組の各々における経験を深めていく人もいるでしょう。また、多くの人は凝縮された修行法で取り組むことでしょう。そういう人にとってこの経典は、修行が進むにつれて起こるであろうことの概略を示すものであり、また経典に記された心身の状態に直面した際の参照文献ともなってくれるでしょう。

無常を厳しく見つめるということは、内容からプロセスへ注意を転換するというコペルニクス的転回を経験することです。私たちのほとんどが内容に固執しています。しかし真のヴィパッサナー修行が要求するのは、内容はすべて現れては消え去っていくことを見つめることです。そこに堅固なものは何もありません。それは私たちが考えていたような意味では現実ではありません。プロセスへの転換ができるようになる前に、瞑想者たちはある程度内容に慣れ親しんでおく必要があります。内容は瞑想者たちをいつまでも驚かせ圧倒しつづけることはできません。彼らがそうなってしまうと、内容に固執したり押し退けたりする傾向に陥ります。内容からプロセスへのこの転換は修行における主要な転換点であり、自由に向けての大きな一歩となります。

ですから私はある程度心を静めることは重要だと考えています。この複雑な世の中で、私たちにはある基本的な単純さが持つ価値、すなわち呼吸のような単純なプロセスに集中することがもたらしてくれる喜びの価値を認められるようになることが必要です。しかしその後では、瞑想者にはヴィパッサナーへと進んで行く準備ができています。凝縮された修行法はファーストフードというわけではありません。何も早いわけではありません。ただ焦点の当て方が違うだけなのです。いずれにせよ、遅かれ早かれ、すべてのものが現れて来ることでしょう。

無選択になること

凝縮された修行法の第二ステップは「選択なしの自覚」と呼ばれることがあります。呼吸を見守ることである一定の静寂さが得られたなら、経験のまっただなかに、ただありのままに坐ります。あらかじめ何に気をつけるべきかは決めておかず、何が現れてきても賛成も反対もしません。

この修行は初心者には勧められません。考えごとにはまっているのに修行しているのだと信じてしまい、自分で自分を騙すことになりがちだからです。しかしいったん心が呼吸の中に安らぐようになり、ある程度の安定性が培われたら、そこに何があろうとあなたはそれに対して場を開いていきます。あなたの為すことはさらに少なくなり、最後には何もしなくなります。

自らの経験のまっただなかに坐ってみると、現れてきたものはみな消えていくということが容易にわかります。経験がやって来るのに任せて、それをこのように見つめるとき、瞬間瞬間におけるあなたの経験は極めて豊かなものになります。経験は現れては消えていくというその本性に従い、あなたはそれに介入しないようになります。

ユアン・ウーが言ったように、「十六種類の瞑想のうちで、赤ちゃんの修行が一番」です。赤ちゃんには概念も、物語も、好みも、目標もありません。赤ちゃんは何があってもただそこにいるだけです。文字どおりの意味で、私たちは座布の上に坐ったとき何が起こってくるのかまったく知りません。しかし何が起こっても大丈夫です。

凝縮された修行法をとる際、ヴィパッサナーに移る前にどれくらいのサマタを必要とするのかという問題に直面します。そこで、ニヴァーラナと呼ばれる障害を停止させることがたいへん役に立ちます。その障害とは心の自然な輝きを曇らせる五つの状態、すなわち感覚的な欲望、落ち着きのなさ、怠惰、怒り、疑いを指します。停止させるといっても、もちろん障害が二度と戻って来ないということではなく、瞑想者がそれを認知して現在の瞬間に戻ってくることができるということです。

瞑想者が呼吸に集中するのに手こずっているとき、往々にしてこの障害のひとつが問題を引き起こしています。もしそれが邪魔し続けるようならば、障害それ自体に対象を切り替えてみるとうまくいくことがあります。呼吸との軽い接触を保ちながら、「こっちを向いてくれよ」と要求している障害に注意を向けます。それは障害について考えることではなく、それに心を奪われることでもなく、気づきをもってそれを観察することです。もちろん呼吸はずっと背景にあって、注意力を保つ手助けをしています。その障害の力が弱まったら、呼吸に戻ってそれに専心してください。

ときには選択なしの自覚を開始するや、次から次へと心の状態に囚われつづけてしまうということがあります。気づいてみると分析していたり、心理学的な考察をしていたりして集中できません。それは呼吸に専心すべきときだというシグナルかもしれません。選択なしの状態に戻る前に二、三回意識的に呼吸して注意力を微調整するか、サマタの修行をしてそのセッションを終わります。それはあなたの修行が後退したということではなく、たまたまその時点であなたの心がそんな状態にあったというだけのことです。何も深刻になるほどのことではありません。

経典の十六考察に従うのが凝縮された修行法よりも優れているとは限らないのと同様に、凝縮された修行法の一面がもうひとつの面よりも優れているということはありません。私たちが修行しているのはサマタ／ヴィパッサナーであり、本当は二つのステップではなくて一つの統一された修行なのです。その二つを左手と右手とが互いを洗い合っていると考えてみるのもよいでしょう。どちらの手もまったく不在であるということはあり得ません。ヴィパッサナーを修行しているときは、そこに呼吸があります。呼吸を追っているときでも、呼吸が無常であることを洞察しているかもしれません。その二つのステップは排他的なものではないのです。

もちろん最後に私たちを解放してくれるのは洞察の方です。それは言葉ではなく、それが含意するように無常を深く見つめることです。

タイの森林派の伝統では、巣で獲物を待ち構える蜘蛛がよくたとえに用いられます。蜘蛛は巣の真中でじっと静かにしていて、昆虫が巣に引っ掛かると包みこんで食物にしてしまいます。蜘蛛は現れてくるものすべてを利用することができます。瞑想者にとって、蜘蛛の巣にあたるのは無限大に届いていく心です。同様に、心に現れてきたものすべてが見つけられた食物です。それを完全に見つめ、経験し、理解します。瞑想者はそれぞれの形成作用が無常であること、究極的には満足させてくれないこと、本質的な中核を欠いていることを見つめます。こうすることに助けられて私たちは魔法から解放されていきます。つまり執着しないようになり、容易に手放せるようになるのです。

あなたは蜘蛛のように長い時間静けさの中に坐っているかもしれません。それは時間の無駄ではありません。静けさにも滋養があります。私たちは最終的に自覚そのもの、ブッダ、すなわち知る者の内に安らぐことを学んでいるのです。すべての現れては消え去っていくもの、静けさの成長していく期間、それらは黙想者の食物です。

坐るときの態度は、ひとつの総合的な受容性と開放性です。計算ずくめの心を休めて、何物にも自分の方から手を伸ばそうとせず、人生がやって来るのに任せます。人生が瞑想の開花に必要なすべてのものを提供してくれるであろうことを知りつつ、あなたはリラックスして注意を怠らないようにして坐ります。そこに何があっても、それは修行にピッタリなものです。なぜならそれがそこにあるのですから。それがその瞬間のあなたの人生なのです。

呼吸は、あなたが今観察しているものの横にあって、一種のサポートのような感じになっているかもしれません。特にしばらく修行した後では、呼吸が観察しているものに混じり込むことがあります。それは特に恐怖や寂しさ、あるいは怒りといった困難な感情に直面しているときには大きな助けとなります。呼吸の意識と注意が向けられているものとが統合された場として経験されます。文字どおり静寂と洞察が同時に成長しているのです。

選択なしの自覚を初めて修行しようとするときには、そこにはある自意識、つまりちょっとした努力が含まれています。私たちは何もしないことをあまり経験していませんから、落ち着くまでには時間がかかるのです。しばらくしてから開発されてくる本当の選択しない自覚においては、何の努力もありません。

それは気づきと自覚がときとして区別されることがあるのと似ています。気をつけるためには意識的な努力が必要とされます。それはあなたが修行することのできるものです。しかし気づきはやがて真の自覚へと移行していくものであり、自覚にはまったく努力がありません。自覚の深みにおいては呼吸さえももはや重要ではなくなり、特別な場所を占める必要がなくなります。それは他のものと同様にもうひとつの無常なる現象にすぎません。しばらくのあいだ気をつけて見ていることはあっても、絶えず戻って来つづける必要はありません。

凝縮された修行法の二つのステップをうまく描写しているインドの有名な教訓的物語があります。あるところに壮麗な大宮殿に住む王様がいて、彼は悟りを開いた人として知られていました。そこに一人の若き求道者が王様のところにやって来て、どうしたら自分も悟りが開けるだろうかと尋ねました。王様は「バケツを持ってきて熱い油を入れ、頭の上に載せて、一滴もこぼさずに宮殿の外周を歩いて廻ってきなさい」と言いました。

これは大変な仕事で、多くの修行をしなくてはなりません。この若者はまず、頭の上に物を載せてバランスをとることから学んでいかねばなりませんでした。それから注意深く歩くこと、それからバケツのバランスをとること。それができたら、今度は最初バケツに水をいれ、それから熱いお湯にして、最後に熱した油を入れました。何度も試みては失敗し、辛苦をなめたあげく、とうとうある日、熱いオイルの入ったバケツを頭に載せて一滴もこぼさずに宮殿の外周を歩くことができました。彼はたいへん興奮して王様のところに駆けつけました。

王様は「それは素晴らしい。ところで宮殿の周辺では何が起こっておったかな？何か噂を耳にしたか？　情事は？　陰謀はなかったか？」と言いました。

若者は気がつかなかったと答えました。彼は熱い油の入ったバケツに集中しすぎていたのです。

王様は「そうか。それでは熱い油の入ったバケツを頭に載せて宮殿の周囲を歩き、その間何が起こっているか気をつけてみなさい。それから帰ってきて私に報告しなさい」と言いました。

呼吸は熱い油の入ったバケツです。そのおかげで現在の瞬間に心をつなぎとめることができ、明晰さと注意を保つ助けとなってくれます。しかし本当のポイントは、私たちの身体という宮殿の中で、心という宮殿、全世界という宮殿の中で何が起こっているかを自覚することです。呼吸はそのための援助として意図されたものであり、坐っている間だけのものではなく人生全体のためのものなのです。私たちは人生に注意を向けることを学んでいます。それが修行のポイントです。呼吸はそれ以外のすべての物事への入り口です。

生徒の一人がこんな話をしてくれました。ある晩の修行の集まりでみんなが坐っているとき、五分間まったく動かないで坐ってみるようにと私が指示を出しました。修行を始めてまだ一年半の彼にはその指示は難しく思えましたが、しかしたった五分間なので全力を尽くして動かないようにしました。

その結果は、悲しいかな、コミカルなものになってしまいました。動かないようにという指示は、姿勢を気にして瞑想中に動くのはやめなさいという意味で、微動だにするなという意味ではありませんでした。彼の姿勢はその五分間で次第に崩れていきました。おそらく動くまいと全力を費やしてがんばったせいで、いつもよりずっと疲れてしまったのです。五分後、彼は文字どおり床に伸びていました。

その同じ修行期間の終わりの頃、瞑想が最後の五分になった頃、「いいでしょう。瞑想を終わりましょう。その姿勢のままクッションの上にいて、ただそこに坐っていてください」と私は言いました。以前なら彼としては一晩中姿勢を保って坐り、呼吸を見守ろうと緊張していたことでしょう。彼はこんどは緊張を解いてただ坐りました。その方がずっと楽でした。さらには、努力もしないのに呼吸を意識しつづけていました。呼吸から心を離すことができないような感じでした。

彼はそこで教訓を得ました。その教訓は私たち全員にあてはまります。やろうとすること自体が邪魔をしている場合がよくあるのです。私たちが学んでいるのは、呼吸に、身体に、ありのままの人生に自らを委ねることです。そしてそこに至る道は、言葉の矛盾ですが、委ねようと努力するのではなく、委ねようという努力をやめることなのです。私たちはありのままの自分を、今ここでそのまま受容します。もし、そのように努力しようとしていると感じたならば、そのことを意識します。注意を向けることで、やがてそういう努力はおのずからなくなってきます。注意を向けることであらゆることがおのずから調っていくのです。

私にとって、選択なしの自覚が成就された状態とは、ただ坐っている（只管打坐）こと、すべての支えや方法や方向やテクニックを手放すこと、自覚しながらただそこにいることです。私たちは手を空っぽにしてひとつひとつの瞬間に向かい、ふりをすることなくただ自分であり続けます。コントロールも、葛藤も、手を伸ばすことも、捜し求めることも、あるいは待つこともありません。それぞれの瞬間がやって来てその物語を語るに任せます。言葉で語るとは限りません。すべてのことを何とかしようとすることを停止します。ただ自分であることが修行なのです。

私が初めてソーエン・スニム師と一緒に韓国に行ったとき、先生は私たちを国中案内していろいろな寺の仏像を見せてくれました。ついにある日彼は「今日は誰もが韓国で一番美しいという仏像を見せてあげよう」と言いました。私はブッダのイメージを心に懐いていましたからとても興奮しました。しかしその寺は高い山の上にあり、おまけに土砂降りの雨が降っていて、私たちは六、七時間にも渡って難儀な旅をしました。歩きづらくて、泥に足を取られて滑ったり転んだりが続きました。

とうとう山頂に到着してお寺の中に入って坐りました。するとそれは単なる大きな、何もない空間でした。須弥壇の上の、いつもならば仏像が置かれているはずのところには小さな表示がしてあるだけでした。私たちはがっかりして、その表示には何と書いてあるのか先生に尋ねました。先生は「もしもこの須弥壇の上にブッダが見えないのならば、山を降りてもっと修行したほうがいい」と読んでくれました。それは大変な救いでした。それは何物をも期待しないことを教えてくれたのです。何かを期待しているときには、そこにあるものを見逃してしまいます。

第6章　日常生活と共に呼吸する

仏教の外に世俗の物事はなく、世俗の物事の外に仏教はない。
——ユアン・ウー

修行はあらゆる瞬間に

私が気に入っている仏教の教えのひとつに、ビルマのウェーブー・サヤドゥ師とある弟子との間のぶっきらぼうな会話があります。

サヤドゥ　人は誰でも呼吸するだろう？
弟子　ええ、呼吸します、先生。
サヤドゥ　いつ呼吸し始めるのだ？
弟子　生まれたときです、先生。

サヤドゥ　背筋を伸ばして坐っているときには呼吸するか？
弟子　はい、先生。
サヤドゥ　歩いているときはどうだ？
弟子　そのときにも呼吸しています、先生。
サヤドゥ　食べたり、飲んだり、生活するために仕事をしているときには呼吸するか？
弟子　はい、先生。
サヤドゥ　寝るときには呼吸するか？
弟子　はい、先生。
サヤドゥ　忙しすぎて、「すみません、忙しすぎて今呼吸をしている時間がありません」などというときがあるか？
弟子　呼吸せずに生きてゆける人は誰もいません。

　私は初心者を教えるとき、ウェーブー・サヤドゥがここで語っているように、修行をより広い文脈で捉えられるよう最初から説明しておくことを心がけています。最初のクラスではいつも坐る姿勢に焦点を当て、呼吸を見守るという、単純ではあるけれども奥の深い行為に意識を集中させます。歩行瞑想の指導もします。歩行瞑想を軽視する人もいますが、これは修行の肝腎な部分です。そしてセッションが終わって生徒が帰る前には、修行を日常生活に活かすことについて少なくともいくつかの指導をしておきます。

初めての人は、そのすべてに圧倒されてどうしていいかわからなくなってしまうかもしれません。まず最初に、彼らは坐って呼吸を見守ることがどれほど難しいことかに気がつきます。次に歩いているときにも呼吸を見守るようにと言われます。そして最後にドアを開けて出て行こうとしているとき、実際には一日中呼吸を見守っていなさいと命ぜられるのです。「今から次のクラスのときまで、すべての呼吸をひたすら見守っていなさい。楽しい一週間がすごせますように」

このようにより大きな視座を持つことが不可欠であり、さらに修行の最初からそれを持ちつづけることが重要です。仏教の修行というと坐禅を想像しがちです。ブッダの像の多くが坐っています。台所で野菜を切ったり、瞑想ホールを掃除している仏像はありません。しかし仏像の姿が坐禅を表現していても、坐禅を唯一の修行だと考えてはなりません。坐禅だけが修行のすべてではないのです。

ブッダ自身、行住坐臥のすべてにおいて気づきを培っていくことが必要であると説いています。実際にはこの行住坐臥というのは一種の省略表現であり、ブッダが言わんとしているのは、生活のあらゆる側面において注意深さを培う必要があるということだったのです。

かつてブッダは、あなたの弟子たちはどうしてあんなに穏やかで輝いているのかと質問を受けたことがありました。ブッダは「彼らは過去について嘆かず、未来の物事を渇望せず、何がやってこようとも（これが重要な一句です）自らを保っています。だから彼らは穏やかなのです」。ブッダは坐禅修行のことだけを話しているのではなく、僧侶たちが一日中いかにして自らを保っているのかを話していたのです。呼吸と共なる完全なる自覚の道であるアーナパーナサティでは、呼吸に対する気づきをこの一日を通した修行の一部に組み込むのです。

瞑想修行をする時間がないという愚痴をしばしば耳にしますが、それは根本的な誤解によるものです。人々が言っているのは坐る時間がないということで、それは本当かもしれないし、そうでないかもしれません。彼らがそう感じるのは、実は坐ることの真の価値がわかっていないからなのです。ひとたびその価値がわかれば、彼らも坐るための時間を見つけ出すようになるものです。

しかし修行は坐ることだけではありません。時間がないから修行できないということではまったくありません。修行は、人生のいついかなる瞬間であろうと可能です。あなたがどこにいようと、どんな環境にあろうと、どんな心の状態にあろうと、それは修行のための完全な瞬間なのです。道元はこう書いています。「それ（言葉で言い表せない真実）を得ようと思うならば、すみやかにそれを修行すべきである」

私は最初の仏教の師となってくれたセウン・サーン禅師からこのような修行法を紹介されました。瞑想ホールにいるときは自らの百パーセントを坐禅に捧げるように教えられました。そこから出て皿洗いをするときには、同じようにしてその任務を果たすべきです。頭の中でそのような活動を分離してしまうべきではありません。人生を継ぎ目のないひとつの蜘蛛の巣のように取り扱うべきなのです。

坐禅は何ら特別なものではない、というふりをするつもりはありません。坐禅では意図的に日常的な責務を制限して、ありのままの自分と向かい合えるようにします。会話も食事も仕事もありません。身体をどこかに移動したり、何かするために使ったりしません。思考さえもその権威の高みから引きずり下ろされ、私たちの制御の外にある現象のひとつにすぎないと見なされます。私たちはただ坐って、ありのままの自分を知るようになります。

同時に、坐禅は何ら特別なものではありません。その他のものと同様に、あまりにきつくしがみつくと苦しみを引き起こします。

最悪の場合、坐禅に病的に執着するケースも出てきます。だいたいにおいて、人々は人生に傷ついたがゆえに修行に向かいます。誰もが傷ついているのであり、それは何も恥ずかしいことではありません。しかし修行に惹かれる人の中には、修行を人生の傷を癒やしてくれる手段としてとらえる人がいます。坐禅やリトリートの中に、彼らはその痛みを和らげてくれる塗り薬を見つけるのです。人生という戦場の中で、瞑想センターは野戦病院となります。

そしてある種の人々はその野戦病院を彼らの永遠の住みかにしようと試みます。彼らが本当に生きいきとして楽しいのはリトリートをしているときだけです。瞑想センターから離れて話すことといったら、この前に行なったリトリートのことか、次に行く予定にしているリトリートのことばかり。瞑想センターから離れるのは、また戻ってくるためのお金を稼ぐ期間だけ。彼らは一種のエリート的な収容不可能性分裂病者になっていきます。

ある視点からは、こういった人々は真の修行者、熱心な瞑想家に見えます。しかし私には彼らがまったく見当ちがいをしているように思えます。もし私が野戦病院の主治医なら――怪我を治すために時間がかかることは理解していますが――ある時点で彼らを人生という戦場につき返すことでしょう。真の教師は人生なのです。修行によって私たちはより人生へと開かれていくべきであり、人生からまったく切り離されてしまうべきではありません。

ケンブリッジ・インサイト・メディテーション・センターの主旨は、最初からまさにこの問題を訴えかけることでした。インサイト・メディテーション・ソサエティのリトリートに参加した人々はもう数えきれないほどです。どれだけ長く滞在しても、センターのスタッフが滞在者のあらゆる世話をしてくれます。食事が調理され、スケジュールを知らせる鐘がならされ、瞑想ホールでは静寂が保たれています。あらゆることは、人びとが自らの意識の中に没入するための、巨大な舞台装置なのです。

それからケンブリッジに戻ると、ドーンと狂気のまっただなかに連れ戻されます。それはこの状態かあの状態かという、けっして統合されることのない二つの状態です。私たちの多くは狂気のまっただなかにセンターをつくりたいと思いました。一日あるいは週末といった短期間、瞑想修行に入って、また速やかにふだんの活動に戻って行けるような場所がほしかったのです。瞑想修行と日常生活とがあまり切り離されないことを望みました。

仏法を教える師はみな、生徒に対して修行を日常生活に持ちこむように奨励します。しかし私たちが用心していないと、その教えは陳腐な決り文句になって、すぐになおざりにされてしまいます。坐禅と正規の修行とリトリートに行くことが仏教。ゴミを出して子供の面倒を見て仕事に行くことは単なる生活。しかし、自分がこうしたこまごました行為にどれだけ時間を費やしているのか少しでも注意してみるなら、それがそういう考え方がどんなに後ろ向きであるかがわかります。いくら一所懸命になったところで、クッションの上に坐っているよりはクッションから離れて過ごす時間のほうが多いのです。

そういう意味からも、私たちのすること——一日中一瞬一瞬呼吸と共にいようとすること——を修行と呼ぶのは間違っています。それは人工的で策略的であるように響きます。それは実際にはひとつの生き方、毎瞬毎瞬注意深く目覚めていることを最重要点とするような生き方なのです。結局のところ、それはテクニックや修行などではまったくありません。それはもっと大きなものです。

台所に行って夕食を調理するのが坐禅より劣っているとは思いません。妻に話しかけることが坐禅より劣っているなどということはありません。トイレに行くことは劣ったことではありません。これらのことはすべてその瞬間における人生そのものなのです。純真な目で見るならば、人生はただそのような物事が次から次へとやってくるものであることがわかるでしょう。修行は人生の一部ではありません。修行は人生なのです。そして人生は修行です。

これが呼吸の素晴らしいところであり、また、だからこそ注意を向ける対象として役立つのです。呼吸は完全に当たり前のことであり（私たちは誰でも、いつも呼吸しています）と同時に、極めて特別なことです（もし私たちが呼吸しなければ、私たちは死んでいます）。呼吸については仏教徒であるなしは関係ありません。誰もが呼吸します。持ち運び容易で、どこへ行くにも私たちは呼吸を連れて行きます。ですからあなたが呼吸と修行することを選択するなら、呼吸は常にあなたと一緒にいてくれるという利点があります。一日のうちで呼吸のことを何回忘れてしまったとしても、いつでもまた呼吸に戻ることができます。次の吸う息があり、次の吐く息があります。

一日中呼吸を見守っているということを話すと、効果を期待して誇張しているのではないかと考える人がいます。私たちには本気でそんなことをすることはできません。そしておそらく一日中すべての呼吸に気をつけていることのできる人など誰もいないでしょう。そして修行者の中には大きな気質の違いがあるということもまた真実です。坐っているときに呼吸を見守るのが好きな人でも、その他の姿勢では呼吸を見守るのを好まない人がいます。それでもかまいません。呼吸は気づきを支えるためのものであり、妨げるためのものではありません。呼吸なしで気をつけている方がうまくいくのならば、それで良いのです。

そうは言っても、何事も真剣に努力してみるまでは、本当のことはわからないものです。多くの生徒たちが発見することのひとつに、食べている間、皿洗いをしている間、音楽を聞き、木立を散歩する間、一日中呼吸に注意を払えば払うほどそれが容易になっていくということがあります。呼吸と共にいることのできる能力が次第に高まり、呼吸自体がより明確になり生きいきとして心で把握しやすくなってきます。もちろん私がそう言っても、それはただの言葉です。本当にそれを発見するためには、あなた自身が試してみなければなりません

修行を日常生活に持ちこむ

私の最初の師であったクリシュナムルティは、人生こそが本当の師であり、修行はあらゆる瞬間にあることをはっきりと教えてくれました。私はそれについて確証となるものを必要としませんでした。私は覚醒状態を保つために一日中呼吸を意識する方法をいつも気に入っていたわけではありません。しかし数年前のこと、中国のスー・ユンという名の師の教えを学んだことがありました。彼の率いるリトリートでは僧侶たちは公案を使い、朝起きたときから夜寝る瞬間まで一日中公案を心に保持しておくことを奨励していました。

後になって、私は彼の初期の教えのいくつかに触れる機会を得ました。彼はマントラについて同じことを言っていました。一日中マントラを心の中に保ちつづけなさい、と。最初は矛盾しているように思えました。公案を使うのかマントラを使うのかどっちなんだ？　しかしついに、彼は方法を強調していたのではないことを私は理解しました。あなたがどんな方法を使うにせよ、それに全身全霊を捧げなさい。それを使えば使うほどに、それはあなたに見返りをもたらすでしょう。現代西洋人にはアーナーパーナサティをそのように使う傾向がありませんでした。しかしそうすることは可能ですし、大きな利益もあるでしょう。

西洋において、日常生活の中での呼吸法を最も多く教えているのはティク・ナット・ハンです。彼の本は実践的な示唆でいっぱいです。ブッダダーサは日常生活についてはそれほど話しません。私は初心者に対しては、最初は毎日ひとつ、日常のお決まりになっている活動のひとつに気づきを応用するように奨励しています。対象は何であってもかまいません。シャワーを浴びること、髭を剃ること、朝食を準備すること、それを食べることなど（朝食でなくても、いつも一人で食べる食事なら修行するのに都合がよいでしょう）いろいろあります。あなたがその活動に自覚的になり、そうすることの利益を感じるようになれば、他の物事に対しても気づきの修行をやっていこうと思うようになることでしょう。

この方法は何らかの過剰な注意《ハイパーアテンション》を培おうとするものではありません。あなたがしていることに対してより大きな苦労を持ち込むものではありません。むしろ、坐禅中そうなるように、気づきは余分な努力を取り除いてその活動をより容易にしてくれるはずです。要は、自分がしていることに対して穏やかな注意力を向け、そのしていること以外は何もしないことです。

気づきの修行をする最良の方法のひとつは、自分がどのようにして注意深さを失っていくかをずっと見つめることです。たとえばベッドメーキングをしているとき、あなたは一日の計画を立てたり、昨日起こったことについて考えたり、空想にふけってぼんやりしたりします。そういう自分に気づいているのです。座禅しているときにするように、心がほかのことに漂い出してしまったことをただ見つめなさい。そしてどのような仕方であっても自分を責めたり非難したりしないで、ベッドメーキングの行為に戻ってきます。もしも呼吸が助けになるのならば、ベッドメーキングしながら呼吸を意識するようにしてもいいでしょう。それを必要な回数だけ繰り返します。出来不出来を心配することはありません。自分の無自覚さを自覚するこうした修行が、やがてはゆっくりとした変化をもたらします。


ときどき呼吸への自覚を一日中保つこの訓練に関して、どうしていいかわからなくなってしまう人がいます。呼吸に過度な注意を向けてしまうために、周囲の世界に対する注意がおろそかになってしまうのです。友人との会話中、相手から「僕の話、聞いてる?」と聞かれて、「うーん、全部は聞いていなかった。実は呼吸を追いかけていたんだ」と答えるようではいけません。呼吸は現在の瞬間に触れるための入り口であり、今・ここに対する注意力を高めはしても、低くするようなことはありません。

一日の中には呼吸だけに専念できるような時間があります。たとえばエレベーターを待っている時間、お店で店員が伝票を書いている時間、映画の列に並んでいる時間など。たいていの人にとってそのような時間はいわば死んだ時間で、気が散っていて、現在の瞬間にとどまりにくくなっています。そのようなときにあなたがもし呼吸に注意を向けてみるなら、たとえ二、三回の呼吸であっても、心が静まり集中することができます。ある種のエネルギーと触れることができるようになり、その触れあいは気分を一新してくれることでしょう。

ふだんならイライラしてしまうような瞬間を、このように利用することができます。ティク・ナット・ハンは僧院における「気づきの鐘」のように交通信号の「止まれ」を利用する方法について話しています。「気づきの鐘」というのは、仏教の修行道場などで、作業中、定期的に打ち鳴らされる鐘のことを言い、その音を聞いたら、何をしていても手を休めて三回呼吸をし、現在の瞬間に立ち戻るようにします。

赤信号で止まらなければならないとき、人はよく腹を立てます。張りつめてイライラしてきます。しかし赤信号を、呼吸に意識を戻し、集中して、気分を変える機会として利用することもできます（もちろん、そんなに慌てるなと自分に言い聞かす機会にもなりますが）。電話が鳴っているときも同様です。すぐ取らずに何回かベルを鳴るままにさせて、その間に意識を呼吸に戻すのです。それはリフレッシュするための小休止になるだけではなく、これから始まる会話のために自分自身を今・ここに戻してもくれます。電話が鳴るやすぐさま受話器を取るというように、外界の刺激に対していつも取り乱して反応する必要はないのです。

ケンブリッジやボストン周辺で生活している私はよく地下鉄に乗ります。乗客でいっぱいの地下鉄に乗ることがどんなに人疲れして気分の滅入るものか、皆こぼしています。しかし私はよく長時間地下鉄に乗って、その間瞑想するようにしています。特別な衣装も着けず、クッションもなく、鐘も線香もなく、地下鉄の座席に腰を下ろして。私は現在の経験に注意を払ってその瞬間を生きます。気が滅入ることなどありません。空港や歯科医の受付での待ち時間といった、皆がいやがる時間も同様にして利用することができます。本当は死んだ時間などありません。自覚を持ち込むことによって、いつでも死んだ時間に命を吹き込むことができるのです。

私は運動のために散歩するのが好きですが、街を散歩するのは気づきの修行をするのにうってつけの機会であると思います。すべての歩行は瞑想とすることができます。一歩一歩の歩みに集中することもできますし、身体や、あるいは呼吸そのもの、どんなものであってもあなたを現在につなぎとめてくれるものに意識を集めます。私は長い散歩の間にしばしば自分の心を見つめます（第九番目の考察）。これは私のお気に入りの修行のひとつです。この本を書くにあたって私に協力してくれた人は運動として水泳をやっていますが、水泳も気づきの修行のためにとても良い機会であることを発見しています。落ち葉をはいたり芝刈りをしたり、どんな種類の身体的行為も気づきの修行には理想的です。

もちろん散歩の途中で友人に会うときには、また違った種類の注意力が必要となります。会話は中間的な活動で、相手の言うことに集中するのが主要となり、呼吸への注意はその背景で、心がどこかほかへ行かないようにしてくれます。聞くことはそれ自体が技術を要するものですが、多くの人は何と答えようかと考えたりうわの空になっていたりして、その技術は多くの場合忘れ去られています。人の言うことに本当に注意することはひとつの素晴らしい才能であり、それは会話に活気をもたらし、その意味をより深くするものなのです。

私はリトリートの間もふだんの時も多くの人と個人面接をしています。面接では、次から次へと人がやってきては自らの修行について語るので、私にとっては極めて強烈な出会いとなる場合もあります。尋ねて来た人が話をしている間、私はその言葉に集中します。その瞬間のありのままの彼らに対して心を開くように意識を集中します。背景にある呼吸はそのための援助になります。そして面接の合間に私はいつも呼吸に戻ってきて、次にやってくる人のために自分をリフレッシュさせて注意を怠らないように準備します。

一日の中には呼吸を意識するのがまったく相応しくないときがあります。あなたが脳外科手術、歯髄腔の根の部分の治療、あるいはダイヤのカットなどといった極めて込み入った仕事をしているのなら、すべての注意をその仕事に向けるのが正しいことでしょう。それがその瞬間の気づきです。あなたのやっている仕事と完全に共にいることです。心がそこからそれたのに気づいたら、戻ってきます。原則は同じです。呼吸の代わりにあなたのやっている仕事を集中の対象として利用しているだけのことです。

要するに、大事なのは実践的であることです。呼吸への気づきが、状況があなたに求めていることに対して注意を保ち続けるのに役立つなら、呼吸を利用しましょう。そうでなければ、呼吸のことは忘れてください。

気づきの修行のコツ

私はケンブリッジのセンターで、一日を通して気づきを修行するためのコツを書いたメモを、生徒たちに手渡しています。

1. できれば、一度にひとつのことしかしないこと。

禅の有名なアドバイスに「坐るときにはただ坐れ。歩くときにはただ歩け。ヨロヨロするな」というのがあります。いつも「この状況の中で私にとって中心となる行為は何か？」と自問自答してみるとよいでしょう。もしあなたが皿洗いをしているなら、ただ洗いなさい。運転しているなら、ただ運転するのです（煙草を吸いながら、コーヒーを飲みながら、ラジオを聴きながら、携帯電話で話をしながら車を運転するような輩がたくさんいます。その車のバンパーには「ほんとはゴルフに行きたいんだ」などというステッカーが貼ってあったりして、ときどき運転している人の顔を見たくなってしまいます）。もちろん、運転中に隣の席の人が話しかけてきて、それに答えることのほうがその瞬間の行為としては意味があるような場合もあるでしょうが、一般的には主要な行為が何であるのかは明確です。現在の瞬間を見つめ、その行為が何であるかを理解して、それをしなさい。

あなたの置かれた状況が滅茶苦茶に混乱している場合は、その混乱と共にいてその混乱をじっとよく見つめる必要があります。そうしているうちに何らかの不安が出て来るかもしれません。しかし、もしあなたが行動への誘惑に駆られることなく不確実性の存在を受け容れることができるなら、それは明晰さに到達するための非常にいいチャンスとなります。その不確実さを意識的に経験することができれば、あなたは自分自身の混沌によって明晰さへと導かれるのです。呼吸はそのような状況において、衝動的に行為しようとする心、混乱に伴う苦悩よりも何らかの行為を取ることを好む心の傾向に対するブレーキとして、役立つことがあります。行為しないことが智慧である場合もあるのです。

一時にひとつのことしかしないで、どうやって物事をやり終えることができるのですか？　という質問をよく受けます。実際のところ、そうした方が能率が上がるのです。ひとつのことだけをする方が、緊張が減り、注意力が増すからです。それによる能率の向上は、一度にたくさんのことをすることで節約される時間を相殺するに余りあります。

一時にひとつのことをするというルールを厳守すれば社会生活が破壊されてしまう、と言って反対する人々もいます。私は何も感謝祭のディナーを部屋の隅っこに持って行って、食べることにだけ集中しなさいと言っているわけではありません。大家族で夕食を共にするときは、そうした状況で要求される広範囲にわたる気配りをもって食べたり、飲んだり、話したり、聞いたりする必要があります。行動しているときのサマーディは安定していると同時に柔軟であることが必要です。一人の人に集中することから、あるいは食べ物を一口かじることから、より広いフォーカスへと移動しながら、大勢の人を撮ることができる広角レンズのように、細部はそれほど正確でなくてもその状況に対しては完全に気づいているのです。

一度にひとつのことしかしないという風にしたとしても、そもそも人生の大半はそんなに複雑なものではないし、複雑である必要もないのです。状況が自分に何を求めているかは、たいていの場合、明白なものです。子供が家に駆け込んできて何か言っているって？　聞いてあげなさい。

2．自分がしていることに充分な注意を払うこと

そのときしている仕事と自分との間に何物も介入していないとき、私たちは充分な注意を払っているといえます。汚れた皿が山のように積まれた流し台に向かって、その夜観に行く予定の映画について考えながら、その仕事にうんざりしていたり、時間がなくなるとイライラしているなら、あなたは自分のしていることから切り離されています。手は洗っていますが、心は洗っていません。このように分離してしまうと、とても充分に生きているとはいえません。

自らの心と体をまるごと仕事にささげ、行為と一体かつ親密であることを、中国の師匠たちは「人生に生命を与えること」と呼んだものです。ときに「無為の為（行為者なき行為）」とも呼ばれるそれは、行為における覚醒であり、悟りと同じくらいに深遠なものです。日常的な状況でも劇的状況でも、私たちはいつでも人生の核心に触れる能力を手にしているのです。

あなたが今度何か単純な仕事を行なうとき、その行為に無関係な思考が付随していないかを見てごらんなさい。もちろんそれは考えることが悪いということではなく、その状況においてはその思考は役に立たないものであるかもしれないということです。もし考えなくてはならない状況下にいるとき

は、考えなさい。所得税の申告書を書いているときは、ただ記入しなさい。数字を間違わずに書き入れなさい。

3．していることから心がふらふら離れていったら、心を連れ戻すこと

心があまりにさまよって仕事がまったくはかどらないときがあります。もっと微妙なさまよい方をするときもあります。修行が進んで、思考をより敏感に感じ取れるようになると、思考がいかにあなた自身が行動と共にあることを妨げているかもわかるようになります。行動と分離してしまったときは、無理に行動とひとつになろうとせず、分離してしまったことをただ見つめなさい。その見ることによって行為の全体性が回復されます。思考は注意の炎によって焼き尽くされ、あなたはしていることをただしているだけになります。

4．第三ステップを何万回、何億回と繰り返すこと

心がさまよっていたら、その状態から優しく、非難することなく、戻ってくることが大切です。対象と共にいることだけが修行ではありません。対象から離れてしまったことを見つめて、優雅に戻ってくるのです。

5. 気が散ってしまうプロセスを調べること

心が繰り返し何か他のことを考えてしまうときは、心に去来するものを見てみることが役立つかもしれません。それは人生の中であなたがしなければならない何か、あるいはやめなければならない何かを告げようとしているのかもしれません。人生というのは私たちがちゃんと対応していないときには、ある種の仕方で意識の中に割り込んでくるものなのです。状況が許すなら、あなたの気を散らすものに意識の焦点を当てるようにしてください。しばらくそれに時間をかけてから、もとの仕事に戻ります。

このような注意の切り換えを学ぶことが、修行を日常生活に生かす際のポイントです。ただひとつのことをして、それを完全にやりなさい。しかし柔軟でありなさい。もしも子供が膝から血を流して家に駆け込んできたら、台所の床拭きに取って代わって子供の面倒を見ることが主要な対象となります。その子にあなたの注意力のすべてを注ぐのです。

気づきのある生活を送るには、熱心な興味と生涯にわたって優しく堅固な努力をすることが要求されます。眠りに落ちたら、何回も繰り返して目覚めることを思い出します。とかく瞑想者は厳格で、喜びのない、それでいて野心的な仕方で修行を始めることが多すぎます。中国人の師ウー・メンが言ったように、その種の修行は「鎖や鉄のくびきを身にまとう」ようなものです。気づきのある生活を始めるためには努力が必要ですが、それは比較や自己非難をよりどころとするような努力ではありません。実際のところ気づきはあなたの心をより軽やかに自由にしてくれます。

人生の中でこのような単純さを育てていっても、一部の人々が恐れるように、あなたの人生が制限されてしまうことはありません。実際には単純さはあなたの生活をより満たされたものにしてくれます。クッションの上で単純さを見つけ出す必要性についてはもう話しましたが、それと同じくらい日常生活の中でも単純さを発見する必要があります。人生の真の満足は、たえず新たな目標を熱望しつづけることによるのではなく、人生を構成している小さなことどもに喜びを見出すことによって得られるのです。

私の祖母はこの種の喜びに関する古いユダヤの教訓話をよくしてくれました。それはブンチャ・ズウェインという名の男についての話でした。ブンチャはいい人で、誰に対してもとても親切で寛大でした。働き者で家族思いの彼は、死んだあと天国へ行きました。彼が天国に着くと天使たちが出迎えて、こう言いました。「おめでとう、ブンチャさん。あなたは素晴らしく徳の高い人生を送りました。天国に生まれ変わった今、何でもお望みのものを手に入れることができます。何がよろしいですか？」

ブンチャはこの質問についてちょっと考えてみましたが、欲しいものを何も思いつきませんでした。「大丈夫ですよ、ブンチャさん」と天使たちは言いました。「ここは天国です。生前あなたはいつも自分のことより人のことを優先してきました。そうやって積み重ねてきたすべての徳の見返りなのですよ。ですから、欲しいものをおっしゃってくださいな」

そう言われてブンチャはじっくり考えながら、しばらく立ち止まっていましたが、それでもまだ何も思いつきませんでした。

天使たちは言いました。「ブンチャさん、おいでなさい。ここはもうパラダイスですよ。乳と蜜の流れる土地ですよ。人間が思いつける限りのものがここにはあります。求められるためにあるのです。何かを思いつくことができるはずですよ」

ブンチャはさらに長く坐りこんでしまいました。とうとう彼は答えました。「わかりました。それでは毎朝私のためにベーグルとコーヒーを用意してもらえますか？」

修行を家に持ちかえること

私がこの本を書くにあたって望んだことのひとつは、本書が「アーナーパーナサティ・スートラ」の解説書であること、つまり瞑想者が自分の修行を深めるための方便であることに加えて、初めてこの教えに触れる人たちが修行を始めるための機会になればよいということでした。この経典自体にそのような希望を抱かせるものがあります。それは出る息入る息を見つめるという最も基本的な修行から始まって、完全な解放に至るまでを述べています。

私はいつもリトリートの終わりに、修行を家で行なうための二、三のコツを初心者に伝授するようにしています。毎日坐ること、そして家かアパートの一角に瞑想用の静かな場所を持つことができれば最高です。どれくらいの時間坐るべきかは一概には言えません。私が初心者を教えるときには十五分か二十分から始めて、次第に四十五分、あるいはそれ以上と進めていきます。

リトリートでは、坐禅の時間は三十分から六十分の間です。たいていは四十五分で、ケンブリッジのこのセンターでの通常の坐禅は一時間です。坐る時間の長さよりもどれだけ規則的に坐るかの方が重要です。自分が坐りたいと思う時間よりも少し長めに坐ると、修行に抵抗する自分の心を見ることができてよいのですが、自分をいじめる必要はありません。ある意味では、坐りたくないと思う日にも等しく坐ることが大切です。坐りたい日にだけ坐ると、坐るのを好む心だけを知ることになってしまいますから。

しかしながら、瞑想の先生および集中的な修行をするための場所を見つけることがどんなに助けになるかは、いくら強調してもしすぎるということはありません。その先生がよいかどうかをどうやって知ることができるのかという質問をよく受けますが、簡単には説明できません。アメリカには仏教の教師を認可する機関がありません。その人がどんな先生につき、どこで学んだかということから何か手がかりを得ることはできるかもしれません。本物の学びは長期間にわたる修行が必要ですから、そのように修行を積んできた先生を見つけることが重要です。最後に、人生の他の側面においてあなたが用いている分別を働かせることが必要です。もしその人が正統的で献身的な人に思えたならば、その人について修行を始めてみて、どうなるかを見守ります。

瞑想センターは国内にたくさんあるので、そのうちのひとつでリトリートをしてみることが先生を見つけるよい方法です。たいていはパンフレットに先生の紹介が載っていて、自分にぴったりだと思う人を一人選ぶことができます。リトリートで行なうような集中的な修行は極めて価値の高いもので、自分一人ではなかなかできないものです。

あなたが先生やセンターのない地方に住んでいたとしても、遠くにあるセンターに定期的に出かけるようにすれば、事実上、先生とサンガ（修行者の集い）を得ることができます。古代には、瞑想者たちは連れ立って何ヶ月もの修行の旅に出て、先生に会いに行ったものです。そういう形で修行をすることも可能でしょう。

もしセンターが見つからないなら、あなた自身が坐禅の会を主催するという手もあります。たとえ興味のある人が一人しか見つからなかったとしても、毎週一回二人で集まって、坐禅と歩行瞑想をして、先生のテープを聞いてみます。他の人と修行するのはとても助けられるものです。自分の修行が支えられますし、孤独感を感じなくてすみます。時間が経つうちに一人が二人となり、三人となります。大きな仏教センターもまったくそのようにして始まったのです。

倫理的な行動規範を修行の礎とすることも大きな助けとなるでしょう。仏教徒は何世紀にも渡ってその修行の中心を戒律においてきました。殺さない、与えられていないものを取らない、言葉を悪用しない、性的エネルギーを乱用しない、酔わせるものを使用しない、といった戒律を受ける儀式を行なって、自らが仏教徒であることを宣言するのです。もちろん戒律にはある程度の解釈が必要ですが、実際には、それらは文明的な生活をするために最低限必要なものなのです。

戒律は外面的に規則を押しつけようと意図されたものではなく、気づきのある生活を送るための指針です。私たちに生まれつきそなわっている智慧は、これらの戒律が正常で知的な行動方法であることを次第に理解していきます。ティク・ナット・ハンは北極星が航海者たちのガイドとなるのと同じように、戒律をガイドであるとみなしています。もちろん戒律を遵守するのは不可能です――たとえば正語の行（正しい言葉を言う）を完璧に実践することは無理です――が、戒律は私たちが進んで行きたい方向を教えてくれます。いわば注意信号のようなもので、そういう行動をとるとトラブルに巻き込まれやすいですよと知らせてくれるのです。

伝統的な仏教の修行には三つの側面があり、それらはしばしば順を追って段階的に進んでいくものと考えられています。シーラ（戒）は倫理的な訓練。サマーディ（定）は安定して、静かで明晰な心を開発すること。そしてパンニャー（慧）は智慧の開発で、いわゆるヴィパッサナーです。指導は五戒を中心とする倫理的な訓練に始まって、瞑想指導に移り、そして最後に真の目的である智慧に至ります。

しかしこの修行の三側面は実際は、ひとつを終えたら次へ進むというような継続的なものではなく、各々が完全に別個のものでもありません。少しでも倫理的な戒律を修行するためには、ある程度の智慧が必要です。たとえば正語の行をしようと努力するとき、誤った言葉が苦しみへと続いていることを理解する必要があります。さもなければ戒律は現実的な意味を持たないでしょう。

戒律を修行するためにはある程度の気づきも必要とされます。話をしているときには、会話しているすべての瞬間が正しい言葉あるいは誤った言葉を話す機会になっていることを意識していなければなりません。世の人々はその話すことによって非常に多くの苦しみを生じさせているのです。

呼吸への自覚は、あなたが話す言葉の周りにスペースをつくってくれるので、非常に役立ちます。あなたが何か悪いことを言う直前、その瞬間の呼吸に意識を向けることで明晰さが生じ、不必要なことを言わないでいるための明晰さを獲得することができます。私の生徒の一人が、性的な無分別をしでかしてしまう三十秒前の状況について話してくれたことがあります。彼は欲していましたし、一緒にいた女性も欲していると感じました。しかしそのわずかの時間に彼は呼吸に意識を戻し、非常に強く促してくる性的ファンタジーから自分自身を連れ戻すことができました。坐禅中に思考にとらわれるのと同じ仕方で、性的ファンタジーにとらわれ、心ここにあらずになっていたのでした。

そのとき彼が理解したのは、その性的な行為は信頼関係を壊し、彼自身を欺瞞に陥れることになるだろうということでした。それは十中八九、彼とその女性の二つの家族を傷つけることになったでしょう。言い換えれば、彼はその状況に何らかの智慧を導き入れたのです。戒律の持つ権威というのはこういうもので、それが戒律に従う本当の理由なのです。戒律によってあなたは多くの苦しみから自分自身を救うことができるのです。

人生には外側から押しつけられた規則が必要なときもあるのかもしれませんが、しかし私が限りなき信頼をおく規則とは、そこに人が智慧を見出すからこそ従われるような規則、人々がみずからその規則の価値を理解し、納得しているような規則です。修行の中から生まれる智慧がこれまで培ってきた注意力と結びつき、やがて戒律になります。それは、あらずもがなのものどころか、誰の目にも明らかな規則です。あなたは自分や自分の愛する人々に苦しみをもたらすようなことをするでしょうか？　しかしながら、精神的に真に成熟するまで――われわれの多くにとってそのためにはしばらく時間がかかります――は、注意を促してくれるものとして戒律は極めて有益なのです。

苦しみをもたらすような状況を恐れたり、自分の間違った行為に羞恥を覚えるのは健全なことであり、そうした健全な恐れや羞恥心は瞑想者にとって有益なものです。もちろん、こうした感情が極端になってしまう場合もあります。しかし私たちが何か誤ったことをして後悔の念が沸き上がってきたときは、その他の感情に対するのと同じようにその後悔を充分に経験し、それと親しくなってください。後悔を完全に経験することは、将来愚かな行動を避けるのに役立ちます。

結局のところ、修行は私たちの人生のどの部分とも切り離されたものではありません。呼吸にこだわり追及していくことが修行なのではありません。修行とはどのように生きるかを学ぶことなのです。私はしばしば生徒に次のように自問してみるよう促します。「自分はどのように生きるか知っているだろうか？　私は食べ方を知っているだろうか？　私はどのくらい眠るべきか知っているだろうか？　どのように自分の身体の世話をするか知っているだろうか？　人への関わり方を知っているだろうか？」私の人生の中で最も価値のある、同時に最も恥じ入ってしまった瞬間のひとつは、自分がどのように生きるべきか知らないと悟ったときでした。私は博士号を持っており、有名大学の教授をしていました。しかし私は人生をどう生きるべきか知りませんでした。そこで私は学び始めたのです。私が見出したのは、自覚こそが知るべきすべてのことを教えてくれる、ということでした。

自覚は人間関係において特に価値ある教師となってくれます。現代において、人間関係は人間のさまざまな行動領域の中で最も関心を集めていますが、そのほとんどが同じ古い話、同じくたびれた思考の蒸し返しです。人間関係という修行は――とりわけ自分自身を映す鏡としてそれを用いることができるなら――極めて豊かで実用的なものになります。

たいてい私たちは、他人のせいで怒ったり、楽しくなったり、憂鬱になると思っています。仏教心理学はただ、「Aが起こるときに、Bが起こる」と言います。それは「AがBを生じさせた」というのとは違います。あなたのパートナーが何かをしてあなたが怒ったとき、あなたはそれを自分の怒りを見つめるため、怒りに完全な注意を払うための価値ある機会であるととらえることができます。自分の性格に注意を向けつづけていると、やがて怒りは必ずや消えていきます。どのような人間関係も、どんなに厄介な関係であっても、自分自身について学ぶための手助けとなってくれます。そしてその学んだことがこんどは人間関係に影響を及ぼしていくのです。

グルジェフの共同体での物語ですが、ひどく嫌な性格で皆を怒らせていた男がいました。とうとうこの男は周囲の敵意を感じて、共同体を去って行きました。しかしグルジェフは彼を追いかけて、実際にお金を払ってまでして帰ってきてもらいました。グルジェフにはわかっていたのです。この男からは、他の誰からも学べないような仕方で学ぶことができる、ということを。これはあなたが何年も絶望的な、あるいは暴力的な関係性の中にとどまるべきだと言っているのではありません。智慧があれば、当然そういう状況から出て行くべきであるとわかるでしょう。「良い」関係を持つだけのために、生涯に渡ってびくびくしている必要はありません。

私の修行体験から最も鮮明に蘇ってくる想い出のひとつは、私の最初の仏教の師であったソーエン・スニムと一緒にいたときで、彼は当時ニューヨークに瞑想センターを開設しようと決心したところでした。私たちの一団は彼と一緒に車でニューヨークに向かいました。私たちは彼の選んだ場所、十四番街の気味の悪いビルディングに着いたときには絶望しました。あたりにはアル中患者、薬物常用者、麻薬密売人たちがうようよしていました。見ただけで逃げ出したくなるような場所だったのです。

私はそのときの彼の反応をけっして忘れはしないでしょう。「いいや。聞きなさい。悪い状況は良い状況なのです」。彼は、最初は否定的に感じられたとしても、その場所には多くのエネルギーがあることを知っていたのです。そして実際に彼はそこでセンターの開設に成功しました。彼は盲目的に肯定していたわけではありませんでした。また違った機会に別の場所でセンターを開設しようとしたことがありました。二、三週間たってそれが不適切な場所だということを見極めると、彼は後悔や失敗したという感じは一切持たずに即座にセンターを閉めてしまいました。彼は状況を明らかに見ることができました。しかし表面的な見かけから即断してしまうことはありませんでした。彼は表面下に私たちの見ていない多くのものがあることを知っていたのです。

継ぎ目のない修行

リトリート生活についての話をして日常生活に関する議論を終わりにしたいと思います。仏教の瞑想は、ほとんどの場合、僧院の中で専門の僧侶たちが行なっていますが、アメリカではいろいろな理由から、在家の人々が主流となって瞑想を行なっています。必然的に瞑想とそれ以外の生活の部分とが混ぜ合わさりますが、私たちの文化的背景において、それはたいへん良いことだと思います。しかし、準備ができたと思えたなら、さらに長期のリトリートに挑戦してみるのもまた有益でしょう。

私はリトリートの良さをことさら誇張しようとは思いませんが、リトリートによって他では得られないような修行の深まりがあると信じています。私は瞑想の教師として多くのリトリートを指導しますが、毎年一ヶ月間、自分のためのリトリートもしています。修行を始めた頃には、教師としてではなく瞑想者として、長期のリトリートを数多く行ないました。そのとき、長期のリトリートには計り知れない価値があるということに気づいたのです。そして私がふだん教えている生徒の多くが、リトリートを自らの生活に組み込んでいく方法を見つけ出してきました。

リトリートにはいろいろな形態があります。ケンブリッジの私たちのセンターでは、一日座禅会、週末のリトリート、それから長期の休日となる週末には三日間のリトリートがあります。インサイト・メディテーション・ソサエティではいくつかの週末リトリートがありますが、最も一般的で、私が最もよく指導するのは、九日間のものです。瞑想者たちは金曜日にやって来て、二度目の日曜日に帰って行きます。

リトリートの一日は一定のパターンに従います。朝早く起床して五時四十五分から最初の坐禅、六時半に朝食、それから作務の時間が七時十五分から八時十五分まで。午前中は三回の坐禅と二回の歩行瞑想に区分され、午後も同様に続きます。夜は二回の坐禅と歩行瞑想が一回、それに法話があります。一日おきに先生との面接があるほかは、リトリートは沈黙のうちに進められ、目を合わすこともノートによるコミュニケーションもありません。参加者には読み書きをしないようにもお願いしています。私たちがここで提供しているのは、完全に自らの意識の内側にとどまることができるような九日間なのです。

他の伝統ではこれとは若干違った日程を組んでいるかもしれませんが、瞑想に重きを置くすべての仏教の伝統では何らかのかたちで長期のリトリートを提供しています。経験を積んだ瞑想者たちはインサイト・メディテーション・ソサエティで三ヶ月のリトリートをすることができますし、何年にも渡るリトリートをする伝統もあります。

明らかにリトリートは特別な環境であり、私たちの多くが普通に暮らしている生活とはずいぶんと異なっています。修行者が自らを見つめるための特別な機会をもてるように、さまざまなスタイルのリトリートが長い年月——実際には何世紀も——かけて、精緻に編み出されてきました。そして見てわかるように、坐禅がそのショーのスターになっているようです。たいていの瞑想者が最初にリトリートにやって来たときに戸惑うのは、どうしたらそんなに長く坐っていられるかということです。それには慣れが必要です。

歩行瞑想はスターの助演者、あるいは少なくとも強力な共演者だと思います。それ以外には、作務の時間、美味しい精進料理、休息、夕刻の法話もあります。しかしこのスケジュールを見れば——とりわけ初心者なら——リトリートとは坐禅であると考えるのが自然でしょう。多くの人にとってはそのとおりなのです。

瞑想の初心者は、「坐禅」対「残りの一日」という二分法に加えて、リトリートが集中的な修行であり、リトリートから離れた時間が日常生活であるというもうひとつの二分法を作り上げてしまいます。前にも述べたように、集中的な修行を非常に魅力的だと思い、ほとんど中毒になってしまっている人たちもいます。彼らはリトリートを人生の最も素晴らしい部分であると期待して、日常生活は次のリトリートが始まるまでにやり過ごさなければならない期間であると見なしています。それは、リトリートをしているときに坐禅が最も重要な部分であり、その他は単なる暇つぶしだと思っている人たちと何ら変わりがありません。

この二分法は、決定的に間違っているのですが、仏教の修行における最もやっかいな問題のひとつとなっています。もしも教師が坐禅の重要性を強調すると、生徒は坐禅が仏教の本質であると考えてしまいます。もちろん坐禅は本物の修行ですし、あらゆる偉大なる悟りを生み出します。その一方で、もしも私たちが日常生活を強調すると、人々は坐禅をおろそかにしはじめて、完全に人生を生きることだけが必要なのだと考えてしまいます。

どちらの側にも真実のあることが、この事態全体を本当に難しいものにしています。時代を超えて数え切れないほどの師が語ってきたように、坐禅は特別なものであり、非常に重要な修行です。その一方で、日常生活の大切さも、いくら強調してもしすぎるということはありません。

しかし私はこれらの二分法自体が問題なのだと思っています。人生のある側面が他の側面よりも重要であるとは考えない、継ぎ目のない修行が好ましいのではないでしょうか。リトリートは教えるのにとりわけ適した場であると思いますが、しかし、私がそう思うのは——最初は矛盾しているように思われるかもしれませんが——リトリートで日常生活を強調することによってなのです。なぜなら、真の意味において、日常生活しか存在していないと私は思っているからです。

結局のところ、いくらリトリートといえども、朝になったら起きなければなりませんし、歯を磨き、シャワーを浴び、服を着なければなりません。一定の間隔でトイレに行き、食事もとらなければなりません。するべき仕事もありますし、坐禅の修行もあります。ふだんの生活とはたいへん異なってもいると同時に、異なっていないとも言えます。内容はおなじみのものだからです。

リトリートをしている人はしばしば、「少なくとも人づきあいはありませんよ！」と言います。ひとつの大変な重荷がなくなったというわけです。しかし、本当にそうかというと、そういうわけでもありません。インサイト・メディテーション・ソサエティの瞑想者たちにはルームメイトのいる人たちもいますし、作業をするチームの人たちと働く人もいます。彼らは否応なく人々と関わっています。もちろん話ができないので関係性のあり方はまったく違ったものとなりますが。

瞑想者がリトリートをしている他の誰かとロマンチックな関係を夢想する、悪名高き「ダルマ・ロマンス」もあります。彼らはある時点でそのすべてが彼らの頭の中だけの出来事であることを悟るだけです。そして同時に、世間でも同じことをしていたことに気がつくことでしょう。他の誰かの歩くのが遅すぎたり、あるいは色の違ったソックスをはいていることに気を取り乱してしまうところまで行ってしまう瞑想者もいます。このように、話をかわすことはないかもしれませんが、だからといってリトリートに関係性がないとは言えないのです。

リトリートにも日常生活があることを理解するよう、私は瞑想者たちに促しています。坐禅は重要ですし歩行瞑想も重要ですが、食事や食事の後の休息も重要です。朝起きるのも服を着るのも重要です。そして、瞑想者たちそれぞれに割り当てられた仕事も重要です。

リトリートで仕事を割り振りするには、いろいろなやり方があります。長期の修行をするような所では、教師が生徒を知るために仕事を割り当てるということがあります。たとえば私が韓国に行ったときには、私はそこで禅を修行した最初の三人のアメリカ人のうちの一人でした。それは大さわぎで、みんな私のことを元教授だの、どこそこで教えていただの言って大変でした。いわば私は重要人物扱いでした。そして仕事が与えられる段になると、私の師は当然のことのように私に便所掃除を割り当てました。

瞑想者に自分の仕事を選ばせるということもあります。私はインサイト・メディテーション・ソサエティでそうしていました。誰でも自分に合った仕事を選ぶことができました。料理の好きな人は野菜を刻むことができましたし、園芸の好きな人は外で働くことができました。しかし最近になって私は、ベテランの瞑想者たちが自分の好む仕事を選ぼうとして、リトリートが始まる日は早い時間に到着するようにしていることに気がつきました。その仕事の典型は、簡単で、楽しくて、短時間ですむものです。

そういうわけで私は最近、仕事を割り振る手順を、完全に無作為なものに変更しました。あらかじめ仕事のリストが作っておき、瞑想者が到着すると、そのリストの順番に仕事を割り当てていくわけです。誰も自分の好きな仕事がもらえませんし、選択の余地もありません。リトリートにやってきて初めて、自分が何の仕事をするかわかるのです（健康上の問題を考えて例外は設けています）。

私は意地悪でそうしたのではありません。リトリートが過度に守られた環境にあって、誰もが自分の運命をコントロールできるといった感じをなくそうとしたのです。結局のところ、インサイト・メディテーション・ソサエティでは百にものぼる仕事がリストに載っています。野菜を刻んだりオフィスの埃払いをするといった比較的簡単で楽しそうなものもありますし、便所掃除や便器を磨くといったそうでない仕事もあります。難しい仕事をもらった人の中には、簡単なものをもらえなかったことを恨む人もいるようです。しかし、そのときに沸き起こってくる怒りや嫌悪、人生は不公平だといった感情は、自分自身について多くのことを語ってくれますし、修行のためには格好の機会なのです。

クッションの上で坐禅しているときや正規の歩行瞑想をしているときにのみ洞察が得られるわけではありません。瞑想者が働いているとき、そこには実は二つの仕事が存在しています。ひとつは野菜を刻んだりトイレをきれいにしたりといった仕事。もうひとつは、自分自身に取り組むという内的な仕事です。

ですから私はリトリート中の瞑想者に、リトリートを何か超常的なことが起こりそうな特別な環境であるとは見ないで、生活のもうひとつの形態として、ただこの瞬間そして次の瞬間として、どの活動もみな同じように重要なものとして見るように促しています。私たちが取り組むべきはいつでも同じこと――あるがままの毎瞬と共にいることです。それは私たちが悟ったとしても真実でしょう。どうして異なることがありましょうか？

私はそのような態度を奨励するために呼吸の比喩を使うことがあります。真に息を吸うためには息を吐き出さなければなりません。新しい空気を迎え入れるための余地を作るためには、あなたの肺から古い空気をすべて出してしまわなければなりません。同様に、新しい経験を吸収するためには、古いものを吐き出す必要があります。その古いものとは、素晴らしいもの（静寂で深い安らぎを感じる坐禅）である場合もあれば、恐ろしいもの（落ち着かず、苦痛に満ちた坐禅）である場合もあるでしょう。しかしながら、それがどのようなものであったにせよ、それはすでに終わりました。今は歩く時間、そして昼食の時間です。もし古い経験がいつまでも残っていれば、それは新しい経験を色づけてしまいます。その結果、目の前にあるその経験を完全に経験することができなくなるのです。

リトリートの毎瞬毎瞬を新たな経験としてとらえていったなら、リトリート後に自分の生活に戻るときもスムーズにいくはずです。沈黙の九日間を過ごした後、いきなりボストンのダウンタウンのまったただなか、あるいはローガン空港の喧騒の中に立つと、結構まごついてしまうものです。そういう世俗の世界と、今しがた出て来たばかりの牧歌的な環境と比較してしまったり、あるいは九日間をかけて培ってきたサマーディが失われていくのを落胆の気持ちで見てしまうのは自然なことかもしれません。しかしサマーディにしがみついていることはできません。しがみつくことのできるものなどありません。そしていずれにせよその空港も、あるいは耳障りな都会の環境も、その瞬間におけるあなたの人生なのです。あなたの任務はそれに目覚めていること。リトリートを吐き出したときに始めて、空港を完全に吸い込むことができるのです。

私たちは坐禅、歩行瞑想、リトリートそのものというようにさまざまな形の修行をしますが、しかしいかなる修行形態よりも前に、仏教やブッダよりも前に、人生そのものが存在し、生きられるの待っています。人生こそがほんとうの師であり、カリキュラムはすべて設定されています。問題は、生徒がいるかどうかです。唯一無二の特別な修行形態などありません。その一方で坐る、歩く、ゴミを出す、友人に話しかけるといった修行や行為のいずれもが唯一無二の特別なものです。あらゆる形態、あらゆる瞬間は唯一無二のものです。そのことがわかったときに、私たちはほんとうに修行を始めているのです。

第7章　沈黙の中に呼吸する

教えの声は
鳴り響く風鈴の音に聞く
完全なる沈黙である。
——宏智正覚禅師

沈黙の価値を知る

私たちの修行の核心には、いや修行だけでなくあらゆるものの背後、周囲、そして内部には——このような空間的比喩は必ずしも正確なものではありませんが——沈黙が存在しています。今日の世界では沈黙を経験することはほとんどなく、文化全体として、より凝った複雑な音ばかりを価値あるものとしているように思われます。それに対してわたしたちの坐禅修行は沈黙であり、リトリートは深遠なる沈黙です。悟りは大いなる沈黙と呼ばれてきました。このように仏教の修行はわれわれの文化とは噛み合いません。われわれの文化とだけでなく、あらゆる文化と食い違っています。

私たちの多くはある種の沈黙の良さを知っています。誰でもエアコンの入っている部屋、あるいは冷蔵庫が鳴っている部屋にいたことがあるでしょう。突然その音が消えると、ホッとため息をつきます。小さな子供を持った両親ならば、子供がやっと寝ついて、テレビが消えて、家が静かになった一日の終わりにやってくるこの上ない沈黙（それはわずかの間でしかないことが大半ですが）について話してくれます。静かなところで休暇を取る人もいます。家の中にいるときでさえ、本を読んだり手紙を書いたりするために部屋に戻って一人になれる瞬間を大切にします。

しかし私の言おうとしている沈黙はそれらのどれよりも深いものです。瞑想の深い状態に入ったとき——そのときだけとは限りませんが——その沈黙に触れることがあります。それは人間が経験することのできる最も深い静けさへと繋がっています。

私がこのテーマに関心を抱き、レクチャーで取り上げたり修行グループに紹介しようかなと思い始めたのは数年前のことでした。その理由のひとつに、瞑想修行がたいへんに進んだ多くの生徒たちのことがありました。彼らは深い沈黙への突破口にさしかかり、そこで底知れない恐怖に出会って後戻りしてしまったのです。私は生徒にできるかぎり進歩してほしいと思っていたので、彼らの前進を妨げているものをどのように取り扱ったらいいか自問自答していたのです。

ほぼ同じ時期にニュース雑誌の中で、海洋探索は私たちに残された最後のフロンティアである、という記事を見かけました。私はこの記者が見逃している「人間の意識」というフロンティアのことを考えずにいられませんでした。

もちろん心の一定の領域については、探求や複雑な分析がなされてきました。しかし、人間がまだ触れていない広大な領域が残されています。ごくわずかの勇気ある人たちが、そこに侵入することを企て、探索し、戻ってきては、見てきたものを話してくれました。しかし私たちのほとんどはそんな場所のあることさえも知りません。ロバート・サーマンの言葉を借りれば、瞑想者は魂の飛行士《サイコノート》です。私たちはあらゆるもののうちで最も魅力的な領域の探検家なのです。

今日の世界に生きる人の多くにとって、生きることと言語活動とは密接に結びついています。話すこと、読むこと、書くこと、考えること、想像すること。人間以外の動物たちは言語なしでもうまくやってきたようですが、人間は言語という偉大なるものを発明してしまいました。しかし言語はあまりにも意識の深くにまで埋め込まれているために、どれだけのものが言語を中心として転回しているのかわからないくらいです。私たちは言語を崇拝している、言語に依存しているのだと言っても過言ではありません。言語と生きることそのものが同じものだと思い込んでしまっているのです。

多くの人々にとって人生のもうひとつの重要な側面――こちらも明らかに言語と関係していますが――は、行動の世界です。物事を行なう、創造する、ものを移動させる、ものを積み上げる、配列する。レクリエーションをして楽しむためにさえ、身体を物理的行為に関わらせています。

言語と行動という側面から見た場合、現代西洋文化は、他地域の文化と比較しても、過去の諸文化と比較しても、非常に豊かです。私たちは人類史上のどの時代にも増してより多くのものを持ち、より多くの為すべきことがあり、思考や言語をより多彩に使用しています。その点に関して豊かというより、贅沢といっていいほどです。

しかし内面的には、私たちは貧困です。喉はカラカラで、精神的な身体はやせ衰えています。私たちが外面的に多くの物を持つのは、おそらくそういう理由からきているでしょう。決して癒えることのない飢えを満たそうとして、私たちは外面的な物を使いつづけているのです。それは飽くことを知らないように見えます。

関係性に対しても私たちは同じように大きな渇望を持っています。たとえば、私には山登りにたいへん関心を持っている友人がいます。その人はつい最近インターネットの素晴らしさを激賞していました。その前夜、彼はシベリヤの登山家と話をしたというのです。それで私は、「それは素晴らしいですね。でもあなた、最近奥さんと話をしましたか？　子供とは？」と尋ねました。私たちはインターネットというこの驚くべき技術を手に入れましたが、それはまだ目の前の生活の助けにはなっていないようです。もしそのシベリアの登山家がとつぜん彼の家の戸口に現れたら、彼は警察に通報するに違いありません。彼はその友人をモニター上で知りたかったのであり、直接会いたかったわけではないのです。

私はテクノロジーを軽んじているわけではありません。言語と同様にコンピュータは人間による驚異的な発明です。私はこの本をコンピュータを使って書いています。インターネットは素晴らしい資源であり、世界で一番大きな図書館を指の先に持っているようなものでしょう。しかし情報を収集することで私たちが救われるのであれば、ずっと以前に私たちは救われていたはずです。

そのような類の知識の短所を身にしみて感じさせられたのは、二十年以上も前のこと、韓国でビョク・ジョー・スニムという名の僧侶と一緒に学んでいたときのことでした。彼は私がこれまでに会った人たちの中で最も記憶に残る人の一人です。彼は目に見えるほどに輝いて、修行が生み出した喜びがほとばしり出ていました。たいへんに愛情の深い人で、素晴らしいユーモアのセンスを持ち合わせていました。しかし彼はまったくの文盲で、自分の名前さえ書けませんでした。

通訳を介して話をしていたある日のこと、私は彼が世界は平らだと考えていることに気がつきました。私は愕然としてしまい、おのずと彼の考えを直してやろうと心に決めました。小学校の理科に戻って、「もしも世界が平らだったら、どうして船はぐるっと航海して戻ってこられるのか？　どうして船は世界の果ての崖から落ちてしまわないのか？」といったあらゆる古典的な議論を持ち出しました。彼はただ笑っているだけです。微動だにしません。私にはどうすることもできませんでした。

とうとう彼は言いました。「いいだろう。たぶん西洋人のあんたらが正しいんだろうよ。俺はただの字の読めない爺だ。世界は丸い。おまえはそれを知っていて、俺は馬鹿すぎてそのことがさっぱりわからん。でも、そのことを知っておまえは幸せになったか？　そいつがおまえが生きて行く上での問題を解決する手助けになってくれたかい？」

実際のところ、その知識は助けにはなりませんでした。生きて行く上での問題を解決する助けにほど全然ならなかったのです。私たちの持っている知識のどれひとつとして助けになりませんでした。

私たちが学んだすべてのことをもってしても、人類は共に生きるという単純な問題ひとつさえも解くには至っていません。私たちは世界の反対側にいる人たちとコミュニケーションできるような驚くべきテクノロジーを持ちながら、その一方で近所の人と、自分自身の家の人とさえ、うまく付き合っていくすべを知りません。

私たちの文化のある一部は急成長していますが、もう一方はやっと「はいはい」をしている状態です。私たちはある幻想に、驚くべき魔法のトリックに囚われています。それは、私たちの作り出す物が私たちを幸せにしてくれるだろうという思い込みです。私たちはこのトリックに引っ掛けられた被害者であるばかりではなく、自分自身にこのトリックをしかけた加害者でもあるのです。

私たちは心のもっと深いところに降りて行く必要があります。現状は、広大な原野に囲まれていて、見渡す限り肥沃な土地が広がっているのに、そのうちのほんの小さな一区画しか耕していないようなものです。その一区画に関しては素晴らしい成果をあげたのですが、その原野の周囲のすべてを探索してみる必要があります。私たちはビルを建てたり何かをしたりするのをやめ、行ったり来たり、話したり考えたり読んだり書いたりすることのすべてから離れてみる必要があります。

「沈黙」という言葉は、私が説明しようとしているものを完璧に言い当てているわけではありません。それを完全に言い表わせるような言葉は存在しません。言語表現とは正反対のものを記述するために言葉を使っているともいえるでしょう（もっとも、すべての言葉はその沈黙から出て来るということもまた正しいのですが）。無とか空というような言葉を使ってきた人たちや文化もありますが、そうした言葉も完璧というわけではありません。

私が使っている「沈黙」という言葉は、存在のひとつの次元を指しています。あなたはその沈黙の中に生きることができます。それはスピリチュアルな命のすべてです。それは文字どおり推し量ることのできない、広大な静けさが浸透した際限のない空間です。ある意味ではそれは私たちの内側にあります。私たちはそこで沈黙を探します。私たちが探求していくとある時点で、内側とか外側といった、それまで用いらざるを得なかった空間的な術語のすべてが、何物をも意味しなくなってしまいます。

　言語、文化、思想、商業といった人類文明の歴史が蓄積してきたもののすべては、その背後にあるものと対比すると、比較的小さなものです。沈黙は存在のひとつの次元であり、おそらくすべての歴史を通してある人々にとっては最も重要な次元でありました。彼らは人類のうちで最も非凡な個人でした。彼らは沈黙の世界に住むことを学び、そこから行動の世界へと出て来ます。

　この本を読んでいるあなたは、明らかにこの次元についていくらかの関心を抱いています。そうでなければそもそもこの本を手にしたりはしなかったでしょう。そして沈黙にまで至っていないことも確かでしょう。そして私は、私たちがこれほどまでに親しくしている存在のもうひとつの次元を批判しているのでもありません。ともすると、そういったふうに響いてしまうこともあるかもしれませんが。

　私は物事のバランスが崩れてしまっているということを言いたいのです。私の口調が批判的になってしまうのも、人生には人々が理解している以上のものがあるのだということを知ってもらうためです。私たちは思想や行動の世界であまりにも強い条件づけをされているため、沈黙の途方もない豊かさを味わえるようにするためには、私たちを鷲摑みにしている条件づけを緩め、なくしてしまう必要があります。

　私は、最初の仏教の師となってくれたセウン・スニム禅師からその方向の手ほどきを受けました。彼は韓国からアメリカにやってきて、当初は十か十五程度の英語の語句を知っていたにすぎなかったようです。しかし彼はそれらの語句を使うのに極めて巧みでした。ピリッとしたダルマの響きを自在に使いこなしました。やって来たばかりの頃は、コインランドリーの洗濯機の修理をして身を支えていました。そのときには「それ壊れた？　私なおす」という二つの文章だけでやりくりしていたようです。しかしそれからまもなくして、彼は禅のマスターであるという評判を得て、金曜の晩には何百人という人たちが、その多くは大学で教育を受けた人たちでしたが、そんな十五ほどの語句で語られる法話を聞きにやって来るようになったのです。

私が今教えている伝統における面接はとてもくつろいだものです。しかし彼の属していた禅の伝統では、面接は格式にのっとっていて、面接で私が何を言おうと、彼は毎回決まって「考えすぎだ」と答えるのでした。彼が鐘を鳴らすと、私は出て行かねばなりません。それは極めて屈辱的なものでした。とうとうある日のこと、私は静かに坐禅することができました。時間が充分に与えられて、私たち全員が沈黙に触れることができたのです。そしてそのことを知らせようと興奮して彼のところにやって来ました。私は彼に「二つ三つのかすかな考え事しか湧いてきませんでした」と言いました。彼はまったく信じる様子もなく、私を見据えて「考え事のどこが悪い？」と言いました。

問題なのは考えることではないと、彼は知らせてくれたのです。問題は私たちが考えることをどのように使うのか、考えることに中毒していることにあるのです。

やがて私は彼と一緒に一年間韓国に行きました。その飛行機の中でのことを今でも鮮明に思い出します。私は袋に詰めた本を引っ張り出しました。私の愛読していたダルマの本たち。私を修行へと導いてくれたとても重要な本たち。彼は「それはなんだ？」と言いました。「私の本ですけど」すると彼は「ああ、なんということだ」と言いました。「おまえはこの一年間どんな本も読んではいけない」本無し！　まる一年！　彼は誰に向かってそう言っているのかを理解していませんでした。私はブルックリン出身のユダヤ人の知的麻薬常習者なのに。

彼が言うには、「それが問題のすべてだ。おまえはもうすでに知りすぎている。ほとんど何でも知っているじゃないか」というのです。

それは私にとって極めて困難なことでした。気がつくとケチャップの瓶のラベルを読んでいることもありました。それほどまでに英語の言葉に飢えていたのです。しかし私は彼のアドバイスに従って、一年間一冊の本も読みませんでした。おかげで大分解放されました。それ以来読むということがまったく違ったものになり、ずっと軽やかで、執着の少ないものになっています。

同様に、インサイト・メディテーション・ソサエティでリトリートをするときにも、瞑想者には仏教のテキストを含めて読まないこと、経験を記す日記を含めて書かないことをお願いしています。これら二つの行為をしないことは、思考と言語の絶え間ないつぶやきを少なくし、沈黙の中へと深く参入していくもうひとつの道となります。

沈黙の住所に入る

沈黙はとても恥ずかしがり屋です。沈黙は沈黙そのものを愛する人のところにだけ、沈黙がそうしようと欲したときにやって来ます。沈黙は計算や固執、あるいは要求には応じません。もしもあなたが沈黙について野心的な計画を持っていたり、あなたの中に沈黙を使って何かをしようという欲求があると、沈黙は反応してくれません。沈黙は命令にも応じません。誰かにあなたを愛してくれと命令することができないのと同様に、沈黙に対してやって来いと命令することはできません。

沈黙を獲得するための集中力の修行はありますが、その沈黙は比較的粗雑で、意図されたものであり、暫定的で、もろく、条件に大変左右されやすいものです。私の話している沈黙はそれよりもっと深いものです。それは私たちを待っていますが、こちらからつかみ取ることはできません。それは私たちが創り出すものではありません。私たちがそれに入って行く道を見つけるのです。しかしそれに近づいていくときは優しく、謙虚で、そして純真無垢な態度でなければなりません。

沈黙への道には障害物がいっぱいです。主要な障害物は無知です。私たちが沈黙を経験することがないのは、それが存在することを知らないからなのです。困難さばかりを強調しているようですが、すべての人間が沈黙に近づくことができることを理解することが重要です。沈黙はヒマラヤの高山の洞穴に住む仙人のためだけのものではありません。誰にでも沈黙を手にすることが可能なのです。

沈黙への旅の最初の部分は呼吸を意識する修行を通って進みます。ふつう初心者が呼吸を見つめるために坐ると、ものすごい量の雑音があることに気がつきます。その雑音のすごさは私が話している無上の静けさからはあまりにかけ離れているように思われます。チベット人たちはこの段階の修行のことを指す表現として「流れ落ちている心を獲得する」と言い習わしています。まあそれはあまり獲得したかのようには響きませんけれども。あなたは自分の心が流れ落ちている滝のようであること、うるさくていつも落下していることに気がつくのです。

しかし現実は、誰の心もそんなふうなのであって、たいていの人がそのことを知らないでいるだけです。その現実を理解することが主要なステップです。私たちの世界は、自分の心がラッシュアワーのグランド・セントラル・ステーションのようなものであることを知らない人々によって運営されているに違いありません。人間はなぜこういう姿形で、物事はなぜこんなふうに見えたり聞こえたりするのか、といったことに何の疑問も抱かないような人々です。

古いユダヤのジョークに、美しい布を手に入れてそれで着物を作ろうと決心した男の話があります。彼は熟練した仕立屋を訪ね、仕立屋はいろいろと測定をした後で、万事うまくいくだろうから二、三日したら来るようにとその男に言いました。しかしその男が戻ってきてみると、仕立屋は「いいえ、まだできていません。二、三日したら来てください」と言います。

こんなことが四、五回あって、その客は大変に心配になりましたが、とうとうある日、店に行って見ると、とても美しい着物ができあがっていました。その男は言いました。「これは素晴らしい。でもあなたはこれを作るのに、神様が世界を創造されたのより長い時間がかかりましたね」

仕立屋は答えました。「たぶんそうでしょう。でも私の作った着物はごらんのとおりですが、世界の方は最近ごらんになったことがありますか?」

いったん自分の流れ落ちている心を見つめて、それが舞台を回しているのだということを理解したなら、世界がどんな形をしているのかに驚くことはありません。しかしそれについてイライラする必要もありません。いずれにしてもイライラは何の助けにもなりません。一定の時間坐って出入りする息と共にいるように努めているうちに、心はやがて静まり、呼吸が絹のようになめらかに柔らかになり、呼吸とただ共にいるだけになる瞬間があるのに気がつくことでしょう。呼吸と呼吸の間にある休止の静けさを意識することもあるかもしれません。

それが沈黙の味わいです。そのちょっとした味わいの中にさえ、気分を一新してくれるような効果のあることがわかるでしょう。それは純粋なエネルギーとの出会いです。さらに多くのものが後からやって来ますが、最初にこのようなエネルギーと出会うことによって、これからも修行を続けていこうという信念が生まれてきます。沈黙と取り組んでいくためには、ある程度の信念を持つことが極めて重要なのです。

さらに深い沈黙を体験することも可能ですが、それは沈黙を得ようと必死にがんばっても得られません。サマタの修行をしてある程度の静けさが得られたら、雑音と友達になること、つまり本当に雑音をよく知るようになることが、沈黙への道なのです。最大の雑音製造者はエゴです。「私」だとか「私のもの」だと言って物事に執着する傾向のことです。エゴは沈黙の世界には自分の居場所がないことを知っています。なぜならば、沈黙は誰にも属していないからです。そこにはエゴが占有できるものはありません。沈黙とはエゴの存在しないところです。

ですから、もしあなたに準備ができているなら、選択なしの自覚の修行が、深い沈黙を体験するためのさらにすぐれた方法となります。精神集中によってある程度の沈黙を手にすることはできますが、理解はそれとは違う性質の沈黙をもたらします。理解は沈黙を創り出すのではなく、すでに存在していた沈黙に気づかせてくれるのです。長期のリトリートでは、充分時間をかけながら心の速度を落としていくので、そのような沈黙に巡り会うことが多いものです。

あなたは呼吸と共に坐って、感受、音、感覚、心理的・身体的諸状態といったすべての物事がやって来ては過ぎ去って行くにまかせておきます。最初のうちは注意を向けるものを選択しないというわけにはいきません。あれやこれやに注意を向けてしまうことでしょう。しかし時間が経つうちにその傾向は治まり、呼吸さえもが特別なものとして取り上げられなくなります。そしてまったく注意を方向づけないようにしながら、完全に受容的な状態で、何物とも分離されていない存在感を持って坐っています。現れてくるものすべてに対して肯定も否定もしません。現れてくるものに対して友好的で、関心のある受容的な態度を取っているだけです。

心はそんなふうにさまよい歩くことを許されたとき、ついには自分自身に飽き飽きしてきます。結局のところ、心は同じことを何回も繰り返して言っているだけです。心はすべての雑音にうんざりとして、落ち着いてきます。そうすると、あなたは沈黙という広大な世界への突破口に立っています。

リトリートの最中、選択なしの自覚を教えられたばかりの瞑想者たちが面接にやって来て、「何にも起こっていません」と言うことがあります。私たちは人生の中で物事が起こっていることに慣れすぎているために、この何も起こっていないことの価値を知ることができません。しかしそれは極めて価値のあることであり、沈黙の領域への最初の第一歩なのです。何もする必要はありません。ただそれと共にあるだけです。

沈黙へのアプローチに対するもうひとつの考え方は、沈黙は第十三番目の考察を中心とした本物のヴィパッサナーの修行から生まれ出て来るというものです。あなたはどんなものが現れてきても心に迎え入れ、そのすべてが無常であるという事実を見つめます。そのように見る中で手放すことができ、手放した後に沈黙があります。沈黙した心の明晰性のおかげで、無常であることがさらに明確に理解されます。そのようにはっきりと見ることによってさらに手放せるようになり、さらに深く沈黙の中に入っていきます。私が智慧と呼んでいるものと沈黙と呼んでいるものは互いに支え合っています。それぞれが他方を深めてくれるのです。

沈黙への突破口でしばしば恐怖を経験するというのは真実です。恐れているのはエゴです。選択なしの自覚をするための、注意をパノラマ的に開いた意識の中では、エゴは中心舞台を占有することができません。自らの活動と所属の場を失ったエゴは、自分がまったく存在できない沈黙の中にいたらどうなってしまうのだろうと考え始めます。この恐怖は死の恐怖に似ています。なぜならば沈黙に入ることはエゴにとって一時的な死を意味するからです。大いなる沈黙はエゴの永久の死です。だからエゴはそれが怖いのです。

こうした恐怖がやって来ても、それは妨げでも障害でもありません。それは雑音のもう一面にすぎません。その恐怖との出会いは非常に価値あることであり、あなたに必要な技術はただそれと共にあることです。その他の現象と同様にやがて恐怖は消え去っていきます。恐怖が去った後には沈黙が残ります。

私は自分の修行や教えることを通して、沈黙を獲得することは、寂しさに取り組む能力や死を受容する能力となんとなく関わりがあるということに気がつきました。特にエゴはそれらのことと密接に関わっています。私たちは独りになることを恐れ、死ぬことを恐れるために、思考を使って自分を取り巻くものを作り上げます。そしてその思考が沈黙に入っていく妨げとなります。

そのため、死を自覚する修行をある程度してみることが瞑想者にとって役立つ場合がよくあります。死の自覚は、その本来的な価値を抜きにしても、沈黙の領域に入っていくのに役立ちます。死と同様に、私たちは沈黙のことを、未知であるゆえに恐れているからです。実際にはこの沈黙の領域はとても素晴らしい大いなる安堵の領域なのですが、心はそのことを知りません。瞑想者に準備が整ったなと思えるようになったら、ひとりで長期のリトリートをしてみることも役に立つかもしれません。そこで私たちは寂しさと深く出会うかもしれないからです。いったん寂しさと友達になってしまえば、沈黙はさらに近づきやすいものとなります。

このこととの関連で私の個人的なストーリーを話しましょう。私の父は長患いの末に最近亡くなりました。これまでずっと父とは仲が良かったので、悲嘆すべきことがたくさんありました。悲嘆という内的作業がうまくできているなと思えるときもありましたが、そうでないときもありました。私もみんなと同じ人間ですから、否定したり、抑圧したり、逃避したり知識化してしまう人間としての傾向から例外ではありません。

私は父の遺灰を持ってマサチューセッツ州のニューベリーポートに行きました。私はよくそこで自分のリトリートをします。そしてパーカー川の岸辺から父の大好きだった大西洋へと父の灰を流しました。その後でリトリートをする家に行きました。私はそのときまでにずいぶんと自分の悲嘆と共に坐ってはいましたが、あるレベルでは悲しみ始めてさえいなかったということがはっきりわかりました。というのは、その日、私はそれまでに考えられなかったくらい大きな悲しみに出会ったのです。

それまでの私の悲嘆には、自己憐憫の要素と父に対する憐憫の要素とがありました。そこにあった私の自己中心性が、悲しみが充分に花開くことを許さなかったのです。しかしそのとき、何物にも妨げられない悲しみの直接的な経験が起こり、長い時間直接悲しみへと入り込んで、本当に悲しみと親密になりました。最終的に悲しみは終わりました。すると悲しみを超えた途方もない沈黙がありました。

沈黙に出会ったらどうしたらいいのですか、と質問を受けることがよくあります。いろいろな答え方ができると思います。心の底でまだ沈黙が怖くて、ちょっと味わってみてから出て行ってしまいたいときもあります。何かが起こるのを待ち望みながら、期待で胸をいっぱいにして坐っているときもあります。沈黙を何か他のものに続く入り口だと見ているのです。沈黙は条件づけられていない世界への入り口ですが、そこに至るためにこの入り口を使おうと企てると、そのドアは閉じたままになってしまいます。

何か特別なことが起こるのではないかとあまりに期待しすぎると、沈黙は崩壊してしまいます。沈黙に名をつけたり、計量したり、評価したり、以前の他の体験と比較したり、友達に沈黙について何か話そうかと考えあぐねたり、あるいはどうやったら詩になるだろうと考えたりして、沈黙を自我の世界に引きずり込むことで、沈黙を消滅させてしまうこともあります。

その代わりに何をすべきかというと、ただ沈黙に委ねるのです。沈黙がそこにあることを許すのです。そういうと沈黙はただの空虚にちがいないとか、現実の生活からの逃避だとか思われるかもしれませんが、それは言語が沈黙の本質をつかみ損じているだけのことです。沈黙はそれ以上のものです。

そういうわけで、瞑想者が沈黙に遭遇した際になすべきは、まったく何にもしないことなのです。

沈黙の中で呼吸しなさい。沈黙があなたに働きかけるに任せておきなさい。それを経験してみると、私が言わんとしていることに対して「沈黙」という言葉がいかに不適切であるかがよくわかることでしょう。それは実際には命に満ちた、非常に充塡された状態なのです。それ以上生きいきすることはできません。そこにあるエネルギーは微妙で洗練されていますが、極めて強力です。行動しないことの申し訳を言う必要などありません。

沈黙は愛と思いやりにも満ちています。親しく沈黙に抱かれた後では、世界に対してもっと開いた感じで出て来ることができます。さらに知的になって出てきます。これは奇妙に響くかもしれませんが本当のことです。もちろん何かの情報を獲得したわけではありません。私が言っているのはもうひとつの知性、本来的な知性のことです。あなたはより親切に、敏感に、思いやり深くなっています。そんなことは意図的にできるものではありませんが、沈黙の価値をありのままに認めるなら、おのずからそうなっていることに気がつくことでしょう。

行為における沈黙

瞑想する人なら誰でも何らかの沈黙の味わいを知っていることでしょう。おそらく坐禅をしているとき、どうしてか理由はわからないのに、十秒間くらい突然静かに静寂になり、そこから出てきたら新しいエネルギーが注ぎ込まれていてリフレッシュしていたということがあるかもしれません。坐禅から出て来て、ほんのわずかな間ですが、世界がまったく違うように見えたり、あるいは感じられることに気づくことがあるかもしれません。瞑想者はリトリートを終えた後で思いやりが深くなったと報告することがよくあります。自らそんな性質を培おうとはしていなかったのに、ただそういうことが起こったのです。

しかし私が話している沈黙は瞑想用クッションの上だけで起こるものではありませんし、クッションの上に置いておかなければならないものでもありません。実際のところ、沈黙は雑音によってダメージを受けるものではありません。雑音の反対が沈黙なのではありません。沈黙は私たちに本来備わっている性質であり、尽きることのないエネルギーなのです。それは他人の承認や、外の世界で私たちに起こってくることに左右されたりしません。それはときどき私たちに訪れる類いの体験ではありません。それは生の隅々にまで浸透していく本来的な充足です。その沈黙を世間に持ち込み、それに基づいて行動することは可能なのです。

行為における沈黙とは、以前に話した、行為者のない行為です。そこではあなたはただ皿を洗い、ただ床に掃除機をかけます。エゴは現れていません。いつものとおりならば、何をするにつけても私たちはそこに「私」を持ち込み、自分という観点からそれに執着します。しかし沈黙とはエゴのない場所であり、行為における沈黙とは、その行為を「私」だとか「私のもの」にすることなく、世間の中で行為することなのです。その個別的な行為とひとつになっていくプロセスの中で、私たちは少なくとも一時的に自己を忘れ、あるがままの鮮明さを身近に知るようになるでしょう。

いろいろな伝統がさまざまな仕方でこの真実に到着します。中国では「悟りとは何か？」という質問に対するひとつの答えは「飯を食い、茶を飲む」です。現実的には何を食べても何を飲んでもかまいませんが、ただ飲みただ食べるのです。自己に対する思いこみが停止して、あなたは当たり前の世界の中で沈黙の深さを体現しています。どのような行為をしていても同じことを実現することができます。それが禅の言うところの無心、あるいは浄明心です。あなたはその瞬間、過去の条件づけから離れて新鮮になり、生きいきして、無邪気になっています。

幾星霜に渡る質問に対するもうひとつの答えは、「草は緑で空は青」です。もちろん私たちの誰もが知っていることなのですが、心が沈黙の中で洗われる経験から出て来たとき、そのことが真にわかるのです。それは比較を絶した経験です。

修行を始めた頃のある午後のこと、私はケンブリッジの自分のアパートで坐っていたのですが、部屋から通りへ出て街角に停めてあった黄色いタクシーを目にしました。私は友達を待っていて、心で呼吸に触れながらそのタクシーに集中しました。そして真にそれを見たのです。私は黄色を見つめて、なぜそれが黄色のタクシーと呼ばれるかを理解しました。涙がこみ上げてきました。その状態では何を見ても同じことが起こったでしょう。ぺちゃんこに潰れたビールの缶を見てもそうなったでしょう。

心が「私」とか「私のもの」といったすべての強迫観念からすっかり解放されたとき、人生はただそこにあるだけです。そのことを言葉でうまく表現することはできません。それは私たちに巨大な衝撃を与え、私たちはもっとずっと深くそれを経験します。試みたり格闘したりするとそこには到達できません。心を開いてはっきりと見ることによって到達できるのです。

つまり私の言いたいのは、自らの文化を投げ捨てたり、世間との関わり合いを捨て去るということではありません。ただ、物事のバランスをよくとるべきだということです。私は今までのところ、一人であっても他の人と一緒であっても、長期のリトリートをする以外に沈黙に触れる方法を見出していません。私には、心が自分自身についての思いこみを吐き出し尽くして、それ本来の性質に落ち着くためには、すべての責任から解放された期間が必要なのです。

とはいえ私は、リトリートを人生の中で唯一の価値ある瞬間だとも、最も価値ある瞬間だとも思ってはいません。そう考えるならば私の人生は一年のうちでほんの一ヶ月かそこら、あるいはさらに悪ければ特別な洞察を得るわずかな瞬間だけになってしまいます。リトリートを出た私の人生は非常に活動的ですから、クッションの上で学んだことを世間に持ち込むことが私にとっての鍵になっています。ダルマの探求はさらに大きく成長して、私とか人生の物語を超えて、大いなる心へと育っていきます。そこには明晰さが残されています。

私たちはこの状態にあこがれてばかりはいられません。だれもが自由になることを学んでいます。それを実現する唯一の道は、自分がどのようにして奴隷になりさがっているかを見抜くことです。ときに大きな洞察を得ることもありますが、たいていは小さな洞察にすぎません。自分に対する思いこみの瞬間は、その瞬間を見つめ見抜くとき、自由への瞬間になっていきます。

ある意味ではこれらの真実のすべてが、仏教で最も有名な物語のひとつであるボーディダルマ（菩提達磨）と梁の武帝との会見のストーリーの中で説明されています。ボーディダルマは南インド出身の偉大な師で、禅を中国に伝えたと信じられています。ボーディダルマがやってきた頃の中国では、すでに仏教の教義は知られており、それらに関して目を見張るべき研究もなされていました。彼らの関心は主に理論的で学究的なものでした。彼らは翻訳や解説書に関しては優れていましたが、真に解放され自由になった人は誰一人としていませんでした。その一方でボーディダルマは修行の面での偉大なる師匠でした。武帝との出会いの後、彼は九年間一人で坐禅して過ごすことになります。

彼に会いたくてたまらなかった皇帝は、即座に次のような質問を投げかけます。

「私は莫大な額のお金を寺院の建設や、僧や尼僧への援助、サンガ一般の健康のために献じてまいりました。それらすべてのことから私が得ることのできる利益はどれくらいのものでしょうか?」

ボーディダルマは皇帝が「私」とか「私のもの」に対する執着から質問していることを見抜きました。もしも皇帝がそれとは違った精神でそれらのことをしたのであれば、結果も違ったものになったでありましょう。

「何も利益はありません」とボーディダルマは言い放ちます。

皇帝は呆然としてしまいます。彼はこのような思想、というか無思想にはなじみがありませんでした。皇帝は違うアプローチを試みます。

「聖なるダルマに関して何か語っていただけますか?」と皇帝が言います。

皇帝はボーディダルマに仏教の理論を説明してくれるように求めています。中国の学者たちがとめどなく永遠に語ることができるような主題について考えていたのです。

「何も聖なるものはありません。ただ広大なる空間があるだけです」とボーディダルマは答えました。

これが沈黙の住居にいくばくかの時を過ごした人です。

皇帝は激怒しました。彼はどこにも心を落ち着けることができません。個人的に侮辱されたと感じたのです。

「私の目の前に立ってこのようなことを言っているのは一体誰だ」と言います。ボーディダルマは皇帝の目をまっすぐに見つめて「わかりません」と答えます。最終的に私たちがどんな考えも持たなくなったとき、私たちは物事をありのままに見るのです。

出息入息に関する気づきの経　The Ānāpānasati Sutra

私はこのように聞きました。あるとき幸いなる人[1]はサーヴァッティーの東の園、ミガーラの母の精舎に、多くのよく知られた高弟たちと共にすごしていました。サーリプッタ尊師、マハーモッガラーナ尊師、マハーカッサパ尊師、マハーカッチャーヤナ尊師、マハーコッティタ尊師、マハーカッピナ尊師、マハーチュンダ尊師、レーワタ尊師[2]、アーナンダ尊師、そしてその他のよく知られた高弟たちと共におられました。そのとき長老の比丘たちは教え導いていました。十人の比丘たちを教え導く長老の比丘もいれば、二十人の比丘たちを教え導く長老の比丘、三十人、四十人の比丘たちを教え導いている長老の比丘もいました。新参の比丘たちは長老の比丘たちに教え導かれて、以前にもまして崇高で優れたことがらを知るようになっていました。

そのとき幸いなる人は、十五日目のウポーサタ[3]の日、パヴァーラナ[4]の儀式の行なわれる満月の夜、比丘たちの集いに囲まれて野外に坐っていました。静まり返った比丘たちの集いを見渡しながら幸いなる人は比丘たちに語りかけました。

「比丘たちよ、私はこの修行に満足しています。この修行に心の底から満足しています。だからまだ獲得していないものを獲得できるように、まだ達していない境地に達するように、まだ悟っていないことを悟れるようにさらに努力をしなさい。（あなたたちを励ますためにも）私はこのサーヴァッティーで（後一ヶ月の間）雨季の第四番目の月にあたる白水蓮の月を過ごすことにしよう」

田舎にいる比丘たちは「幸いなる人は雨季の第四番目の月にあたる白水蓮の月をサーヴァッティーで過ごされるそうだ」ということを聞いて、幸いなる人に会うためにサーヴァッティーに向けて旅立ちました。

そして長老の比丘たちはいっそう力を入れて新参の比丘たちを教え導きました。十人の比丘たちを教え導く長老の比丘もいれば、二十人の比丘たちを教え導く長老の比丘、三十人、四十人の比丘たちを教え導いている長老の比丘もいました。新参の比丘たちは長老の比丘たちに教え導かれて、以前にも増して崇高で優れたことがらを知るようになりました。

さてそのとき、幸いなる人は十五日目のウポーサタの日、雨季の第四番目の月にあたる白水蓮の月の満月の夜、比丘たちの集いに囲まれて野外に坐っていました。

静まり返った比丘たちの集いを見渡して、幸いなる人は彼らに話しかけました。

＊　＊　＊

比丘たちよ、この衆には無駄口がありません。無駄口をしません。清らかで、心髄に達しています。この比丘たちの集いはそのようになっています。贈り物をするに値し、歓待するに値し、捧げ物をするに値し、尊敬するに値し、世間のために利益を生み出す最上の福田となるような衆があります。この比丘たちの集いは、この衆はそのようになっています。わずかな贈り物をしてもそれが大きくなり、大きな贈り物をするとさらに大きくなるような衆があります。この比丘たちの集いは、この衆はそのようになっています。世間では見ることの得がたい衆があります。この比丘たちの集いは、この衆はそのようになっています。会うために遠い距離を食糧を携えて行くだけの価値のある衆があります。この比丘たちの集いは、この衆はそのようになっています。

この比丘たちの集いの中には煩悩を根絶し、重荷を降ろし、為すべきことを為し終え、生存への束縛を断ち切り、正しく理解することによって解放されたアラハン(5)の境地に達した比丘たちがいます。この比丘たちの集いの中にはそのような比丘たちもいるのです。

この比丘たちの集いの中には五つの下位の束縛を断ち切り、両親を必要とせずに清らかな世界に再生し、そこで完全なる解放を実現する、その世界からもはや後戻りすることのない境地(6)に達した比丘たちがいます。この比丘たちの集いの中にはそのような比丘たちもいるのです。

この比丘たちの集いの中には三つの束縛を断ち切って、貪欲と嫌悪と迷妄とが弱まり、一度だけ帰ってくる人、この人間世界に一度だけ帰ってきて苦しみを終わらせる境地(7)に達した比丘たちがいます。この比丘たちの集いの中にはそのような比丘たちもいるのです。

この比丘たちの集いの中には三つの束縛を断ち切って、聖者の流れに入り、苦悩の生存状態に陥ることなく、必ず自ら悟りを開く方向が定まった境地(8)に達した比丘たちがいます。この比丘たちの集いの中にはそのような比丘たちもいるのです。

この比丘たちの集いの中には気づきの四つの基礎(9)のための修行に努め励んでいる……、四つの正しい努力(10)のための修行に努め励んでいる、四つの成功の基礎(11)のための修行に努め励んでいる、五つの能力(12)のための修行に努め励んでいる、五つの力(13)のための修行に努め励んでいる、目覚め(14)を支える七つの要素のための修行に努め励んでいる、聖なる八つの道(15)の修行に努め励んでいる比丘たちがいます。この比丘たちの集いの中にはそのような比丘たちもいるのです。

この比丘たちの集いの中には慈しみを養う修行に努め励んでいる比丘たちが……、憐れみを養う修行に、共に喜ぶ心を養う修行に、平静さを養う修行(16)に、不浄観の修行(17)に、無常観の修行に努め励んでいる比丘たちがいます。この比丘たちの集いの中にはそのような比丘たちもいるのです。

この比丘たちの集いの中には呼吸に関する気づきの修行に努め励んでいる比丘たちがいます。呼吸に関する気づきを修行し習熟すると大きな結果と大きな利益がもたらされます。呼吸に関する気づきを修行し習熟すると、気づきの四つの基礎が完成されます。気づきの四つの基礎を修行し習熟すると、目覚めを支える七つの要素が完成されます。目覚めを支える七つの要素を修行し習熟すると、明知と解放が完成されます。

出息入息に関する気づき

さてどのように呼吸に関する気づきを修行し習熟したならば、気づきの四つの基礎が完成されるのでしょうか？

瞑想者は森に行き、木陰に行き、あるいは空屋に行って足を組んで坐り、身体を真直ぐに保ち、気づきを対象に向けて定めます。常に気をつけて息を吸い、息を吐きます。

十六の考察

――最初の四考察（身体に関する組）

1. 息を長く吸っているときには、「息を長く吸う」と知り、息を長く吐いているときには、「息を長く吐く」と知る。
2. 息を短く吸っているときには、「息を短く吸う」と知り、息を短く吐いているときには、「息を短く吐く」と知る。
3. 「全身を感じながら息を吸おう。全身を感じながら息を吐こう」と訓練する。[18]
4. 「全身を静めながら息を吸おう。全身を静めながら息を吐こう」と訓練する。

――第二の四考察（感受に関する組）

5. 「喜悦を感じながら息を吸おう。喜悦を感じながら息を吐こう」と訓練する。
6. 「楽を感じながら息を吸おう。楽を感じながら息を吐こう」と訓練する。
7. 「心のプロセスを感じながら息を吸おう。心のプロセスを感じながら息を吐こう」と訓練する。
8. 「心のプロセスを静めながら息を吸おう。心のプロセスを静めながら息を吐こう」と訓練する。

――第三の四考察（心に関する組）

9. 「心を感じながら息を吸おう。心を感じながら息を吐こう」と訓練する。

10. 「心を喜ばせながら息を吸おう。心を喜ばせながら息を吐こう」と訓練する。

11. 「心を安定させながら息を吸おう。心を安定させながら息を吐こう」と訓練する。

12. 「心を解放させながら息を吸おう。心を解放させながら息を吐こう」と訓練する。

――第四の四考察（智慧に関する組）

13. 「無常であることに意識を集中させながら息を吸おう。無常であることに意識を集中させながら息を吐こう」と訓練する。

14. 「色あせてゆくことに意識を集中させながら息を吸おう。色あせてゆくことに意識を集中させながら息を吐こう」と訓練する。

15. 「消滅に意識を集中させながら息を吸おう。消滅に意識を集中させながら息を吐こう」と訓練する。

16. 「手放すことに意識を集中させながら息を吸おう。手放すことに意識を集中させながら息を吐こう」と訓練する。

気づきの四つの基礎⒆

1．さて、どのようなときにも瞑想者は息を長く吸うときには息を長く吸っていることを見極め、あるいは息を長く吐くときには息を長く吐いていることを見極めます。息を短く吸うときには息を短く吸っていると見極め、息を短く吐くときには息を短く吐いていると見極めます。全身を感じながら息を吸おう、全身を感じながら息を吐こうと訓練します。全身を静めながら息を吸おう、全身を静めながら息を吐こうと訓練します。そのようにしているとき、瞑想者は身体において身体そのものに注意しつづけ、熱心に注意を怠らずに気をつけて、世界に関する貪欲と苦悩とを克服します。比丘たちよ、この呼吸は身体における身体現象のひとつであると言えます。ですから身体において身体そのものに注意しつづけているとき、瞑想者は世界に関する貪欲と苦悩とを取り除いているのです。

2．どのようなときにも瞑想者は喜びを感じながら息を吸おう、喜びを感じながら息を吐こうと訓練します。楽を感じながら息を吸おう、楽を感じながら息を吐こうと訓練します。心のプロセスを感じながら息を吸おう、心のプロセスを感じながら息を吐こうと訓練します。心のプロセスを静めながら息を吸おう、心のプロセスを静めながら息を吐こうと訓練します。そのようにしているとき、瞑想者は感受において感受そのものに注意しつづけ、熱心に注意を怠らずに気をつけて、世界に関する貪欲と苦悩とを克服します。比丘たちよ、このように注意深く呼吸に心を向けることは感受における感受現象のひとつであると言えます。ですから感受において感受そのものに注意しつづけているとき、瞑想者は世界に関する貪欲と苦悩とを取り除いているのです。

3. どのようなときにも瞑想者は心を感じながら息を吸おう、心を感じながら息を吐こうと訓練します。心を喜ばせながら息を吸おう、心を喜ばせながら息を吐こうと訓練します。心を安定させながら息を吸おう、心を安定させながら息を吐こうと訓練します。心を解放させながら息を吸おう、心を解放させながら息を吐こうと訓練します。そのようにしているとき、瞑想者は心において心そのものに注意しつづけ、熱心に注意を怠らずに気をつけて、世界に関する貪欲と苦悩とを克服します。比丘たちよ、気づきがなく心が散漫で正しく知ることのない人には呼吸に関する気づきの修行はできません。ですから心において心そのものに注意しつづけているとき、瞑想者は世界に関する貪欲と苦悩とを取り除いているのです。

4. どのようなときにも瞑想者は無常であることに意識を集中させながら息を吸おう、無常であることに意識を集中させながら息を吐こうと訓練します。色あせてゆくことに意識を集中させながら息を吸おう、色あせてゆくことに意識を集中させながら息を吐こうと訓練します。消滅に意識を集中させながら息を吸おう、消滅に意識を集中させながら息を吐こうと訓練します。手放すことに意識を集中させながら息を吸おう、手放すことに意識を集中させながら息を吐こうと訓練します。そのようにしているとき、瞑想者はダルマにおいてダルマそのものに注意しつづけ、熱心に注意を怠らずに気をつけて、世界に関する貪欲と苦悩とを克服します。貪欲と苦悩とを手放すことを智慧によってはっきりと見極める人は深い平静さで見守っています。ですからダルマにおいてダルマそのものに注意しつづけているとき、瞑想者は世界に関する貪欲と苦悩とを取り除いているのです。

このようにして呼吸に関する気づきを修行し習熟するとき、気づきの四つの基礎が完成されるのです。

目覚めを支える七つの要素[20]

どのようにして気づきの四つの基礎が修行され習熟されたならば、目覚めを支える七つの要素が完成されるのでしょうか？

1．どのようなときにも瞑想者は、身体において身体そのものに注意を向け続けながら過ごし、熱心に注意を怠らず気をつけて、世界に関する貪欲と苦悩を取り除きます。そのとき瞑想者の気づきは確立されてぼんやりとしてしまうことがありません。気づきが確立されぼんやりとしてしまうことがないとき、目覚めを支える要素としての気づき[21]が働き始めます。瞑想者は気づきという目覚めを支える要素を修行し、それは修行の完成へと到達します。

2．そのように気をつけながら瞑想者は現象を智慧によって吟味し、分析し、その特性を把握するに至ります。瞑想者が気をつけながらその現象を智慧によって吟味し、分析し、その特性を把握することに至ったとき、現象の探求[22]という目覚めを支える要素が働き始めます。瞑想者は現象の探求という目覚めを支える要素を修行し、それは修行の完成へと到達します。

3．現象を智慧によって吟味し、分析してその特性を把握することに至る瞑想者の中には、ひるむことのない努力精進が働き始めています。現象を智慧によって吟味し、分析してその特性を把握することに至る瞑想者の中にひるむことのない努力精進が働き始めたとき、努力精進[23]という目覚めを支える要素が働き始めます。瞑想者は努力精進という目覚めを支える要素を修行し、それは修行の完成へと到達します。

4．努力精進が働き始めた瞑想者には肉体的ではない喜悦が生まれます。努力精進が働き始めた瞑想者に肉体的ではない喜悦が生まれたとき、喜悦[24]という目覚めを支える要素が働き始めます。瞑想者は喜悦という目覚めを支える要素を修行し、それは修行の完成へと到達します。

5．喜悦に包まれた瞑想者は身体も静まり心も静まります。喜悦に包まれた瞑想者の身体も心も静まったとき、安静[25]という目覚めを支える要素が働き始めます。瞑想者は安静という目覚めを支える要素を修行し、それは修行の完成へと到達します。

6．身体が安らかに静まった瞑想者の心は集中します。身体が安らかに静まった瞑想者の心が集中したとき、集中[26]という目覚めを支える要素が働き始めます。瞑想者は集中という目覚めを支える要素を修行し、それは修行の完成へと到達します。

7．瞑想者はそのように集中した心を平静に見守ります。瞑想者がそのように集中した心を平静に見守るとき、平静[27]という目覚めを支える要素が働き始めます。瞑想者は平静という目覚めを支える要素を修行し、それは修行の完成へと到達します。

(同様に感受、心、ダルマについても目覚めを支える七つの要素が完成されます)

このようにして気づきの四つの基礎が修行され習熟されるとき、目覚めを支える七つの要素が完成されます。

明知と解放

どのようにして目覚めを支える七つの要素が修行され習熟されたならば、明知と解放が完成するのでしょうか?

この実践において瞑想者がひとりになることを拠り所とし、情熱から離れることを拠り所とし、消滅を拠り所とし、手放す方向に向かうような気づき(28)という目覚めを支える要素を修行します。瞑想者がひとりにまることを拠り所とし、情熱から離れることを拠り所とし、消滅を拠り所とし、手放す方向に向かうような現象の探求という……、努力精進という……、喜びという……、安静という……、集中という……、平静という目覚めを支える要素を修行します。

このようにして目覚めを支える七つの要素が修行され習熟されたとき、明知と解放が完成されます。

＊　＊　＊

幸いなる人はこのように語りました。心から嬉しく思った比丘たちは幸いなる人の話したことを大いに喜びました。

――註

1. Bhagavā：言語の意味は幸福のある人。漢訳では世尊と訳す慣わしになっている。先生、グルといった意味にもなる。（訳者注）

2. Bhikkhu：言語の意味は食べ物を乞う人。インドでは精神的な修行者は生産活動にたずさわらず、乞食をしながら修行に励む慣わしがあった。そこで出家修行者のことをビクと呼ぶようになった。（訳者注）

3. Uposatha：満月と新月の日に同じ地域で生活している比丘たちが集って、ひとりがパーティモッカと呼ばれる生活規律を暗唱し、みながそれを聞きながら反省をする儀式。（訳者注）

4. Pavārana：雨季の三ヶ月間の修行の後で、お互いに気づいた点を指摘してもらえる様にサンガ（比丘の集い）に「見たり、聞いたり、思ったりしたことがあれば言ってください」と要請をする儀式。（訳者注）

5. Arahan：テーラワーダの伝統では最高の悟りを獲得した人をアラハン（漢訳では阿羅漢）と呼ぶ。彼らはあらゆる苦悩の原因を根こそぎにしている。彼らはもはや生まれることと死ぬことを繰り返す輪廻の輪に陥ることはない。彼らはもはや怠惰に陥ることはなく、生き物たちを生存の輪に縛り付けておく十種類の束縛を断ち切っている。

その十種の束縛とは、⑴自己同一性に囚われた見解、⑵修行の道に関する疑惑、⑶儀礼や習慣に対する迷信的な囚われ、⑷貪欲、⑸嫌悪、⑹微細身を持った世界への執着、⑺非物質的な世界への執着、⑻自惚れ、⑼落ち着きのなさ、⑽無知、である。言換えるならば、アラハンとは完全なる目覚めを実現した人である。

6. このレベルの悟りは不還（Anāgāmi：帰ってこない人）と呼ばれる。これらの瞑想者の心には貪欲も嫌悪も生じない。彼らは下位の五つの束縛を根こそぎにしているけれども、残りの束縛によって世界のなかに生きるという条件付けに閉じ込められている。

7. このレベルの悟りは一来（Sakadāgāmi：一度だけ帰ってくる人）と呼ばれる。これらの瞑想者は最初の三つの束縛を解いて、渇愛、嫌悪、迷妄を弱めている。

8. 最後に預流（Sotāpanna：聖者の流れに入った人）と呼ばれるレベルである。これらの瞑想者は三つの束縛を解いている。彼らは目覚めの流れに入っており、その流れは多くても七回の生涯を経るうちに解放の海へと流れこむのである。

9. Satipaṭṭhāna：気づきの確立。これは身体、感受、心の形成作用、そしてダルマに焦点を当てる。それらはアーナーパーナサティによる修行の中核を為す四つの四つ組に対応している。

10. Sammappaddhāna：正しい努力。四つの正しい努力とは、(1)よくない心の状態が生じて来ないように、(2)もしも生じてしまったならばそれらを終わらせることができるように、(3)よい心の状態が生じてくるように、(4)すでに生じたよい心の状態を維持し伸ばし完成させるように、意欲と熱意を生じさせることである。よい心の状態は自分自身や他人に利益を与える。よくない心の状態は利益を与えず、苦しみを生じさせる。

11. Iddhipāda：成功の基礎（Iddhi は能力、完成、超能力を意味することもある。pada は基礎。・・訳者注）。四つの成功の基礎は、瞑想者の修行が成功する様に相応しいバランスをとるべき四つの性質のことである。それらは、(1)修行をするための意欲、(2)修行を継続する努力、(3)修行に心をこめること、(4)修行の中で見分けること、修行の結果に注意して適切な調整をすることの四つである。

12. Indriya：五つの能力とは、信仰、精進、気づき、集中力、そして智慧。

13. Bala：五つの力は五つの能力と相似しているが、それぞれの性質に対抗するもの、つまり自信のなさ、怠惰、不注意、気が散漫になること、迷妄を乗り越える力を与えてくれる。

14. Bojjhanga：目覚めを支える七つの要素とは、気づき、現象の探求、努力精進、喜び、安静、集中、平静。

15. Ariya-Atthangika-Magga：聖なる八つの道とは正しい修行の八要素のことをいう。正しい理解、正しい意欲、正しい言葉、正しい行動、正しい生業、正しい努力、正しい気づき、正しい集中力。脚注の9から15までをまとめて悟りへの翼と呼び、ブッダの教えの中核を為している。

16. Mettā, Karuṇa,Muditā, Upekkha：慈しみ、憐れみ、共に喜ぶ心、平静さという四つの考察は互いに関わりあっている。これらはまとめて清らかな過ごし方（Brahma-vihāra）、あるいは無限の心（Appamāna）と呼ばれる。これらの瞑想状態にあるときには心に限界・境界がないからである。

17. 不浄観、身体の各部分を観想することは過剰な性欲や身体を自己として執着することへの対抗策として用いられる。この修行では心の目によって身体の内部を、爪、皮、肉、内臓器官、血液、粘液、膿、小便などというように凝視する。この修行は身体のイメージと同一化してしまったり、そのイメージを賛美しロマンチックに考えてしまう心の傾向性に対する強烈な解毒剤として作用する。

18. 訓練するという語句が最初に登場し、残りの考察すべてに続いて行くことに注意してください。訓練するということは、ある種の意志や意図を含んでいます。瞑想者は、それぞれの段階で現れてくるテーマを取り上げてそれに対して分断されない様に注意を払いながら、幾分かはプロセスに方向を預けます。もしも心がさ迷ったら、瞑想者は心をその考察に連れ戻し、相応しい教訓を学べるようにします。

19. 私がアーナーパーナサティ・スートラを教えるときには、十六考察の原文の中に経典全体を要約して含めてしまう手法で、考察のみを含めるところにまで至りました。実践的な見地から見ると、解放のプロセスを開始するために必要なすべてのものがこの考察の中に含まれています。ここから経典は気づきの四つの基礎、そして目覚めを支える七つの要素について議論してゆきます。それらについて解説するためにはもう一冊本を書かなければならないでしょう。すでにそうしたよい本が存在しており、文献目録の中に挙げられています。しかし本質的には少し違った角度から、そして幾分異なった言葉遣いで、この問題についてはすでに述べてきました。経典の残りの部分の中で一番大切な点は、ブッダは気づきの四つの基礎も、目覚めの七つの要素もアーナーパーナサティの実践から発展してくるものであると言っていることです。これは事実上これまで私たちが詳細に見てきた十六考察を支持するものです。

基本的には気づきの四つの基礎は本書の最初の四章で議論した四つ組のことです。この考察を進めるにつれて四つの確立が進んで行くでしょう。ブッダはそのことを経典のこのセクションで言おうとしているのです。

20．目覚めを支える七つの要素は気づきの四つの基礎のどれを用いても開発することができます。身体について考察している間に七つのすべてをすることができ、それから感受を考察している間に……、というふうに進められます。ここで採用されているアプローチはそれほど体系的なものではありませんが、経典に出て来る十六考察を進めるうちに七つすべての要素が開発されます。七つの要素のいくつか、喜びと清澄さについては、考察の中で大変個別的に語られています。いずれせよ、この七つの要素は本書の最初の4章で検討したプロセスについて語るためのもう一つの大変に巧みな方法です。

21．もちろん気づきは本書の第一主題のひとつであり、そこで極めて詳細に取り扱いました。呼吸だけに意識を集中したとき、あるいは十六の考察のいずれかに意識を集中したときに気づきが開発されています。

22．アーナーパーナサティのプロセス全体にわたって、次第に原因と結果との関係に敏感になってゆきます。はじめのうちは、呼吸がどれほど強く心身を条件づけているかが見えてくるかもしれません。第四番目の四つ組みの中では、渇愛、執着と苦しみの間の連結をはっきりと見て取ります。ブッダが現象の探求というときには、そのように見つめることをさしています。

私たちが自らの経験のある側面を詳しく調べるときには、この現象の探求というものの特質に関わっているのであり、それを強化しています。成熟したヴィパッサナー瞑想者は現象の探求を好みます。個人的な経験のどんな側面をも、深い関心を持って見つめることが自然で喜びをもたらすものになります。瞑想が洞察の瞑想になるためには、この現象の探求を含まなくてはなりません。何故ならば、洞察をもたらすのは自らの経験を注意深く吟味することだからです。それについて考えることと混同してはなりません。

23．もちろん呼吸に心を向ける最初の瞬間から努力精進することが必要です。しかし気づきと分析力が勢いを増すにつれて、それらは極めて自然に修行するエネルギーを発生させます。この努力精進は固くこわばってはおらず、緊張もしていません。滑らかで安定しています。短距離走よりもマラソンで使う類の努力に似ているかもしれません。

24．努力精進する中から喜悦が生まれてきます。喜悦は修行に満足と軽やかさをもたらし、どんな状況をも関心を持って受けとめる開かれた心を育ててくれます。喜悦が強くなると、エネルギー体系全体に影響をもたらします。喜悦は心から生まれ、全存在を歓喜で満たしながら身体に莫大なインパクトをもたらします。

25．安静は喜悦が第四番目の要素として一種の静寂へと精錬されていくにつれて生じてきます。古の人たちは喜悦を喉が乾いた人が砂漠で水を見つけたときに体験するもの、安静をその人が水を飲んだ後で体験するものであると説明しています。安静はその人が水を飲んだ後で体験する満足感です。安静は静かですが鈍くはありません。命の力に満ちています。

26．集中は安静から生まれ育ってきます。もちろん修行全般を通して集中力を養っているのですが、ある程度の静けさが獲得されたときに力を増してきます。

27．最後に、アーナーパーナサティのプロセスが本当に成熟したとき、すべてのものごとをはっきりと、リラックスした心で、つまり目の前にやって来たものすべてに揺ぎ無い注意を払いながら見ることの出きる心で、考察することができます。これが平静さであり、目覚めを支える最後の要素です。

28．最初の息に気づいた瞬間から目覚めを支える要素は開発されています。しかし、色あせること、消滅すること、手放すことという十四番から十六番目の考察の中でそのプロセスが成熟して、これらの諸要素が目覚める心の純粋な構成要因となります。

これら最後の三考察の段階になると、実際に心の毒である貪欲、嫌悪、そして迷妄に近づき、それらがより深く見つめられることによって焼き尽くされるのを観察することができます。自らの毒を浄化している心それ自体が気づきの対象となり、すべての目覚めを支える要素が完成されます。ブッダはこのように七つの要素が洗練されてゆくことを修行の最後の段階だと見なしました。したがって経典の十六考察の成就について話が及ぶときには、四つの基礎と七つの要素についても言及しているのです。

訳者あとがき

袖触れ合うも他生の縁というが、本書を翻訳しないかという話が舞い込んできたときには深く懐かしい縁を感ぜずにはいられなかった。一九九七年、私はマサチューセッツ州バリー仏教研究所（BCBS）の客員研究僧として経典の解説を中心にこれからの瞑想指導の方向性を模索していた。ラリー・ローゼンバーグに出会ったのは、BCBSに隣接したインサイト・メディテーション・ソサエティ（IMS）で彼のリトリートに参加したときであった。今から思うと僧侶として伝統的な路線を歩みつづけるか、あるいは仏教という枠を出てもっと広い視野の中でヴィパッサナー瞑想の実践と指導を続けるか悩んでいた私へ、BCBS所長のアンディが特別にアレンジしてくれた贈り物だったのだと思う。

ラリーは私の顔を見るなり、「ウィマラ、君のファイルはぜんぶ手許にあるよ」と言って迎えてくれた。私がアマラワティであまりにも革新的な経典解釈のセミナーをしたりして波紋を巻き起こしたことがもう伝わっていたのだった。アマラワティはイギリスにあるテーラワーダ仏教の僧院で、タイ森林派の高僧アーチャン・チャーのもとで薫陶を受けたアメリカ人のスメーダ長老を中心に、西洋的な男女平等などの考え方を採り入れつつも伝統的な出家仏教のスタイルを根付かせた貴重な瞑想センターだ。「だけどちょっとカンフルが効きすぎたみたい。彼らには少し早すぎたみたいだよ」。そう言われて私は少しホッとすると同時に、彼らの世界で情報が伝わる速さに驚いた。その後ラリーは、私が僧籍を離れて一般人としてより広く自由な文脈の中で瞑想を実践する道を歩み始めるためのよき指針となってくれた。最初の出会いの最後に私が「新しい道を模索するための先生になって欲しい」と頼むと、ラリーは「先生ではなく同じ道を歩く同僚だと思ってくれよ」と笑っていたのが今も心に焼き付いている。

ＩＭＳは北米におけるヴィパッサナー瞑想の草分けで、二〇年ほど前にジョゼフ・ゴールドスタインとジャック・コーンフィールドの二人を中心に創立された。北米、イギリス、ハワイなどから指導者を招いて行なわれる一〇日間の瞑想リトリートには毎回一〇〇人ほどが集まる。夏には若者たちの瞑想キャンプや親子連れのファミリー瞑想キャンプが企画され、冬季には三ヶ月間の長期リトリートも行なわれている。センターを運営するスタッフは一年契約で世界各地からボランティアのようなかたちで集まり、コミュニティ生活をしながら瞑想を日常に根付かせようと励んでいる。彼らの中には、教員、セラピスト、占い師、ソーシャルワーカー、ボディワーカーといった背景からヴィパッサナー瞑想に関心を抱くようになった人たちも多い。また、伝統志向のジョゼフに対して、瞑想と心理療法との融合の重要性を重んじるジャックは、近年西海岸の北サンフランシスコに「スピリット・ロック」という瞑想センターを創立してそこを中心に活動している。

ＢＣＢＳはそうしたＩＭＳの積み重ねの上で、実践を支える専門的、学問的な研究の裏付けの重要性を鑑みて生まれてきた仏教研究所だ。そこではヴィパッサナーの伝統を伝えるテーラワーダ仏教

（日本では小乗仏教と呼ばれる）だけではなく、禅宗を中心とした大乗仏教、チベット仏教からも研究者や指導者を招いて多くのワークショップが行なわれている。平和活動の一環として戦地に赴いて葛藤解決を指導しているポーラ・グリーン、臨床心理士として瞑想研究に取り組み、ケン・ウィルバーと共に『意識の変容』を著したジャック・エングラー、日本から派遣されて禅宗の布教にあたっている藤田一照、新進のチベット仏教学者のジョン・マクランズキー、ゾクチェン・ファウンデーションのラマ・スリヤダス、シアトルのホスピスのディレクターをしながらヴィパッサナー瞑想と死を看取ることのつながりを説くロンドニー・スミスなどなど。

そうして還俗した私が次に世話になったのが、本書に序文を寄せているジョン・カバット－ジンであった。彼はマサチューセッツ大学の医学部で気づきの瞑想をもとにしたストレス・リダクション・プログラムを創始して以来二〇年間教えていて、いまではこのプログラムも医療保険の対象となるまでに認められてきている。彼の著作は『生命力がよみがえる瞑想健康法』（実務教育出版）というタイトルで日本語でも紹介されている。私はそのインターンシップに特待生として招待される機縁を得て、分野を問わず多くの人々がこのプログラムを通してそれぞれにヴィパッサナー瞑想のエッセンスである自覚に触れていくのを目の当たりにした。もちろんヴィパッサナーとか、仏教とか、ヨーガとかいうラベルに縛られることなく。

私はそんな自らの体験を通して、いま仏教がアメリカ文化という新たな受け皿の中で新しく生まれ変わっていることを実感する。そういう意味で本書は、現代北米文化という文脈の中で生きるラリー・ローゼンバーグという個性を通して表現された、新たな仏教理解の一例である。ニューヨークのブルックリンにロシア系ユダヤ人として生まれ育ちナチュラル・ハイに関心を持ったインテリ青年が仏教に出会い、さまざまな旅をして、多くのマスターに出会い、やがてはアカデミズムを出てヴィパッサナー瞑想の指導者になった。彼は家族のことも、パートナーシップのことも、親子のことも、日常生活で出会うすべてのことに瞑想の気づきをもって向かい合い、そこから持ち帰った智慧を私たちと分かち合ってくれる。

そういえば約二千年前に大乗仏教の台頭をリードしたのはバラモン出身の仏教僧たちであった。当時のインドのサイエンスはヴェーダやウパニシャッドにまとめられ、梵我一如という思想形態を取り、さまざまなヨーガという実践の形を生み出してゆく。それらを学びながら成長した青年たちの一部がカースト制度もアートマン思想も否定する仏教に身を投じ、空の哲学や唯識という深層心理学を構築し、それらを拠り所に新たな歴史的・文化的状況に即応した仏教を作り出していった。現代アメリカ文化の中で生まれ育っている新しい仏教のリーダーたちも、ある意味では似たような状況で仏教をクリエイティブに生きているのだ。

一方いま生まれつつある北米仏教がこれまでのアジア仏教と相違する点としては、コンピュータや遺伝子工学に代表される高度な科学技術、それをもとにした物質的な豊富さと多様性、その豊かさを経て明確になってきた精神性・宗教性への渇望が、権威やドグマなしに個人的な日常生活で応用可能なスピリチュアリティとして求められてきていること、宇宙のなかに浮かぶ地球全体を見渡すエコロジカルな環境という新たな視点が加わり、民族内部あるいは民族間に生じている葛藤解決や社会平和の問題にも積極的に関わり、男女の問題を含めた多文化状況に対する心理学的社会学的な洞察に基いたさまざまな差別への対応の配慮などが挙げられるかもしれない。

　具体的にラリーの個人的遍歴にも看て取れるように、実際にインドやチベット、日本、中国や韓国などを旅して当地の仏教にじかに触れる機会を誰でもが得られる時代性。その上で自らが生まれ育った宗教的なバックグランドも含めて、仏教以外の宗教も視野に入れながら、男でも女でも誰でもがそれぞれに等しく学び実践できる仏教を具体的に考えることができる思想や信仰の自由。さまざまな時代や社会の差別や抑圧から勝ち取った自由を実際の教育のなかに生かしてよき未来を築こうとする社会意識。宇宙時代の仏教は、仏教内部のテーラワーダ仏教、大乗仏教、チベット仏教という派閥的なものを含めて、いろいろなものにフレンドリーであることを一つのエチケットにしているような感じといえば伝わるだろうか。そういえば私が最初にトロントで教えることになったカナダ人グループは「教える内容はいいものだけれど、教え方として先生である前に人間としての友人になって欲しい」というフィードバックをくれた。それは無意識的にある地域での伝統的ないい坊さんをコピーしていた私に北米仏教がくれた最初のプレゼントであり、そのおかげで僧衣を脱いで新しい道を歩いている今の私もあるのだと思う。

　さて、本書でラリーが解説している「呼吸に関する気づきの経典」を伝えるテーラワーダ仏教とそこに伝えられるヴィパッサナーという瞑想法に関してその背景を簡単に紹介しよう。テーラ（長老）ワーダ（主張、主義）仏教は日本では小乗仏教と呼ばれて来た（大乗仏教を支える仮想敵のような）ものに相当するもので、スリランカ、ミャンマー（ビルマ）、タイ、カンボジアなどに伝えられて来た仏教の原初的形態である。ブッダが亡くなってから百年から二百年経った頃に最初に起こった分裂運動のなかで、後の大乗仏教の運動につながる積極的な革新派に対して、ブッダの教えを形の上からもまったく変えずにそのまま守っていこうとした保守的長老派の流れを汲むものだ。何回かの編集過程を経て紀元一世紀頃にスリランカで成文化された経典群には、ブッダの言葉と教えが最も原型に近い形で保存されている。ブッダの教えに関する多様な解釈はすでにブッダの在世当時からあったと思われるが、スリランカに伝えられていたさまざまな解釈の伝統をインドから来たブッダゴーサが紀元五世紀頃にまとめて標準化した。そのなかでも「清浄道論」(Visuddhi-magga) は実践に関する解説の根幹を成すものであり、現在まで伝えられているヴィパッサナーを始めとするテーラワーダ仏教における多くの修行実践は、この「清浄道論」の記述をよりどころとしている。

ヴィパッサナーはテーラワーダ仏教の経典言語であるパーリ語で、ヴィ(分析的に、直観的に、明確に)という意味の接頭辞とパッサナー(見る)という意味の語幹とから成る。英語では in(内を)-sight(見ること)、日本語では気づき、洞察、アウェアネスなどと訳されている。「スッタニパータ」(Sutta-nipāta) などの最も古い経典群では Vipassanā という言葉はそれほど見あたらない。vipassati(見る、洞察する) という動詞の形で二、三回登場している。ヴィパッサナーに相応するものとして使われていると思われるのが最初の説法「初転法輪経」(Dhammacakkapavattana-sutta) において語られた Yathā-bhūta-ñāṇa-dassana (ありのままに見る智慧:如実智見) という言葉だ。すなわちヴィパッサナーはありのままを見る智慧の同義語なのだ。そしてこの初転法輪経の一週間後には、私たちが自分だと思い込んでいる自我や自己の複雑性、虚構性に関する「無我相経」(Anattalakkhana-sutta) が説かれ最初の五人の悟った弟子が誕生し、瞑想を実践するコミュニティの原型が形作られる。実はこのときまでに如実智見《ヴィパッサナー》で洞察すべき本質が人間存在の無常、苦、無我の三側面であるということ、それが中道や縁起の実践的思想と同一のものであることは簡潔に語られているのだが、後の仏教の実に多様な分裂を見ると、一つの教えが異なった状況の中でさまざまに開花していく現実を目の当たりにして、感慨深い。

それが中・後期の経典になるとSamatha-vipassanā（止観）という組み合せで使われることが多くなる。そこでは瞑想を支える二つの要素が、心を集中して安定させるサマタと、ものごとの本質を洞察するヴィパッサナーという組み合せで、修行の方法論のような形で語られている。ヴィパッサナーで洞察すべき本質とは何であるのか、それがサマタとどのように支え合い、どのように違うのかについての詳細に関して具体的に記述されたものは、さらにブッダゴーサの清浄道論にまとめられた解釈を待たねばならない。

ところでブッダが実際にものごとをありのままに見るためにどのような実践的指導をしていたのかに関しては、「気づきの確立に関する教え（Satipaṭṭhāna-Sutta）」（中部阿含）にまとめられている。サティ（Sati）とはsarati（思い出す）という動詞の名詞形で、今ここで自分の内外に起こっていることをありのままに気づいている心の作用のことをいう。そこでは身体、感受、心、心身のプロセスとその背後にある法則性という四つの対象領域において、あらゆる対象を自分の内部、他人という外部、自他の間にある場という三つのモードで見つめてゆくことが説かれている。このサティに導かれて、自らのありのままに気づき、受容し、変容と解放をもたらす智慧が働きだす。その智慧をヴィパッサナーというのであって、この経典がヴィパッサナーの独立宣言のような意味合いを持つことはラリーが本書で述べている通りである。この「気づきの確立に関する教え」のなかで身体的現象として説明されている呼吸をとりだして、さらに呼吸の身体的、感受的、心理的、心身相関プロセスとしての四側面から一六の考察としてより洗練した形で洞察の内容を説いているのが本書のライトモチーフになっている「呼吸に関する気づきの教え」だ。

ここでなぜ呼吸という身体現象をさらに感受や心理的側面、さらには心身相関のダイナミクスとして見直すのかを考えると、ヴィパッサナー瞑想のもつ可能性について見えてくるものがある。それは物と心、身体と精神、観察するものと観察されるものとを簡単に二分してしまってきた近代科学に対してパラダイム・シフトを迫る、相対性理論や量子力学、あるいは精神分析による深層意識の研究にも通じるものだ。

たとえば私たちは五感で感じられるものを超えて何処まで対象に直接触れることができるのか？何かを認識する際、イメージや言葉、概念によって現実を把握できたように思いこむが、そこで認識からもれてしまっている意識に昇らなかったより本質的現実があり、実はその本質的現実が私たちの生命現象をより深いところから支えてくれているものであること。私たちの観察しようという意識がすでに観察される対象に影響し対象を規定してしまうという、ありのままを知ることに関するジレンマ。自分というものは他者との関係性のなかに浮上してくるパターン認識の固着の束に過ぎないかもしれない、という仮想性と虚構性。そのパターン認識には群れとして存在する人間の集合的側面が言語や文化を介してかかわっていること。その人間の群れも地球上の環境の中で現れては消えてゆく泡の一つに過ぎず、そこには宇宙の好奇心の笑顔が映っているだけかもしれないという夢。ヴィパッサナー瞑想はそんなことのすべてを視野に入れながら、自分自身を知り、受容し、解放され、本当の自由と平和を見出してゆくための指針となり、道具となるものではないかと思う。

ヴィパッサナーというありのままを見る智慧の伝統は、物理学や心理学、社会学や生物学、エコロジー、宗教、スピリチュアリティ、医学と心理療法、個人の生き方とコミュニティのあり方などが統合された新しいライフスタイルを模索するための水先案内として、自覚的な意識のあり方を教えてくれるだろう。そしてそれは、アビダルマという仏教心理学がコンピュータを駆使した高速度観測に基づく認知心理学によって新たに認知され生まれ変わってくる頃には、さらに明らかな現実となっていることだろう。

本書の翻訳にあたっては春秋社編集部の鹿子木大士郎さんのお力をお借りしています。私にとって本格的な翻訳は本書が初めてであったので、この機会に学んだことをもとにさらによい翻訳や紹介ができるようにも努力したいと思っています。それから国内外で瞑想会に参加してくださった方々、私の人生の中でさまざまな出会いを通して学びの機会を下さった方々、いろいろな国での多くの出会いがこの本を翻訳するウィマラを支えてくれていたことを感謝いたします。

そして僧侶を辞めてもいまだに止まぬ私の漂泊を暖かく支えてくれる両親、親族、友人たちよ、本当にありがとう。

最後に、あらためてありがとう、ラリー・ローゼンバーグ。友として、先輩として、師として、あなたがいてくれたおかげで私はふたたびブッダの法を味わいなおすことができました。

呼吸をとおして宇宙の命とむすばれているわたし
そのつながりのぬくもりが慈愛として花開くように
透き通った智慧が私たちの心に輝きますように
一息ひといきその道をともに歩めますように

井上ウィマラ

用語解説

(指示のない限りすべての術語はパーリ語である)

アーナーパーナサティ(Ānāpāna-sati) 出息入息に関する気づき。仏陀の説いた瞑想システム。安静と洞察を養うために呼吸への留意が用いられる。出息入息に関する気づきの修行は、心と身体のプロセスをくまなく探求し解放へと導く16の考察にしたがって自然に進展していく。

アナッター(Anattā) 無我。すべてのものは例外なく自己ではないという教え。それらは「自己」として認めるに相応しい本質や実態に欠けているということ。この教えはものごとの存在を否定するものではない。ものごとが相対的そして便宜的な意味を除いてはどんなかたちでも所有されたりコントロールされたりすることがないこと、あるいは所有したりコントロールしたりできないことをいう。無我はすべての条件づけられたものに共通な3側面の3番目のものであり、無常と苦とに依存している。

アニッチャ(Anicca) 無常、不安定性、不堅固性、流れ、不定性。条件づけされたものは絶え間ない変容の中にある。常に生起しては、現れて、終わる。一緒になったものすべては離れていく。無常は条件づけられたものに共通な3側面の最初のものである。

アラハン(Arahant) 完全に目覚めた存在。どんなものに対しても「私に」とか「私のもの」と執着することから完全に自由になっている生きている存在。すべての煩悩を根絶し、もはや心理的な苦しみを経験することはない。アラハンは目覚めの最終的な第4段階を獲得している。

ヴィタッカ(Vitakka) 集中力のひとつの側面で、心が対象に狙いを定めて自らを確立させてゆく働きを構成している。

ヴィチャーラ(Vicāra) 集中力のひとつの側面で、心が対象に接触して興味を保つための能力を構成している。

ヴィパッサナー(Vipassanā) 洞察、明らかに見ること。心理的身体的な対象を直接観察して、それらが無常であり、満足できないものであり、独立した本質あるいは自己を本来的に欠いているという側面を直感する智慧。

ヴィラーガ(Virāga) 色あせること、消えてゆくこと。執着が崩壊し、解消し、消え去ってゆくこと。第14番目の考察の主題。

ヴェーダナー(Vedanā) 感受。感覚経験に対する心理的な反応。感受には、快、不快、中性という3つの様式がある。心理的要素としてのヴェーダナ

ーをずっと複雑で思考を含んでいる感情と混同してはならない。

エーカッガタ（Ekaggata）　一境性。心が一点に集中した状態。心のエネルギーの流れがひとつの対象にまとめられ集中された状態。

ガーター（Gāthā）　ダルマに関する短い詩偈。日常生活をしている時に静かに唱えて現在の瞬間に心を向ける助けとするもの。

キレーサ（Kilesa）　心を苦悶させるもの、煩悩。渇愛、嫌悪そして迷妄がさまざまな形を取ったもの。貪欲、怒り、傲慢、妬み、物惜しみ、不正直、暴力性、プライド、自惚れ、混乱などを含む。

サティ（Sati）　気づき。

サティパッターナ・スートラ（Satipaṭṭhāna Sutra）　4つの気づきの確立に関するブッダの説教。身体、感受、心、そしてこれらの構成する現象の本性という4つの主題に関する深い探求を取り扱っている。アーナーパーナサティ・スートラは同じ目的を達成する手助けとするために、呼吸への留意を用いる。

サティパンニャー（Satipaññā）　見極めること、常識、洞察、智慧によって支えられた気づき。

サマタ（Samatha）　集中力による心の安静。サマタの修行は心の静けさをもたらすが、洞察や智慧には導かない。

サマーディ（Samādhi）　三昧、集中、落ち着いた状態、心理的な静けさ、安定性。一緒になること、焦点を合わせること、心理的な流れが統合されること。正しいサマーディは純粋さ、明晰さ、安定性、強さ、柔軟性という特質を持っている。サマーディは一境性（エーカッガタ）や禅定（ジャーナ）の中で完成される。最上のサマーディは涅槃を対象として心が一点に集中している状態。

サンガ（Sangha）　徹底的に、直接的に、洞察深く、そして正しく修行するブッダの弟子（教えに従うもの）の共同体、集い。サンガは在家の女性、在家の男性、尼僧、そして僧侶を含む。サンガという言葉は狭い意味では僧侶のコミュニティ、あるいは目覚めを体験的に味わったすべての人たちだけに捧げられるものとして使われることがある。

シーラ（Sīla）　道徳、戒。ダルマに一致するような言葉と身体による行為。シーラの本質は自分も他人も傷つけないこと。在家の人はその様な倫理的行為をするための導きとして五つの戒めを使う。彼らは、1）命を取ること、2）盗むこと、3）性的な誤った行ない、4）嘘をつくこと、5）心

を曇らせる麻薬や酔わせるものから離れるようにする。

ジャーナ（Jhāna） 禅定。ひとつの対象（例えばある一つの感覚とか心の概念）にしっかりと就いてそれを観察できる心の特性。そのように安定した集中力から生まれてくる心の統一は平和と幸福をもたらすと同時に、対象へ完全に没頭するようになる。そのような没入には８つのレベルがあり、それぞれは次第に洗練の度が増していく。

スカ（Sukha） 楽、幸せ、至福。字義的にはこらえやすいもの。スカはアーナーパーナサティ・スートラの第６番目の考察における主題となっている。

スートラ（Sūtra パーリ語ではスッタ Sutta） 説教。この言葉はテーラワーダ仏教においてブッダとその高弟たちに帰される訓話のことを指す。

スンニャター（Suññatā） 空。すべてのものは例外なく「自己」から空であり「自己に属するもの」からも空である。スンニャターはすべてのものごとに本来的な性質である。空は貪欲、怒り、そして幻惑から自由になった心のことを指すこともある。涅槃は最高の空である。

ダルマ（Dharma）（パーリ語ではダンマ Dhamma）法。真実、自然法、任務、命令、「それ自体のもののあり方」。ダルマはその様なものごとを教えるあらゆる教義を指すために使われることもある。そしてブッダのダルマは彼の教えと涅槃の直接的な経験との両方を指す。涅槃は教えが目指している性質。

チッタ（Citta） 心、意識。考え、知り、そして経験する。さらに限定された意味では心は考えるもの、煩悩によって汚されうるもの、涅槃を実現できるもの。

テーラワーダ（Theravāda）「長老たちの教え」。今日まで残っている唯一の初期仏教の学派。現在ではスリランカ、タイ、カンボジア、そしてビルマで主流となっている仏教。

ドゥッカ（Dukkha） 不満足、苦しみ、痛み。字義的には耐えがたいもの、こらえるのが難しいもの。ドゥッカは心が渇愛、執着、エゴイズムや自分勝手なことに無知であることに条件づけされている時に生じてくる経験の特性を指す。すべての条件づけされたものごとに共通する３側面の第２番目の性質。

ニヴァーラナ（Nivāraṇa） 心の成長を妨げる５つの障害。１）感覚的な満足を渇望すること、２）怒り、嫌悪、３）怠惰と無気力、４）落ち着きの

なさと興奮、５）懐疑的な疑い。

ニルヴァーナ（Nirvāna）　パーリ語ではニッバーナ（Nibbāna）。解放、涅槃。仏教修行の最終的な目標。煩悩の火、つまり執着や自分勝手などが完全かつ最終的に消火された時に涅槃が完全に現れる。

ニローダ（Nirodha）　火を消すこと、消滅。ニルヴァーナの同義語であり、執着とドゥッカの終焉を意味する。ブッダの教えでは、ニローダは個人の死ではなく無知や固執の消滅を指す。アーナーパーナサティ・スートラの中では15番目の考察にあたる。

パヴァーラナー（Pavāranā）　毎年雨季に共同生活して修行する安居の終わりに催される儀式。比丘たちは犯してしまった誤りを指摘してくれる様にお互いに招待する。

パーリ（Pāli）　テーラワーダ派によって伝えられて来た聖典、さらにはそれらのテキストが記述された言語。この解説書の主題となっているアーナーパーナサティの説教はこれらのテキストのひとつである。

パリカンマ（Parikamma）　瞑想を始めたときに注意を集中させるための予備的な対象。心を集中させるために「ブッドー（知る人）」という言葉を繰り返すことなどを含む。心が安定してきたらその言葉を静かに唱えるのを止める。タイの森林派の伝統では、集中した状態を獲得するために「ブッドー」が呼吸と組み合わされることがある。

パンニャー（Paññā）　智慧、洞察、見極めること。ドゥッカの火を消すために必要な真実を正しく理解すること。

ビク（Bhikkhu）　男性の僧侶、比丘。ブッダの時代から現在に至るまで、227の戒律を守り、食べ物は乞食に頼って生活する。この言葉は解放を実現するために健全な行為を育成し、不健全な行為を捨て去ろうとする人に対して使われることがある。

ピーティ（Pīti）　喜悦、歓喜、喜び。心が清浄になったことから生まれてくる身体的心理的な軽さや機敏さ、活発さ。アーナーパーナサティ・スートラの第５番目の考察に出て来る興奮した幸福感のこと。

ブッドー（Buddho）　目覚めた、悟った人。ブッダ（知る人）を呼ぶ名前のひとつ。

参 考 文 献

Bodhi, Bhikkhu, and Bhikkhu Nanamoli, trans. "Anapanasati Sutra: Mindfulness of Breathing." In *The Middle-Length Discourses of the Buddha*. Boston: Wisdom Publications, 1995.

Buddhadasa, Ajahn. *Anapanasati*. Translated by Nagasena Bhikkhu. Bangkok: Sublime Life Mission, 1980.

———. *Mindfulness with Breathing*. Translated by Santikaro Bhikkhu, Boston: Wisdom Publications, 1997.

Buddhaghosa, Bhadantacariya. "Mindfulness of Breathing." In *The Path of Purification*. Kandy, Sri Lanka: Buddhist Publication Society, 1979.

Fuang, Ajahn. "Breathing." In *Awareness Itself*. Valley Center, Calif.: Metta Forest Monastery, 1993.

Gunaratana, Bhante. *Mindfulness in Plain English*. Boston: Wisdom Publications, 1993.

Hart, William. "The Training of Concentration." In *Vipassana Meditation as Taught by S. N. Goenka*. New York: HarperCollins, 1987.

Kamalashila. "Mindfulness of Breathing." In *Meditation*. Glasgow: Windhorse Publications, 1992.

Lee, Ajahn. "Beginning Concentration" and "The Basics of Breathing." In *The Skill of Release*. Valley Center, California: Metta Forest Monastery, 1995.

———. *Keeping the Breath in Mind*. Translated by Thanissaro Bhikkhu. Valley Center, Calif.: Metta Forest Monastery.

———. "Quiet Breathing." In *Food for Thought*. Translated by Thanissaro Bhikkhu. Valley Center, Calif.: Metta Forest Monastery, 1989.

Maha Boowa, Ajahn. "The Tracks of the Ox." In *Things as they Are*. Translated by Thanissaro Bhikkhu. Udorn Thani, Thailand: Wat Pa Baan Taad, 1988.

Nanamoli Thera. *Mindfulness of Breathing*. Kandy, Sri Lanka: Buddhist Publication Society, 1982.

Nanamoli, Bhikkhu. "Treatise on Breathing." In *The Path of Discrimination*. London: Pali Text Society, 1982.

Nanayon, Upasika Kee. "Every In- and Out-Breath" and "Breath Meditation Condensed." In *An Unentangled Knowing*. Translated by Thanissaro Bhikkhu. Kandy, Sri Lanka: Buddhist Publication Society, 1996.

Nhat Hanh, Thich. *Breathe! You Are Alive*, revised edition. Berkeley, Calif.: Parallax Press, 1996.

———. *The Blooming of a Lotus*. Boston: Beacon Press, 1993.

———. *The Miracle of Mindfulness*. Boston: Beacon Press, 1987.

Nyamgal Rinpoche. *The Breath of Awakening*. Kinmont, Ontario: Bodhi Publishing, 1992.

Nyanaponika Thera. "Mindfulness of Breathing." In *The Heart of Buddhist Meditation*. York Beach, Maine: Samuel Weiser, 1993.

Sumedho, Ajahn. "Mindfulness of the Breath." *The Mind and the Way*. Boston: Wisdom Publications, 1995

———. "Only One Breath." In *The Way It Is*. Hertfordshire, England: Amaravati Publications, 1991.

———. "Watching the Breath." In *Mindfulness: The Path to the Deathless*. Hertfordshire, England: Amaravati Publications, 1987.

Suzuki, Shunryu. "Breathing." In *Zen Mind, Beginner's Mind*. New York: Weatherhill, 1970.

Thanissaro Bhikkhu. *The Wings to Awakening*. Barre, Mass.: Barre Center for Buddhist Studies, 1996.

Vimalaramsi, Ven. U. *The Anapanasati Sutta*. Kelong, Malaysia, 1997.

Webu Sayadaw. "Dhamma Discourse III." *In Selected Discourses of Webu Sayadaw*. Wiltshire, England, 1992.

Woodward, F. L., trans. "Kindred Sayings about In-Breathing and Out-Breathing." In *The Book of the Kindred Sayings*. London: Pali Text Society, 1979.

関連組織の連絡先

ヴィパッサナー瞑想（Insight Meditation）についてさらに情報が必要な場合は、下記のセンターに連絡してください。

Abhayagiri Monastery
16201 Tomki Rd.
Redwood Valley, CA 95470
(707) 485-1630

Barre Center for Buddhist Studies
149 Lockwood Rd.
Barre MA 01005
(978) 355-2347
e-mail: bcbs@dharma.org
http://www.dharma.org

Bhavana Society
Rt.1, Box 218-3
High View, WV 26808
(304) 856-3241
http://www.bhavanasociety.org

Cambridge Insight Meditation Center
331 Broadway
Cambridge, MA 02139
(617) 441-9038

Insight Meditation Society
1230 Pleasant St.
Barre, MA 01005
(978) 355-4378
http://www.dharma.org

Metta Forest Manastery
P.O. Box 1409
Valley Center, CA 92082
(619) 988-3474

Spirit Rock Meditation Center
P.O. Box 909
5000 Sir Francis Drake Blvd.
Woodacre, CA 94973
(415) 488-0164
http://www.spiritrock.org

ラリー・ローゼンバーグその他のヴィパッサナー瞑想（Insight Meditation）の指導者による録音テープは下記から手に入れることができます。

Dharma Seed Tape Library
Box 66
Wendell Depot, MA 01380
(508) 544-8912　fax (413) 772 5599

❖訳者略歴
井上ウィマラ
1959年山梨県生まれ。京都大学文学部哲学科宗教学専攻中退。曹洞宗で出家して只管打坐と正法眼蔵を学び、ビルマで再出家してヴィパッサナー瞑想、パーリ経典とその解釈学、アビダンマ仏教心理学を学ぶ。カナダ、イギリス、アメリカで仏教瞑想を指導しながら心理療法を学ぶ。マサチューセッツのバリー仏教研究所（BCBS）客員研究員を経て還俗し、マサチューセッツ大学医学部マインドフルネスセンターでマインドフルネスに基づくストレス低減法（MBSR）のインターンシップを特待生として研修後に帰国。高野山大学で仏教瞑想と心理療法に基づいたスピリチュアルケアの基礎理論と援助法の開発に取り組む。2021 年 4 月よりマインドフルライフ研究所オフィス・らくだ主宰として、これまでの体験と学びを統合してマインドフルネスの新たなステージを開拓し、幅広い社会貢献の可能性を探求している。著書に『楽しく生きる、豊かに終える』（春秋社）、『呼吸による気づきの教え』（佼成出版社）、『看護と生老病死』（三輪書店）、『子育てから看取りまでの臨床スピリチュアルケア』（興山舎）、編著に『仏教心理学キーワード事典』（春秋社）、共著に『スピリチュアルケアへのガイド』（青海社）、『瞑想脳を拓く』（佼成出版社）、訳書に『ブッダのサイコセラピー』（春秋社）、監訳に『死にゆく人と共にあること』（春秋社）などがある。

BREATH by BREATH: The Liberating Practice of Insight Meditation
by Larry Rosenberg; with David Guy; foreword by Jon Kabat-Zinn

呼吸による癒し——実践ヴィパッサナー瞑想

2001年 2 月 1 日　第 1 刷発行
2024年 6 月30日　第23刷発行

著者　ラリー・ローゼンバーグ
訳者　井上ウィマラ
発行者　小林公二
発行所　株式会社 春秋社
〒101-0021東京都千代田区外神田2-18-6
電話　03-3255-9611（営業）　03-3255-9614（編集）
振替　00180-6-24861
装丁　高木達樹
印刷　港北メディアサービス株式会社
製本　ナショナル製本協同組合

ISBN4-393-36406-6
https://www.shunjusha.co.jp/

定価はカバー等に表示してあります。